レジリエント・ヘルスケア入門
Introduction to Resilient Health Care
擾乱と制約下で柔軟に対応する力

編著 **中島 和江**
大阪大学医学部附属病院
中央クオリティマネジメント部 教授・部長・病院長補佐

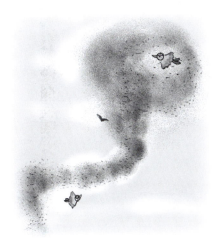
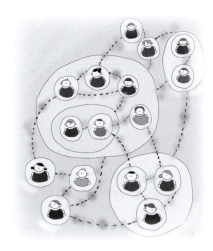
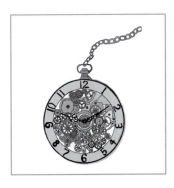
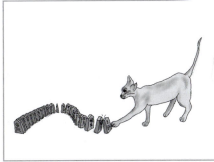

医学書院

■ 編著者略歴
中島 和江(なかじま かずえ)

大阪大学医学部附属病院中央クオリティマネジメント部 教授・部長・病院長補佐。医学博士。神戸女子薬科大学及び大阪大学医学部卒業,フルブライト奨学生としてハーバード公衆衛生大学院修士課程修了。2001年大阪大学医学部附属病院クオリティマネジメント部(現中央クオリティマネジメント部)の設立に携わる。国際ワークショップ The 8th Resilient Health Care Network Meeting 2019 主催。第14回医療の質・安全学会学術集会大会長。国立大学病院長会議,厚生労働省,日本医師会,日本医療機能評価機構,日本臓器移植ネットワーク,医薬品医療機器総合機構,東日本旅客鉄道株式会社などの安全に関する委員会委員を歴任。

レジリエント・ヘルスケア入門
―擾乱と制約下で柔軟に対応する力

発 行	2019年12月1日 第1版第1刷Ⓒ
編 著	中島 和江(なかじま かずえ)
発行者	株式会社 医学書院 代表取締役 金原 俊 〒113-8719 東京都文京区本郷 1-28-23 電話 03-3817-5600(社内案内)
印刷・製本	アイワード

本書の複製権・翻訳権・上映権・譲渡権・貸与権・公衆送信権(送信可能化権を含む)は株式会社医学書院が保有します.

ISBN978-4-260-02828-8

本書を無断で複製する行為(複写,スキャン,デジタルデータ化など)は,「私的使用のための複製」など著作権法上の限られた例外を除き禁じられています.大学,病院,診療所,企業などにおいて,業務上使用する目的(診療,研究活動を含む)で上記の行為を行うことは,その使用範囲が内部的であっても,私的使用には該当せず,違法です.また私的使用に該当する場合であっても,代行業者等の第三者に依頼して上記の行為を行うことは違法となります.

JCOPY 〈出版者著作権管理機構 委託出版物〉
本書の無断複製は著作権法上での例外を除き禁じられています.複製される場合は,そのつど事前に,出版者著作権管理機構(電話 03-5244-5088, FAX 03-5244-5089, info@jcopy.or.jp)の許諾を得てください.

編集・執筆者一覧

編集

中島　和江　　大阪大学医学部附属病院中央クオリティマネジメント部　教授・部長・病院長補佐

執筆（執筆順）

中島　和江　　大阪大学医学部附属病院中央クオリティマネジメント部　教授・部長・病院長補佐
芳賀　　繁　　株式会社社会安全研究所　技術顧問，立教大学名誉教授
小松原明哲　　早稲田大学理工学術院　教授
中島　　伸　　独立行政法人国立病院機構大阪医療センター総合診療部　部長，脳神経外科　医長
滝沢　牧子　　群馬大学大学院医学系研究科医療の質・安全学講座　病院講師
北村　温美　　大阪大学医学部附属病院中央クオリティマネジメント部　助教・副部長
綾部　貴典　　宮崎大学医学部附属病院医療安全管理部　准教授
橋本　重厚　　福島県立医科大学会津医療センター　糖尿病内分泌代謝・腎臓内科学講座　教授
中村　京太　　横浜市立大学附属市民総合医療センター医療安全管理学　准教授
原田　賢治　　東京農工大学保健管理センター　教授
西田圭一郎　　関西医科大学総合医療センター精神神経科　病院准教授
諏訪　　梓　　関西医科大学精神神経科学教室　研究医員
登谷　大修　　社会福祉法人恩賜財団済生会支部福井県済生会病院　院長
上間あおい　　大阪大学医学部附属病院中央クオリティマネジメント部　副部長
徳永あゆみ　　大阪大学医学部附属病院中央クオリティマネジメント部　特任助教

はじめに

　我が国で医療安全が注目されたのは1999年に発生した大学病院での患者取り違え手術を発端とする．また，米国科学アカデミーから「To error is human」という書籍が出版されたのもこの年である．1999年を医療安全元年とすれば，今年でちょうど20年になる．この間，医療安全を向上するために多くの取り組みが医療現場，医療政策，医学教育等においてなされてきた．代表的なものとして，インシデントレポートの普及，各病院における医療安全部門の設置，医療事故調査制度の創設，医療系学生への医療安全教育の実施などがあげられる．さらに医療安全管理者の養成と診療報酬制度への反映，新専門医制度における医療安全講習会の義務化，そして特定機能病院の病院長に医療安全におけるリーダーシップが求められるようになった．20年をかけて，医療安全はヘルスケアに関わるあらゆる人達の共通のキーワードとなったのである．

　私自身はこの歴史の真っただ中を歩んできた．2000年に著書「ヘルスケア・リスクマネジメント」（医学書院）をまとめ，同時に我が国初の電子化インシデントレポートシステムを開発し，大阪大学医学部附属病院に導入した．2001年には院内にクオリティマネジメント部が設置され，院内の各診療科，部門，職種が協力・連携して行う医療安全体制が構築された．各部門の知識と知恵を結集して，患者・家族への真摯な対応，現場の支援，記者会見の実施，医療事故調査報告書の作成，関係者の心のケアのサポートを行うなど，1例1例丁寧に対応することを通じて，院内の安全文化の醸成と危機管理体制の構築を心掛けてきた．一方，この間，医療安全は失敗をなくすことが目的となり，インシデントの発生をリニアモデルで説明し，特定された原因に対して個別の対策を積みあげていくことが中心となり，そのような状況に行きづまりを感じていたのも事実である．

　私がレジリエント・ヘルスケアに関心を持つようになったきっかけは二つある．一つは2009年11月10日に東京で行われたエリック・ホルナゲル教授（当時・パリ国立高等鉱業学校）の講演である．安全をマネジメントするためには，「目に見えるうまくいかなかったこと」にだけ着眼するのではなく，「目に見えないうまく行われていること」に注目する必要があるというレジリエンス・エンジニアリング理論を初めて聞き，目の前が開けた気がした．二つ目は，その10日後に行われた医療の質・安全学会第4回学術集会における柳田敏雄教授（当時・大阪大学大学院生命機能研究科及び医学系研

究科）の講演である。「複雑なシステムを機械のように厳密にコントロールしようとしてもうまくいかない。一つひとつの分子のゆらぎが，超複雑システムである生体のロバストネス（柔軟性，自律性，省エネ性）の基本である」という話に再び驚かされた。ホルナゲル教授は社会技術システムにおけるレジリエンスを，柳田教授は生命システムにおけるロバストネスを扱っていた。これらに共通するキーワードは，柔らかさ，あいまいさ，そして，変化が激しくさまざまな制約のある環境下で機能する，ということであった。

　以後，レジリエンス・エンジニアリング，生物学，数学，物理学，複雑系科学に関する多くの書物や論文を読んだ。そこには分野を越えて共通することが述べられていた。すなわち，生物も社会も複雑適応系であり，非線形（ノンリニア）なシステムであるということである。非線形システムとは1たす1が2でない世界であり，個（パーツ）の振る舞いと全体（システム）の振る舞いは異なっている。システムの振る舞いを理解するためには，パーツ間の相互作用，言い換えると動的プロセスを理解しなければならない。そのためには，従来から用いられてきた要素還元的（または分析的）アプローチとは異なる，全体的（または統合的）アプローチが必要である。つまり，レジリエント・ヘルスケアを一言で表現すると，「複雑適応系という変化し続ける環境の中で，限られたリソースを用いて，物事がうまく行われる（意図したアウトカムを得られる）ようにしよう。そのために，人々やシステム間の相互作用に着目し，統合的アプローチを用いてシステムの振る舞いを理解しマネジメントしよう」となる。

　レジリエント・ヘルスケア理論のブラッシュアップ，具体的な実践例や研究例については，「RHCN（Resilient Health Care Network）」が毎年開催する3日間連続のワークショップの中で討議されてきた。RHCNは，エリック・ホルナゲル教授，ジェフリー・ブレイスウェイト教授，ロバート・ウイアーズ教授（故人）をコアメンバーとし，レジリエント・ヘルスケアに関心を有する臨床家や研究者らから構成されている国際的ネットワークである。RHCNは2012年から毎年夏にワークショップを開催しており，私も国内の仲間とともに2014年から毎年参加し，「具体的でおもしろい発表」を行ってきた。その「おもろさ」が認められてか，今年の第8回RHCN国際ワークショップは，日本チームが主催する機会を得て，今週，その大役を終えたところである。

　本書はレジリエント・ヘルスケアの入門書である。これまで，私が医療の質・安全に関する実務や研究を通じて一緒に仕事をさせていただいた方々と執筆した。皆，レジリエンス・エンジニアリングの実践に日々悪戦苦闘して

いる仲間たちである．できるだけわかりやすく，また具体的な例を交えて解説したつもりであるが，この分野自体がまだ発展途上であることは否めない．レジリエント・ヘルスケア理論は，医療の質・安全のみならず，組織マネジメント，医療政策にも応用できる考え方であると確信している．

　本書を通じて，より多くの人がレジリエント・ヘルスケア理論を理解し，実践や研究を行い，新しい学術領域として確立，発展させることができれば，筆者にとっては望外の喜びである．

　最後に，医学書院の北原拓也氏および元医学書院編集長の七尾清氏に心より感謝を申し上げたい．七尾氏にお世話になるのは，2000年の「ヘルスケア・リスクマネジメント」の出版に次いで2回目である．諸般の事情から遅れに遅れた本書の出版にあたり，終始，忍耐強く，また温かくご支援いただいた関係者の皆様に心から感謝申し上げる．

　　2019年8月31日

　　　　　　　　　　　　　　　　　　　　　　　　　　　中島　和江

Foreword (1)

The first workshop on resilient health care was convened in 2012 to discuss whether resilience engineering could be used to address patient safety issues. The result was the proposal for what now is known as resilient health care. In contrast to the conventional solutions, resilient health care went beyond a focus on how things went wrong and looked also at what actually happens. This started a rapidly growing number of studies of everyday clinical work, not just of safety but also of the relations among safety, quality, management, etc.

It introduced new concepts and new methods to study WAI and WAD, to model how health care professionals adjust their work to the conditions, and to understand how unexpected outcomes emerge in complex adaptive systems.

Japanese researchers and practitioners took part from early on and have over the years made significant theoretical and practical contributions to the field. Their work is the basis for this first book written entirely for a Japanese readership. I am greatly encouraged by this effort and deeply honoured to be allowed to contribute these few words. I am sure this book will be very valuable for health care professionals in Japan, and also set an example for the rest of the resilient health care community. I am very grateful to Professor Nakajima for having taken this initiative and congratulate her warmly on the successful completion.

Erik Hollnagel
Professor, Jönköping University, Sweden

発刊に寄せて（1）

　レジリエント・ヘルスケアに関する最初のワークショップは2012年に開催され，患者安全の課題に対するレジリエンス・エンジニアリングの適用可能性について議論した。その成果が，現在，レジリエント・ヘルスケアとして知られる提案である。レジリエント・ヘルスケアは，従来の問題解決方法とは対照的に，物事がどのように失敗したかという焦点にとどまらず，何が実際に起こっているかに着目した。これに端を発し，日々の臨床業務の安全や，安全・質・マネジメントの関係などに関する研究が急増した。

　レジリエント・ヘルスケアは，WAI（頭の中で考える仕事の行われ方）とWAD（実際の仕事の行われ方）について研究し，ヘルスケアの専門家が状況に合わせてどのように業務を調整するかをモデル化し，そして複雑適応系においてどのように想定外のアウトカムが創発されるかを理解するための新しい概念と方法を紹介してきた。

　日本の研究者と臨床家たちは，早期からこのワークショップに参画し，年余にわたってこの分野に理論的及び実践的な貢献を行ってきた。本書は，彼らの業績に基づき，初めて日本の読者に向けて書き下ろされた書籍である。彼らの努力に勇気づけられ，また，この短い序文を献ずることができることを名誉に思う。本書が，必ずや日本の医療従事者にとって大変貴重となり，日本国外のレジリエント・ヘルスケアのコミュニティの先例となることを確信している。イニシアティヴをとられた中島教授に深謝するとともに，本プロジェクトの完遂を心より祝するものである。

エリック・ホルナゲル
ヨンショピン大学　教授（スウェーデン）

Foreword (2)

Resilient health care is an idea whose time has come. It is a complete pleasure to write this Forward for my Japanese friends and colleagues in the Resilient Health Care Network (RHCN) who, in conjunction with the Japan Society for the Promotion of Science, developed it. My sincere thanks to my very good friend Professor Kazue Nakajima for inviting me to comment.

Since the beginning resilient health care has struck a chord with people. It proposes that people in health systems flex and adjust in response to internal and external circumstances. This insight, drawing on the work of scholars and researchers such as David Woods, Erik Hollnagel and the late Bob Wears, came of age with the publication of the first book, appropriate entitled, Resilient Health Care, in 2013. Not long after the establishment of RHCN, a contingent of Japanese representatives, led by Professor Nakajima, began participating, sharing their expertise, presenting studies, and describing Japanese research on topics central to resilient health care including human factors, the way medical care is delivered, patient safety, quality improvement, teamwork and hospital management.

This list is incomplete but even as it currently reads it shows the range and depth of interests that scholars from Japan have provided to the discipline. The chapters which follow exhibit this versatility and the wide-ranging talent of researchers in Japan. This book showcases these interests and talents and is a marvellous resource. I cannot recommend it more highly.

Jeffrey Braithwaite
Professor and Director, Australian Institute of Health Innovation
President Elect, International Society for Quality in Health Care (ISQua)

発刊に寄せて（2）

　レジリエント・ヘルスケアの機は熟した。この序文をレジリエント・ヘルスケア・ネットワーク（RHCN）の仲間であり，日本学術振興会科学技術研究費等の助成を受けて，レジリエント・ヘルスケアに関する研究を進め発展させてきた日本の友人たちに献げることを大変うれしく思う。序文執筆を依頼してくれた中島和江教授に心から感謝したい。

　レジリエント・ヘルスケアは，その揺籃から人々の強い共感を得てきた。それは，ヘルスシステムの人々は内的あるいは外的な状況に応じて柔軟に調整を行っている，と提案するものである。この洞察は，デイヴィッド・ウッズ教授やエリック・ホルナゲル教授，故ボブ・ウィアーズ教授らに代表される学者や研究者の業績を基に発展し，2013年には，その名も「レジリエント・ヘルスケア」という初の書籍出版に至った。RHCNの設立後まもなくして，中島教授主導により日本の研究者らが参加し，専門的知識や経験を共有し，研究を発表し，レジリエント・ヘルスケアの主要なテーマ，例えばヒューマンファクターズ，医療ケアの提供方法，患者安全，質の改善，チームワークや病院管理などに関する日本の研究を著してきた。

　上に挙げたテーマ例は，その一部に過ぎないのではあるが，日本の学者たちがレジリエント・ヘルスケアに寄せた関心の幅広さと深さを示している。本書の各章は，日本の研究者のこの多様性と多彩な才能の顕れである。本書は，これらの関心と才能を一覧に付す素晴らしいリソースである。強く推薦したいと思う。

ジェフリー・ブレイスウェイト
オーストラリア・ヘルスイノベーション研究所　教授・所長
医療の質国際学会(ISQua)　次期理事長

目次

第1章　レジリエンス・エンジニアリングとは　　　中島和江

レジリエンス・エンジニアリング理論の概要と，本理論が生まれた背景，医療安全へのアプローチである Safety-I と Safety-II の特徴と違いなどについて解説する。

- はじめに ……………………………………………………………………………… 1
- 安全を「安全に行われていること」から学ぶ …………………………………… 2
- 社会技術システムとしてのヘルスケア …………………………………………… 3
- 複雑適応系としてのヘルスケア …………………………………………………… 4
- 扱いやすいシステムと扱いにくいシステム ……………………………………… 6
- レジリエントなシステムとは ……………………………………………………… 9
- Safety-I & Safety-II ………………………………………………………………… 10
- パフォーマンスの調整（アジャストメント）…………………………………… 15
- レジリエンス・エンジニアリングからレジリエント・ヘルスケアへ ……… 18

第2章　統合的アプローチ（synthetic approach）　　　中島和江

自然科学や社会科学における二つのパラダイムである分析的アプローチと統合的アプローチの特徴と違い，及び複雑系にみられる創発，自己組織化，同期などの現象などについて解説する。

- 自然科学における2つのパラダイム：分析的アプローチ＆統合的アプローチ …… 20
- 相互作用の持つ不思議な力〜個の振る舞いと全体の振る舞い ………………… 23
- システム思考（system thinking）………………………………………………… 25

第3章　Safety-II の実践に向けて　　　中島和江

Safety-II の実践に必要な Work-As-Done と Work-As-Imagined のギャップを縮める方法，動的プロセスであるチームや組織づくりのポイントなどについて紹介する。

- Safety-II を実践する際の2つのポイント ………………………………………… 28
- Work-As-Done と Work-As-Imagined ……………………………………………… 29
- レジリエントなシステムの4つのポテンシャル：
  　想定，モニター，対応，学習 …………………………………………………… 34
- レジリエントな組織やチームはどのように作りあげられるのか ……………… 35

第4章　機能共鳴分析手法（Functional Resonance Analysis Method, FRAM）　　　中島和江

システミック分析の一手法である機能共鳴分析手法（FRAM）に関する基本的知識と，同手法を用いた医療事故の分析例などについて説明する。

- FRAM とは …………………………………………………………………………… 41

FRAM の前提 ··· 42
機能（ファンクション）とは ································· 43
FRAM 分析のステップ ······································· 45
FRAM 分析の例 ··· 48
医療事故調査におけるシステミック分析の例 ··················· 56

第 5 章　レジリエンス・エンジニアリング理論にもとづく実践や研究の例
中島和江

病院の部門間，チームメンバー間，患者同士などの相互作用に着目したレジリエンス・エンジニアリング理論にもとづく医療安全・質工場のための実践や研究例を紹介する。

レジリエンス・エンジニアリング理論を実践する際のポイント ··· 62
入院調剤室における仕事のなされ方－他部門との相互作用への注目 ··· 63
血液浄化部－多職種スタッフの役割（機能）の明確化とつながりの形成 ··· 67
手術チーム－メンバー間の言語的コミュニケーション ··········· 69
まとめ ··· 75

第 6 章　ヒューマンファクターズとレジリエンス・エンジニアリング
芳賀　繁

これまでの安全マネジメントの中心であったヒューマンファクターズの特徴と限界，新しいアプローチとして登場したレジリエンス・エンジニアリングの特徴と強みについて解説し，今後の安全マネジメントのあり方について提案する。

ヒューマンエラーと医療安全 ································· 76
システムズ・アプローチから組織マネジメントへ ··············· 77
これまでのアプローチの限界 ································· 79
レジリエンス・エンジニアリング ····························· 80
これからの安全マネジメント ································· 81

第 7 章　すぐれたレジリエンスを実現するために
──安全人間工学の視点から
小松原明哲

ヒューマンファクターズとレジリエンス・エンジニアリングをうまく組み合わせ，安全で質の高いパフォーマンスを行うためのポイントを解説する。

患者が医療に求めるもの ····································· 84
レジリエンスの能力を高める ································· 86
レジリエンスを確実なものとしていくために ··················· 87
チームでのレジリエンス ····································· 89

WAI と WAD の乖離を防ぐ ……………………………………………………………… 90
まとめ ……………………………………………………………………………………… 92

第8章　ポリファーマシーと複雑適応系について　……… 中島　伸

ポリファーマシーの1症例に関して，複雑適応系の観点から，関係者間の相互作用やシステムバウンダリに着目して，発生機序と解決方法について検討する。

はじめに …………………………………………………………………………………… 94
症例 ………………………………………………………………………………………… 94
考察 ………………………………………………………………………………………… 97
おわりに …………………………………………………………………………………… 103

第9章　手術室における輸血手順の改定
― Work-As-Imagined と Work-As-Done を近づける … 滝沢牧子

手術室の輸血手順を例に，現場の緻密な観察による気づきから，複雑化した WAD を解きほぐし，現場の多職種で最適化する方法を紹介する。

はじめに …………………………………………………………………………………… 105
背景：輸血の確認手順とバーコードの導入 …………………………………………… 106
手術室における輸血手順〜WAI と WAD のギャップ〜 ……………………………… 109
現場をよくする医療安全 ………………………………………………………………… 114

第10章　WAI と WAD のギャップと調整に潜むリスク
―高濃度カリウム注射製剤の取り扱いに関する安全対策からの教訓
…………………………………………………………………………………… 北村温美

臨床家の無理な調整（アジャストメント）を誘発することのない安全対策の重要性を，高濃度カリウム注射製剤の取り扱いに関する歴史的な経緯を教訓に，レジリエント・ヘルスケアの視点から考える。

はじめに …………………………………………………………………………………… 116
高濃度カリウム注射製剤の急速静注によるインシデント …………………………… 116
わが国におけるこれまでの安全対策 …………………………………………………… 117
急性期医療の現場における WAI と WAD のギャップ ……………………………… 118
アジャストメントに潜在するリスク …………………………………………………… 120
高濃度カリウム製剤に関する海外の安全対策 ………………………………………… 121
WAI と WAD のギャップをなくすための努力 ………………………………………… 122

第11章 レジリエンス・エンジニアリングの外科手術への展開
──外科手術チームのメンバー間の隠された相互作用
綾部貴典・中島　伸

術中の執刀医と他メンバー間のメンタルモデルのギャップと，これを解消するために行われているチームメンバー間の隠れたインターラクションについて明らかにする。

- 肺癌の外科治療の流れ ……………………………………………………………… 125
- レジリエンス・エンジニアリングの外科手術への展開 …………………………… 126
- 手術チームのメンバー構成と役割 ………………………………………………… 126
- ベテラン術者と麻酔科医との考え方のギャップ ………………………………… 127
- ベテラン術者と清潔看護師の考え方のギャップ ………………………………… 128
- ベテラン術者と若手助手の考え方のギャップ …………………………………… 129
- 手術チームとして …………………………………………………………………… 129
- 一般の人たち（手術を受ける側）と手術チーム（手術を行う側）の考え方の違い …… 130
- おわりに ……………………………………………………………………………… 131

第12章 日常業務の観察に基づきシリンジ改良を通じて行ったWAIとWADを近づけるチャレンジ
橋本重厚

集中治療部での注射プロセスを観察し，マニュアルどおりに実施できない理由やパフォーマンスの調整を理解し，仕事をやりやすくするために，企業とともに注射シリンジの改良を行った取り組みを紹介する。

- はじめに ……………………………………………………………………………… 133
- 背景 …………………………………………………………………………………… 134
- ICU・CCUにおける注射業務の観察によるWAIとWADのギャップ …………… 138
- WAIとWADのギャップを近づけるためのイノベーション ……………………… 141
- 新しいシリンジ導入の影響と効果 ………………………………………………… 143
- 考察 …………………………………………………………………………………… 144
- おわりに ……………………………………………………………………………… 145

第13章 救急医療現場における動的で適応的なチームパフォーマンス
中村京太

救命救急チームのレジリエントなパフォーマンスの実例と，チーム学習のための日常業務に埋め込まれたディブリーフィングについて紹介する。

- 救急医療に見られる擾乱と制約下でのさまざまな調整 …………………………… 146
- WAIとWADをすり合わせる方法 ………………………………………………… 153
- おわりに ……………………………………………………………………………… 161

第 14 章　シミュレーション訓練を通じて，日常診療業務の うまくいっていることから学ぶ　　　　原田賢治

シミュレーションを用いた，レジリエンス・エンジニアリングの視点（うまく行われたこと，人々の相互作用，状況に即した柔軟な対応等）を盛り込んだファシリテーションスキル教育の試みを紹介する。

- はじめに　　162
- シミュレーション研修プログラムの概要　　165
- 研修プログラムの実施状況　　171
- おわりに　　172

第 15 章　レジリエンス・エンジニアリングの視点からみた 精神科医療現場における「やりがい」と「げんかい」
　　　　西田圭一郎・諏訪　梓

レジリエンス・エンジニアリング理論にもとづき，複雑化，多様化する今日の精神科医療システムがどのように機能しているのかについて考察する。

- 精神科医療について　　177
- レジリエンス・エンジニアリングを用いてどのようなアプローチが可能か　　182
- 実際に応用してみる：「リスクがある治療手段を避ける」のではなく　　184
- Viktor E Frankl と「やりがい」と「げんかい」　　190
- さいごに　　191

第 16 章　職員の力が組織の力──レジリエント・ヘルスケアの 実践に向けた組織化　　　　登谷大修

患者さんと職員を大切にし，人々の相互作用を促し，ビジョンを共有し，チームで学習することを通じたボトムアップ型の病院の組織づくりの実際について紹介する。

- はじめに　　193
- 変化の要求：ヘルスケアにおける擾乱　　193
- 新しい経営方針：人，組織，仕組み　　194
- フラットな組織による医療の実践　　198
- 改善の仕組み：SQM（済生会クオリティマネジメントシステム）　　199
- 改革の結果　　201
- おわりに　　201

豆知識 ··· 中島和江

- A dynamic non-event（動的な日常） ·· 2
- 医療における動的な日常臨床業務（everyday clinical work） ······················ 2
- Complicated と complex の違い ·· 5
- 救命救急チームのダイナミックで適応的なパフォーマンス ···························· 5
- 複雑適応系 ·· 7
- 病院は工場ではなく複雑適応系 ··· 8
- 100 年続く企業の特徴 ·· 10
- 根本原因分析（Root Cause Analysis, RCA）の限界 ·································· 11
- 線形現象と非線形現象 ·· 14
- 制約下での判断 ·· 16
- さまざまなヒューリスティックス（ルール） ··· 16
- ヒューマンファクターズの本質とレジリエンス・エンジニアリングとの関係 ······· 17
- レジリエント・ヘルスケア理論とは ··· 18
- 分子生物学とシステム生物学の関係 ·· 22
- 生物のロバストネスと組織のレジリエンス ··· 22
- 思い通りにいかない介入 ·· 27
- ルールが守られない理由 ·· 33
- WAI と WAD を近づける ··· 33
- RAG（Resilience Assessment Grid） ··· 35
- レジリエンスとは ·· 36
- Organizing と Teaming ·· 37
- バウンダリー，サイロ，タコツボ ·· 39
- ノンリニアな世界 ·· 41
- 機能共鳴の着想 ·· 43
- システムの機能，構成要素の機能とつながり ·· 44
- 産業，事故モデル，および安全マネジメントの変遷 ·································· 52
- 医薬品の名称及び外観に関する問題 ·· 60
- 対症療法ではなく診断と治療が必要 ·· 66

Column

- はじめの一歩を助ける FRAM スタンプ（上間あおい） ······························ 53
- FRAM のモデル化のためのソフトウエア（上間あおい） ······························ 54
- リソースの制約やトレードオフの中での大雑把な調整（上間あおい） ············· 55
- 「患者さん」とレジリエント・ヘルスケア（徳永あゆみ・北村温美） ············· 70
- レジリエント・ヘルスケアを拓く人々のつながりを築く（上間あおい） ············ 72
- アプリシエイティブ・インクワイアリー（Appreciative Inquiry）（原田賢治） ···· 174

表紙デザイン：クリエイトジェイ　　表紙イラスト：アトリエトモリッシュ　三谷　朋

第1章 レジリエンス・エンジニアリングとは

はじめに

　近年，医療，航空管制，海上油田，宇宙航空，鉄道輸送，原子力発電など，安全が求められる産業において，レジリエンス・エンジニアリング理論にもとづく新しい安全マネジメントが注目されている。これまでの安全マネジメントでは，有害事象を減らすことを目的に，「失敗事例」を学習の対象とし，特定された原因に対して個別の安全対策を講じてきた。しかし，このようなアプローチでは，ともすれば手順遵守の強化やルールの追加など，人間の行動をあたかも機械のように制御しようとする対策が中心となり，時々刻々と状況が変化する現場での実効性には限界がある。また，過去の失敗からの教訓を蓄積するだけでは，これまで経験したことのない事態に対してうまく対応できるとは限らない。さらに，失敗を起こさないことが目的化し，仕事における本来の目的や意義が見失われてしまったり，人々のモチベーションが失われたりするなどの弊害も生じている。

　一方，「人々がなぜ失敗したのか」ではなく，「人々はどのようにうまく仕事を行っているのか」ということに注目すると，違った世界が見えてくる。組織や現場は常に大小さまざまな擾乱にさらされている。擾乱とは，チームや組織の通常のストラクチャ，プロセス，行動をかき乱すような内的または外的な変動要因のことである。例えば，医療においては，働き方改革，診療報酬制度の改定，医師臨床研修制度の導入，新専門医制度の開始，7対1看護（7対1入院基本料）の導入，後発医薬品の採用，医療事故への刑事責任追及などは，病院の経営方針や医療現場での業務に大きな影響を与える外的な擾乱である。一方，日常的な内的擾乱として，業務量の増減（たとえば1日の外来患者数），緊急手術，スタッフの病休，患者の急変などがある。このようなさまざまな擾乱があり，利用できるリソース（予算，マンパワー，設備，時間，情報，知識など）に制約がある中で，人々がうまく対応し，組織は求められた役割（機能）を果たし続けている。

　レジリエンス・エンジニアリングは，時々刻々と変化し続ける状況や環境の中で，チームや組織において，どのように物事がうまく行われているのかに目を向ける必要があるという洞察から生まれた新しい安全マネジメント理論である。

安全を「安全に行われていること」から学ぶ

　安全をどのようにとらえるのかについては，大きく二つの見方がある。一つは「失敗」に注目することである。失敗とは「ある特別な出来事（event, イベント）」であり，失敗事例を見つけることは容易である。もう一つは「成功」に注目することである。ここでいう成功とは「ある特別な出来事」としての成功事例という意味ではなく，「時々刻々と変化する状況の中で，何事もなく物事がうまく行われていること（a dynamic non-event, ダイナミック・ノンイベント）」である。ダイナミック・ノンイベントとは，例えば，大きな交差点で多くの人々が横断歩道を渡りはじめ，時々刻々と状況が変化していく中で，互いにぶつかることなく歩き，青信号の間に，何事もなく横断歩道を渡りきるというような一連の動的な相互作用の様子とその結果を示す用語である。ダイナミック・ノンイベントに対する定まった日本語訳はないため，ここでは「動的な日常（業務）」としておく。失敗とちがい，何事もなくうまく行われている「動的な日常（業務）」は，数々のドラマがあるものの，物事はうまく行われていることから，普段意識されることはほとんどなく，それがどのように行われているのかということを，正面から考えることはあまりない。

　医療に限らず，産業安全におけるこれまでの安全マネジメントでは，これまで「安全」を確保するために，安全の逆の現象である「事故」を見つけ，原因を特定し，対策を講じてきた。しかし，日々，何事もなく物事がうまく行われているさま，すなわち「安全」がどのように確保されているのかということについては，ほとんど注目されてこなかった。事故が稀な事象であるのに対し，動的な日常としての安全なパフォーマンスは膨大な数にのぼる。安全マネジメントの目的を，「さまざまな状況下で物事がうまく行われること（生産性と安全性の両立）」に設定すれば，「動的な日常業務」がどのように行われているのかを理解することは理にかなっている[1, 2]。

豆知識　A dynamic non-event（動的な日常）

　組織行動・心理学の大家であるカール・ワイク氏は，組織における業務や活動を動的に捉えた。彼は高信頼性組織（high reliability organization, HRO）に関する研究の中で，「信頼性（安全）とは a dynamic non-event である」と表現した[3]。「動的」とは，次々と生ずる問題が人々によってうまく対処されコントロールされている進行形の様子を意味する。ノンイベントとは，安全なアウトカムは日常的であり，そのためにほとんど意識にのぼることがないという意味である。

豆知識　医療における動的な日常臨床業務（everyday clinical work）

　ある日のリウマチ外来。この病院のA医師の普段の外来患者数は20人く

らいであるが，今日は，先週の外来が台風で休診となったために，普段の2倍の人数の患者さんが待っている。今，診察している80歳の女性患者さんは，2週間前から開始した薬の副作用が出現したために，予約外で受診している。いつもは娘さんが付き添っているが，今日は患者さんが一人であるため，薬の種類と量の変更についてゆっくりと大きな声で説明しなくてはならず，診察にかなりの時間がかかった。診察のペースを上げなければ，と思っていたところ，他院から電話があり，状態の悪化した入院中のリウマチ患者の緊急転院要請があった。病棟の看護師長に確認したところ，あいにくリウマチ科の病棟は満床であり，他科の病棟の看護師長や医師に病床確保の交渉をしなければならなかった。しかも，病床管理担当の病棟医長が外勤のため不在であったために，外来診療を一旦止めて，自分で対応しなければならなくなった。転院患者は何とか院内の救命救急センターに収容してもらえることになり，緊急入院後に直ちに血液透析が行われる運びとなった。ほっとして再び外来診察に戻ると，診察室のプリンタに先ほどの患者の処方箋が残っており，患者はすでに帰宅していた。患者の家族に電話をかけて謝り，翌日，処方箋を取りにきてもらうことにした。普段より遅くなったが，何とか無事に50人の患者の診察を終えて，病棟回診に向かった。これは医療現場の「a dynamic non-event」の一例である。

社会技術システムとしてのヘルスケア

　動的な日常業務がどのように行われているのかを理解するためには，その業務が行われているシステムの特徴を知っておく必要がある。システムとは，多数の**構成要素（components/parts/elements）**から成り，構成要素間の**相互作用（interactions）**を通じて，**機能（functions）**を発揮する，もしくは**目的（purposes）**を果たすものである。システムには，自動車や建造物のような人工システム，生物や太陽系のような自然システム，また医療チーム，会社組織，地域社会のような社会システムなどがある。単に多くの人々や物が集まっているだけで，皆バラバラで全体としての目的や機能がないものは，システムではなくヒトやモノの寄せ集めである。

　ヘルスケアシステム，交通システム，電力システム，通信システム，教育システムに限らず，現代社会を構成するシステムは，しばしば「社会技術システム」と表現される。「社会技術システム」とは，組織全体の振る舞いを理解するためには，個人のパフォーマンスの総和として見るのではなく，社会的な側面とテクノロジーを含む技術的側面の間の「相互作用」や「相互関係性」を理解する必要があるということを前提とした用語である。

　古代ギリシャの哲学者であるアリストテレスの有名な言葉に，「全体は部分の総和以上のものである（The whole is greater than the sum of its parts）」がある。つまり，システム全体の振る舞いは，システムを構成す

る個々の要素の振る舞いを足し算したものでは説明できない特性を有している。システム全体のパフォーマンスを理解するためには，そのシステムがどのような要素から構成されて，それらがどのようにつながり，どのような原理にもとづいて相互作用をしているのかを理解する必要がある。

複雑適応系としてのヘルスケア

　ヘルスケアシステムは非常に複雑なシステムである。「複雑なシステム」には性質の全く異なる2種類のシステムがあり，英語にはこれらを区別した表現がある。一つは「complicated system（精密機械系）」と呼ばれる人工物に代表されるようなシステム（図1左），もう一つは「complex adaptive system（複雑適応系）」と呼ばれる生き物，自然界，人間社会に代表されるようなシステムである（図1右）。

　「Complicated system」は，いわゆる固いシステムであり，状況や環境に影響を受けることなく独立して動く「閉じたシステム」であり，各パーツは設計された通りにパフォーマンスする。もし故障した場合には故障部位を特定し，そこを修理すれば元通りに動くようになる。一方，「complex adaptive system」は，他のさまざまなシステムとつながった「開いたシステム」であり，時々刻々と変化する状況や環境的な制約に合わせて適応的に振る舞う，ダイナミック（動的）で柔らかいシステムである。このシステムでは，何か問題が発生して，原因らしきことに対して介入をしても，思いどおりのアウトカムは得られず，それどころか形を変えて別の問題が発生することがある[4]。

　また，この二つのシステムは，自律性や省エネ性においても異なる。例え

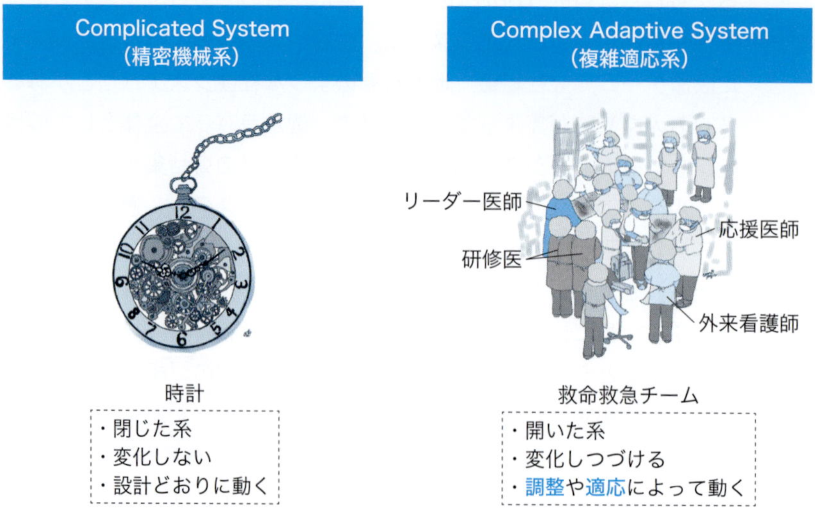

図1　二つの複雑なシステム

Complicated System（精密機械系）
時計
・閉じた系
・変化しない
・設計どおりに動く

Complex Adaptive System（複雑適応系）
救命救急チーム（リーダー医師，研修医，応援医師，外来看護師）
・開いた系
・変化しつづける
・調整や適応によって動く

ば，complicated system であるスーパーコンピュータ京は人がプログラムした通りに動き（トップダウン），消費電力は 13 メガワットであり，一般家庭 30,000 世帯分の消費電力に相当する。一方，complex adaptive system である人間の脳は自律的に動き（ボトムアップ），その消費エネルギーは 20 ワット，活動中でも 1 ワット程度増えるだけである[5]。

これら二つのシステムがうまく機能するためには，精密機械系では「設計によるがちがちの制御（コントロール）」が必要であるが，複雑適応系では，「自律的で柔軟で適応的なパフォーマンス」が不可欠である。

豆知識　Complicated と complex の違い

辞書で complicated の意味をひくと，精巧な，精密な，手の込んだ，煩雑な，煩瑣な，入り組んだなどがある。前述した「精密な」という意味以外にも，「ごちゃごちゃとした」というネガティブな意味でも使われる。一方，複雑系という文脈での複雑さ（complexity）とは，システムの構造も振る舞いも複雑で理解するのは容易ではないが，この複雑さゆえに，個の振る舞いからは想像もつかないような現象や能力がシステムに生ずるというポジティブな意味で使われることが多い。

豆知識　救命救急チームのダイナミックで適応的なパフォーマンス

ある病院の高度救命救急センター（以下，センター）というシステムは，地域の救急医療システムや院内のさまざまなサブシスム（例えば，手術部，放射線部，麻酔科，脳神経外科，消化器外科，整形外科，看護部，薬剤部など）とつながっており，相互依存関係にある。いつ，どのような患者が何人搬送されてくるかは予定されておらず，また，センター内の利用可能なリソース（病床数，マンパワー，時間，情報，知識など）には常に制約があり，状況に合わせて常に適応的なパフォーマンスが求められる。

ある日の夕方，高速道路での多重衝突事故が発生した。救急司令本部から何人の傷病者の受入要請がくるかは，患者の状態や地域の救急医療システムに関係する。また，センターで同時に何人の傷病者を受け入れることができるかは，センター内で現在治療中の患者の状況に加え，搬送されてくる患者の重症度，投入可能なリソース（初期治療室のベッド数，医師や看護師等のマンパワー，治療に費やすことができる時間，CT 装置の空き状況など）などに左右される。このような情報を事前に正確に把握することは難しい。

初期治療室のベッドは 3 つしかない。現在，初期治療室で 2 人の患者が治療中である。1 人はショック患者であるが，初期治療室での治療を一旦中止し救命センター内の集中治療室（ICU）で治療を再開することにして，もう 1 人の脳卒中患者は，カテーテル治療が終了すると直ちに脳内科の一般病棟に転棟させた。センターから出動していたドクターカーから重症度の高い 4 名の外傷患者を搬送すると連絡が入り，さらに物品保管室にストレッチャー

を1台運び入れ，初期治療用のベッドを合計4台確保した。日勤が終わり帰宅しようとしていたスタッフを引き止め，さらに院内の他部門にも応援を要請し，合計20名のスタッフが応援に駆けつけた。搬送されてきた患者の検査や治療の順番を，患者の状態，画像診断装置の空き状況，麻酔科や手術室の空き状況などに合わせて臨機応変に変更し，患者の状態をこまめに再評価しながら，治療にあたるスタッフ人数を変更した。このようなさまざまな調整ややりくりを通じて，4人の患者の処置治療を無事に終了し，全員，センター内のICUに収容した。（本例は第13章で紹介されたケースを参考に作成した）

扱いやすいシステムと扱いにくいシステム

社会技術システムはみな複雑適応系といえるが，システムの複雑さは業種や職種などにより異なっており，扱いやすいシステム（tractable system）と扱いにくいシステム（intractable system）がある。システムを制御するためには，システムの内部で何が起こっているのかを理解しなければならない[6, 7]。

扱いやすいシステムとは，次のような特徴を持っている。システムがどのように機能しているのかという動作原理が十分理解されており，それを比較的シンプルに説明できる。システムの状態は基本的に安定しており，いつ見ても同じようにパフォーマンスしている。また，他のシステムから切り離して動かすことが可能である。自動車の生産ラインや郊外の鉄道などは，扱いやすいシステムの一例である（**図2左**）。

一方，扱いにくいシステムとは，システムの動作原理は部分的にしか理解されておらず，それを記述するには膨大な説明が必要となる。システムの状態を観察したり説明したりしようとしている間にもそれは変化しつづけ，同じ状況は二度と起こらない。また，このようなシステムは他のシステムと相互につながっており独立して動かすことはできない。ヘルスケアや金融市場などは扱いにくいシステムの代表である（**図2右**）。

これまでの安全に対する考え方や方法論は，1950年代後半に発展したテクノロジーや産業を対象とした規制に端を発するもので，以下の前提にもとづいている。システムは要素に分解できる。システムは機能しているか機能していないかの2つのモードしかない。出来事の起こる順番はあらかじめ定まっており予測可能である。出来事の組み合わせの結果起こることは論理的に説明できる。対象とするシステムは扱いやすいシステムである。

この前提は，1960年代から1970年代の間はまだ通用していた。しかし，産業は単なる技術システムから社会技術システムへと変容し，インフォメーションテクノロジーは急激に進歩し，産業に関係する多くのシステムは，今や扱いにくいシステムとなり，もはや従来型の手法では太刀打ちできないも

扱いやすいシステム	扱いにくいシステム
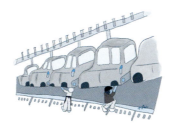	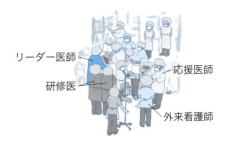
自動車生産ライン	救命救急チーム

図2 扱いやすいシステムと扱いにくいシステム

のになってしまった。このような扱いにくいシステムにおける安全をマネジメントする新しいアプローチとして登場したのが，レジリエンス・エンジニアリングである。

豆知識　複雑適応系

　Complex adaptive systems（複雑適応系）という概念は，英国の公益財団 Health Foundation が出版している医療の質に関する最新のトピックスと知見を取りまとめた Evidence Scan というジャーナルに，2010年の段階で早くも取り上げられている[8]。複雑適応系という物の見方は，ヘルスケアや他のシステム（脳，免疫，生態系，経済，経営，教育等）を動的なプロセスとして捉えるアプローチである。このアプローチでは，物事を因果関係で理解し分析するのではなく，複雑さ，パターン，相互関係性などに注目する。

　複雑適応系の最も一般的な定義は，同時並行で活動するエージェントのダイナミックなネットワークであり，各エージェントは他のエージェントの行動に絶えず反応し，そのことがシステムの振る舞いとネットワークに影響を与える。システムの制御は自律分散的に行われ，システム全体の振る舞いは個々のエージェントによって刻々と行われるさまざまな決定の結果である。複雑適応系の秩序は，あらかじめ決定されたものではなく，創発するものである。系の履歴は非可逆（いったんシステムとなったものは，元のパーツに戻せないこと）であり，系の振る舞いはしばしば予測不可能である。複雑適応系の代表的な特徴には，創発（emergence），共進化（co-evolution），結合（connectivity），入れ子（nested systems），シンプルルール（simple rules），反復（iteration），準最適（sub-optimal），必要多様性（requisite variety），自己組織化（self-organizing），カオスの縁（edge of chaos）などがある。

豆知識　病院は工場ではなく複雑適応系

　これは麻酔科系のジャーナルに掲載された論文のタイトルである[9]。米国では，病院や周術期医療の生産性や質を向上するために，病院をあたかも工場にように捉え，製造現場で用いられてきた手法（例えば，シックスシグマやリーン）がこれまで導入されてきた。しかし，病院は工場とは全く逆の性質を持つシステムである。一般に，工場では限定された製品を目的に特化した機械や労働者などにより製造する。品種を絞り，生産コストを下げ，工場の効率を上げることで，経済的なスケールメリットが得られる。一方，中規模の病院では，平均すると1万もの異なる手術や治療等（品種に相当）が行われ，医療従事者や機器等は非常に柔軟かつ多目的に機能している。マーケットのサイズは病院を中心としてせいぜい半径80～300キロメートル程度で，特定の手術や治療の対象者は限られており，経済的スケールメリットが得られるケースがあったとしても，非常に限定的である。

　この研究では，「工場のようなプロセス」としてメイヨークリニックの心臓血管外科手術を，「複雑適応系」としてカイザーパーマネンテの周術期医療をとりあげ，ケーススタディが行われている。メイヨークリニックの心臓血管外科手術は，症例数が非常に多く，複雑な治療やケアを要しない併存疾患の少ない患者（healthy patients）が中心である。バリエーションを最小化し，無駄をなくし，ケアを前倒しで行うことができるように，診療プロセスがデザインされている。そのために製造現場で採用されているアプローチが導入されており，すべてのプロセス及びサブプロセスは計画に従って行われ（呼吸マネジメント，輸液マネジメント，中心静脈ルート抜去など），限定的なタスクに特化したユニット（例えば，focused factory-ICU など）が設置され，サブプロセスやユニットのためのプロトコールが作られ，それが指示の中に盛り込まれ，ITをうまく使ってプロトコールが遵守されるようになっている。

　一方，カイザーパーマネンテの周術期医療では，手術症例数はそれほど多くなく，複雑な背景を有する患者に対して，複雑な治療やケアが行われている。ここでは，生産的な行動（協力，連携，協働）が最大限に発揮され，専門職や診療科の壁を越えて相互支援が行われるようなデザイン，すなわち自己組織化を促すアプローチが導入されている。例えば，チーム力を最大化するために，診療に必要な情報はチームメンバー間で共有されるようになっており，また専門家へのコンサルテーション基準も作成されている。また，周術期医療に関わる3つの専門診療科（心臓外科医，麻酔科医，ホスピタリスト）の責任範囲と権限を明確にし，タテ割りの医療にならない工夫がされている。また，周術期管理に麻酔科医が適切に関与できるよう，フィードバックメカニズムとして，麻酔科医に対して事前に症例をアサインしている。ITは情報へのアクセスを容易にし，医療者の意思決定や行動を支援するようデ

ザインされている。

「工場のようなプロセス」では，業務のやり方はトップダウンでデザインされ，効率が重視され，管理によって方向性が示される。プロセスは順番に，もしくは平行して行われ，現場の人々の裁量はほとんどなく，業務に直接関係するルールや命令に従い人々は行動する。一方，「複雑適応系」における仕事では，自然に自己組織化がなされ，状況や環境に合わせて機敏に対応できる能力が重視され，さまざまなレベルのリーダーシップが大きな役割を持つ。業務はネットワークを利用して行われ，現場の人々の裁量は非常に大きく，人々の行動は業務に直接関係しない組織内外のルール，たとえばインセンティブ，リソース，制約などにより影響を受ける。

この論文では，医療の質と生産性を向上するためのアプローチは診療プロセスの特徴に適したものをうまく選択する必要がある，としめくくられている。

レジリエントなシステムとは

レジリエンス・エンジニアリングは，社会技術システムの「レジリエンス（レジリエントなパフォーマンスを行う能力）」を扱う学問分野である。レジリエンスとはシステムやモノの有する弾力性のある特性を意味する。エンジニアリングとは，モノとモノを組み合わせて（つないで），より優れた機能を発揮させることを追求する技術や学問体系のことである。レジリエンス・エンジニアリングとは，社会技術システムがレジリエントに機能することを可能するのに必要となる理論と応用にかかわる科学的専門分野と言える。

レジリエンス・エンジニアリングでは，レジリエントなシステムを，「さまざまな変化，擾乱，好機の起こる前や，その最中や，その後において，うまく機能を調整し，想定内の状況でも想定外の状況でも，必要とされるパフォーマンスを維持できるシステム」と定義している[1,2]。言い換えると，レジリエントなシステムとは，変動するさまざまな条件のもとで，物事をうまく行い，意図したアウトカムを得ることができるシステムである。生物もビジネスも変化に対応できなければサバイバルは難しい。システムのサステナビリティ（継続性）のためには，レジリエンスは不可欠な能力といえる。

レジリエンス・エンジニアリングは，医療をはじめとする社会技術システムが複雑適応系であることを前提としている。複雑適応系は，文字通り，多重多層に複雑につながり適応的にふるまうことができるレジリエントなシステムである。生き物のようなシステムを機械のように制御しようとしてもうまくいかない。それよりもむしろ，このシステムとしてのレジリエントなパフォーマンス（レジリエンス）がどのように生じているのかということを理解し，そのようなパフォーマンスを再現（再構成）できるようにすることが求められる。

レジリエンス・エンジニアリングでは，チーム，部署，組織，ビジネスネットワークや社会ネットワークなどをシステムと捉え，システムとしてレジリエントなパフォーマンスを行う方法を探求するものである。システム（＝全体）を扱うということは，構成要素（＝個）を扱わないという意味ではない。むしろ逆であり，システム全体のパフォーマンスを理解するためには，システムがどのような要素（個人，サブシステム，システムなど）から構成され，どのようなルールに基づき相互作用しているのかということを理解しなければならない。レジリエンス・エンジニアリングは，単に個人が力をふりしぼって何とか仕事をやりきることや，その場しのぎの行動だけで難局を乗り切ることを推奨するものではない。

豆知識　100年続く企業の特徴

　ビジネルコンサルタントのマーチン・リーブ氏は，変化の激しいビジネスの環境において，レジリエントで長続きする組織に見られる特徴を，人間の免疫システムに例え，冗長性（redundancy），多様性（diversity），モジュール性（modularity），適応力（adaptation），用心深さ（prudence），組み込み（embeddedness）であると解説している[10]。

Safety-I & Safety-II

　これまで述べたように，医療，交通，通信などの社会技術システムは複雑適応系であり，そこでは膨大な相互作用が行われ，さまざまなフィードバック機構が働き，人々は与えられた環境の中で生じた状況に対して，適応しながら仕事をしている。産業安全の専門家でありレジリエンス・エンジニアリングを提唱したエリック・ホルナゲル氏は，このような社会技術システムにおける安全マネジメントのあり方を深く洞察し，「失敗」に着目し，「失敗をなくす」ことを目的とする安全マネジメントを「Safety-I」と呼び，「擾乱と制約下での日常業務のなされ方」に着目し，「物事がうまく行われるようにする」ことを「Safety-II」と呼び，そのアプローチの違いを明確に示した[6, 7]。

　Safety-ⅠとSafety-Ⅱとで根本的に異なるのは，「安全の定義と安全マネジメントの目的」，「事故発生のモデル（成功と失敗はどのように生ずるのか）」，「人々のパフォーマンスにみられる変動のとらえ方」である。

■Safety-Iの概要

　Safety-Iは，医療安全のみならずさまざまな産業の安全マネジメントにおいて，これまでとられてきた手法である。Safety-Iでは安全を「失敗の数が受容できる程度に少ないこと」と定義している。安全マネジメントの目的は，アクシデントやインシデントが起こらないようにすることである。その

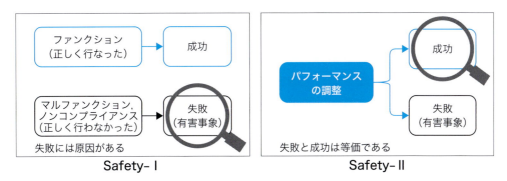

図3 Safety-I と Safety-II の失敗と成功のとらえ方

ため，アクシデントやインシデント情報を収集し，原因を特定し，再発防止策を講ずる。事故原因の分析は，通常，代表的な事故発生モデルをもとに行われる。例えば，組織事故発生モデルの代表であるスイスチーズモデル（1997年の最新版）では，直接原因としてのヒューマンエラーと，背景要因としての構造的問題や防御機構の不備により事故が発生すると考えられている。そのため，まず，事例に関係した個人を特定し，彼らのパフォーマンスの問題点を検討し，次にその背景要因（ルールの欠如，不十分な周知や教育，機器のインターフェイスの悪さ，個人の記憶のみに頼る体制など）を特定し，それらを改善するための対策を導入する。つまり，特定の失敗事例における固有の原因を見出し，その原因に見合った個別の対策を講ずるというアプローチである。

このアプローチの暗黙的な前提となっているのは，失敗には原因がある（失敗と成功の道筋は異なっている）という考え方である。人のパフォーマンスは正しいか，誤っているのかのどちらかであり，パフォーマンスの変動はエラーにつながる危ないものであるため，これは除去しなければならないと考える。また，原因と結果はリニアモデル（因果関係）で説明される（図3左）。

豆知識 根本原因分析（Root Cause Analysis, RCA）の限界

スイスチーズモデルはジェームズ・リーズン氏により1980年代半ばに提案され，その後，何度も改訂されてきた。リーズン氏の友人であるホルナゲル氏は，このモデルの欠点として，原因と結果を因果関係（リニアモデル）で説明しているため，人々は「エラー」と「穴」を探し出し，あたかもそれが事故の本当の原因であったかのように信じてしまうことを指摘している[11]。

BMJ Quality & Safety に掲載された「根本原因分析の問題」と題する論文（2017）では，8つの問題点が指摘されている[12]。

① ネーミングの悪さ：1つ，もしくは少数の根本原因しかないように誤解させ，要素還元的な物の見方を助長しシステム思考を阻害する。

② 分析のクオリティの問題：事故調査では，限られた期間で，多くの信頼性の高い情報源（診療記録，インタビュー，勤務表等）から得たデータを用いて事故の発生状況を再構成しなければならない。当事者からの直接得られる情報は，当事者らの協力姿勢，必要な情報を提供できる能力，調査委員と事故の関係者との関係性や話された内容などによって影響される。しかし，通常，RCAは現場のチームで行われ，システム思考，ヒューマンファクターズ，認知インタビュー，データ分析等の専門家が含まれていないことが多い。

③ 政治的色合い：時間的制約，後知恵バイアス，当該医療機関からとの関係性などから，事故調査が妥協の産物に陥ることがある。時間内に調査を終わらせ報告書を書き上げることがゴールになってしまい，本来の目的である「組織が学習する（organizational learning）」機会にならないことがある。また，組織の権限や対応能力を越えた原因や対策は報告書に記載されないことがある。

④ いまひとつの対策：RCAから得られる対策が，システムの振る舞いを変えるような介入ではなく，「弱い解決策」（単なるリマインダーなど）にとどまることが多い。デザインの練られていない対策や効果のない対策は，新たなリスクを生み，予想外の結果をもたらしかねない。

⑤ フィードバックループの欠如：「組織が学習する」ためには，ダブルループ・ラーニング（変化する環境の中で物事がうまく行われるようにするために既存の枠組みを越えて行動すること意味し，既存の枠組みの中だけで対応することをシングルループ・ラーニングという）が必要であるが，ヘルスケアで用いられているRCAにはこれを促すような機能が十分備わっていない。

⑥ 限定的な学習：現在行われているRCAは，特定の組織で発生した特定のインシデントの解析にとどまり，個別の対策はとられるものの，事故からの学びは他の医療機関に広く共有されない。1事例に対する分析は，形を変えて起こるさまざまな問題の陰に潜む，組織の抱える脆弱性に気づくことを阻害する場合がある。また，組織は本質的な問題に迫るのではなく，稀な事故に対して根拠のない多くのリソースを投入しがちである。

⑦ 責任に関する混乱：「公正な文化」という考えは，個人の責任と組織の責任のバランスをうまくとる必要性を説いているが，事故調査において責任の所在を明らかにするために用いられるアルゴリズムやツール（例えば，責任決定木（culpability tree））では，問題を抱えるシステムの中で，個人が何とか職務を遂行しようとして頑張ったことよりも，その人の行為が正しかったか，正しくなかったかに目が向けられがちである。

⑧ 関係する人や物の多さ：事故の発生には非常に多くの関係者の活動が関与しており，特定の個人や組織に事故の責任があるわけではなく，誰かが単独で問題を解決できるわけでもない。広くヘルスケアシステムのハザー

ドに関係している関係者の多く（たとえば，製薬会社や医療機器メーカー）は，個々の医療機関が直接コントロールできない。結局，RCAはこのような関係者に対して，責任を持って対応することを指示することができず，結局，事故を起こした医療機関がそれを吸収する責任を負わされる。

■Safety-II の概要

　Safety-II はレジリエンス・エンジニアリング理論にもとづく新しい安全マネジメントである。Safety-II では，安全を「成功の数が可能な限り多いこと」と定義している。安全マネジメントの目的は，さまざまな擾乱や制約がある中で，物事がうまく行われ，意図するアウトカムが得られるようにすることである。そのためには，ダイナミック・ノンイベントである「動的な日常業務」がどのように行われているのかを理解する必要がある。

　このアプローチの重要な前提の一つは，成功も失敗も同じように起こると考えることである。扱いにくいシステムである社会技術システムにおいて，日々，仕事がうまく行われ，意図したアウトカムが得られている理由は，変化しつづける環境や状況に合わせて，人々がパフォーマンスの調整（アジャストメント）を行っているからである。調整はパフォーマンスの変動（variability）とも言う。Safety-I では，人間のパフォーマンスを，機械の正常・故障のごとく，正しい・正しくないと二分化してとらえて，正しくないパフォーマンスは変動であり，それを除去しようとする。しかし，Safety-II では，人々のパフォーマンスの調整は，社会技術システムが機能するための必須条件と見る。物事がうまく行われている理由である「パフォーマンスの変動」を単純に悪者（失敗の原因）と見なして除去すると，システムは機能しなくなってしまうと考える（図3右）。

　このようなパフォーマンスの変動は，互いに関係している他のパフォーマンスにさまざまな形で影響を与える。パフォーマンスの変動は，相互作用を通じて，それが悪い方向に向かうのであれば減弱させ，良い方向に向かうようなら増幅させるべきである。Safety-II は先行的な安全マネジメントであり，日常業務におけるパフォーマンスの調整（変動）を理解し，モニタし，制御するものである。

■Safety-I と Safety-II の特徴と違い

　Safety-I と Safety-II の特徴と違いを表に示す。Safety-II は Safety-I の限界を認識し，批判的立場から出発し発展してきた。しかし，Safety-I と Safety-II は互いに補完的なものであり，社会技術システムの安全マネジメントには両方とも必要であり，Safety-II が Safety-I にとってかわるものではない。なお，表中のアプローチの特徴に記載されている分析的アプローチと統合的アプローチの詳細については，第2章で述べる。

表　Safety-I と Safety-II の特徴と違い

	Safety-I	Safety-II
アプローチの特徴	分析的アプローチ（analytic approach）	統合的アプローチ（synthetic approach）
安全の定義	失敗の数が受容できる程度に少ないこと	成功の数が可能な限り多いこと
安全マネジメントの目的とタイプ	・物事がうまくいかないことを防ぐ ・反応的安全マネジメント	・変動と制約下で物事がうまく行われるようにする ・先行的安全マネジメント
学習の対象	失敗事例から学ぶ	日常臨床業務から学ぶ
扱うシステムのとらえ方	・変化のない静的なシステム（static system） ・扱いやすいシステム（tractable system）	・時々刻々と変化し続ける動的なシステム（dynamic system） ・扱いにくいシステム（intractable system）
失敗と成功のとらえ方	失敗と成功の道筋は異なる	失敗も成功も同じように起こる
プロセスと結果の関係	リニアモデル（因果関係）	ノンリニアモデル（相互作用やフィードバック）
安全における人間の位置付け	人間は安全にとってマイナスに働き，危険要因である	人間はシステムの安全性や柔軟性に不可欠である
パフォーマンスの変動のとらえ方	有害であり，できるだけ除去すべき	不可避で有用であり，モニターしマネジメントすべき
注目点	・何（イベント）が起こったのか ・なぜ起こったのか	・システム全体の振る舞いに何（現象）が生じているのか ・それはどのように（相互作用）生じているのか

豆知識　線形現象と非線形現象

物理学者の蔵本由紀氏は，著書「非線形科学　同期する世界」の中で，線形現象を「全体が部分の総和として理解できるもの」，非線形現象を「全体が部分の総和としては理解できないもの」であるとわかりやすく説明している。そして，線形現象を扱うために磨きをかけられてきた数々の手法では，非線形現象には容易に歯がたたないと述べている[13]。

パフォーマンスの調整（アジャストメント）

　レジリエンス・エンジニアリングにもとづくSafety-IIでは，利用できるリソース（時間，マンパワー，モノ，情報，知識など）に限りがある中で，人々が現場の状況に合わせて，どのように仕事のやり方を調整し，その結果，物事がうまくいき，求められたアウトカムを得ているのかを理解することが，実践の第一歩となる。最前線で働く人々も，経営・管理部門の人々も，さまざまな要求，例えば，自分自身の目標，組織からの要求，社会的期待などに応える方法を見つけることに長けており，そうすることで，仕事で常についてまわるさまざまな問題を克服し，日々の仕事は何事もなく成功に終わっている。「人々が状況に合わせてどのようにパフォーマンスの調整をしているのか」，「なぜそのようなパフォーマンスの調整を行う必要があるのか」を理解することは，安全性の面でも生産性の面でも意味がある。なぜなら，調整によって，多くのことがうまく行われ生産性の向上につながっているのは事実であるが，一方で物事が悪い方に進むこともあるため，安全上これをうまくマネジメントしなければならないからである。

　調整には大きく3つのタイプがある[7, 8]。一つ目は，「仕事のしやすい状況を確保する，または作り出す（maintain/create）」ための調整である。これは将来起こりうる問題に対して，仕事のしやすい条件をあらかじめ整えておくことである。例えば，夜間の病棟で急に睡眠薬，解熱鎮痛剤，抗菌薬などが必要になった時に，看護師が当直医師に連絡をして電子カルテ上で処方オーダーしてもらい，薬剤部にその薬を取りに行くには，看護師のマンパワーや時間が足りないことから，いくつかの医薬品は病棟に定数配置薬としてあらかじめ取り置かれ，必要な時にすぐに使用できるようにしている。

　二つ目は「足りないものを補う（compensate for）」ための調整である。時間が足りなければ作業をすばやく行う。道具が足りなければ代替品をうまく活用する。例えば，腹腔鏡手術では，標本を摘出するための小開腹創にラッププロテクター®を装着し，それにEZアクセス®を装着して気腹を行い手術を実施する。しかし，創部が大きすぎる，もしくは小さすぎるため，対応するEZアクセスがない場合には，手袋を用いて代用することがある（現場では手袋法と呼ばれている）。

　三つ目は「将来起こりうる問題を避ける（avoid）」ために行われる調整である。例えば，20 mlのシリンジに充填された注射薬を，シリンジポンプを用いて5 ml/hrで投与すると，4時間後にシリンジの交換が必要となる。そこで，頻回に注射薬シリンジを交換しないで良いように，20 mlのシリンジに充填された注射薬を2シリンジ分用意し，2台のシリンジポンプを使って，それぞれ2.5 ml/hrと2.5 ml/hrで同時に投与する。これによって，1時間あたりの総投与量は20 mlシリンジ1本の時と同じままで，シリンジ交換は8時間後に行えば良いことになる（現場では，ダブルシリンジ法と呼ばれ

ている）。

　通常，調整はコンピューターで確率を正確に計算して，複数の選択肢から最善のものを選ぶという方法ではなく，大雑把なものである。日常業務では，これらを単一，あるいは組み合わせて使っている。調整の特徴は，効率と完璧さのトレードオフである。これは「なんとか切り抜ける」，つまりある局面で限定的な比較を行うことを繰り返し続けることや，「満足化原理にかなう」，つまりすべてのオプションから最善策を選択するのではなく，限定合理性の条件下で使いものになる選択肢を見つけることである。つまり，調整では，全体としての目的は変わらないものの（例えば，患者を治療する），途中のプロセスで目標を入れ替えたり，代用手段を使ったりすることになる[1, 2]。

　このようなパフォーマンスの調整がうまくいくと，当然であるが，人々はそのやり方に頼るようになり，日常のプラクティスの一部となる。実際，パフォーマンスの調整は，物事がうまくいった時には暗黙のうちに強化され仕事のやり方の一部となるが，失敗した時には叱責される。Safety-IIでは，パフォーマンスの調整（変動）を除去するのではなく，それらをモニターし，マネジメントすることで物事がうまくいくことを確実にする方法を検討するものである。

豆知識　制約下での判断

　人は限られた時間で状況を判断し行動の選択を行う時に，あらゆる情報を集めて「完璧」に行うより，無意識にヒューリスティックスに従い「さっ」と効率的に行っている。ホルナゲル氏（2004）は，個人も組織も「効率と完璧さのトレードオフ（efficiency-thoroughness trade-off, ETTO）」を行っている，つまり「準備に費やす時間や労力（time to think）」と「実行するために費やす時間や労力（time to do）」を常にトレードオフしながら，仕事をしていることを指摘した[14]。効率とはできるだけ少ないリソースで目標とする業務を遂行することであり，完璧さとは必要かつ十分な条件下で業務が遂行され望ましくない出来事は発生しないことである。しかし，現実の職場では，時間をはじめリソースが常に足りないために，「さっと考えて行動する」ことが日常的に行われており，これにより日々の業務は成立している。

豆知識　さまざまなヒューリスティックス（ルール）

　人々が完璧さよりも効率重視で行動する際には，さまざまなヒューリスティックス（ルール）が働いている[14]。ヒューリスティックスとは，人間が不確実な状況で判断を行う際に見られる直観的思考で，単純化された近道のことである。個人に見られる一般的なヒューリスティックスには次のようなものがある。状況認識の際に，これまでに経験した状況との類似性や頻度

で判断する．不確実な状況下で判断する際には，代表性ヒューリスティックス（ステレオタイプとの類似性で判断），利用可能性ヒューリスティックス（思い出しやすさで判断），アンカーリング効果（最初に示されたデータを基準として判断）が無意識に用いられる．帰納的に推論する際には，焦点維持法（仮説をたて，あてはまる特徴を一つ追加しては検証することをくり返す），焦点投機法（あてはまる複数の特徴を一度に追加して一度に検証する），同時走査法（すべての仮説を同時に検証し，あてはまらないものを消去していく）などの方略が用いられる．意思決定では，何とか切り抜ける（muddling through），満足化（satisficing），認知主導的意思決定（recognition-primed decisions）などが知られている．

また，仕事に関係した ETTO ルールとしては，「いつもこの方法で大丈夫だった」，「これまで何度もやったことがある」，「誰かがすでにチェックしたに違いない」，「これを絶対やり終えなければならない」，「時間までに間にあわせなければならない」，「"X"（例えば，高い医療材料）を使いすぎてはいけない」などがある．

一方，組織全体での ETTO ルールには，「報告がないのは安全ということだ」，「優先順位のジレンマ（何もない時は効率が称賛されるが，ひとたび問題が起こると完璧でなかったことを責められる）」，「正直に報告しなくてはならないが良い評価をもらえる程度にしておく（報告しすぎると評価が下がる）」「不要なコストは削減しなければならない」，「板挟み状態（安全第一，でも生産性も第一）」などがある．これらが相まった状態で，状況に合わせて人々はパフォーマンスの調整を行っている．

豆知識　ヒューマンファクターズの本質とレジリエンス・エンジニアリングとの関係

従来型の安全マネジメントの中核であるヒューマンファクターズ・アプローチについては，これまでに膨大な数の理論，方法，対策が提案され，いずれも学問的には非常に魅力的であるものの，現実の社会における安全性の確保という観点からは，これらの効果は限定的である．これからのヒューマンファクターズ・アプローチにおいては，現実の世界で人々がどのように仕事をしているのかということをしっかりと理解したうえで少数のシンプルな原則にのっとった現実的な解決策を提示すべきだ，とホルナゲル氏は主張している[15]．

現実主義的なヒューマンファクターズ・アプローチに必要な5原則として，①日常業務はトレードオフや次善策で成立している，②最小限のアクションで仕事が完了できる，③形状は機能にマッチし，機能は形状にマッチしている，④人は探しているものだけを見つける，⑤何が起こっているのかを知ることができる，が挙げられている．ヒューマンファクターズ・アプローチは work-as-done を扱うものであり，work-as-imagined ではない．

レジリエンス・エンジニアリングから
レジリエント・ヘルスケアへ

　レジリエンスという言葉がはじめて使われたのは，セーフティ・エンジニアリングの専門家であるデビッド・ウッズ氏が2000年にNASAで行った講演の中である．その後，安全マネジメントや組織マネジメントの専門家の中で，「レジリエンス」は一大関心テーマとなり，2004年10月には，初のレジリエンス・エンジニアリング・シンポジウムが，スウェーデンのソーデルショーピンで開催された．それ以来，このシンポジウムはレジリエンス・エンジニアリング・アソシエーション主催の会議として継続され，研究や実践に基づいた議論が重ねられている．他方，ヘルスケアの領域では，2012年にデンマークのミゼルファートにおいて，初めてのレジリエント・ヘルスケア・ネットワーク・ミーティングという3日間の集中的なワークショップが行われ，以後，毎年，国際会議が開催されている．

　ヘルスケアの領域では，レジリエンス・エンジニアリングではなく，通常，レジリエント・ヘルスケアという言葉が使われている．そして，レジリエンス・エンジニアリング理論の代わりに，レジリエント・ヘルスケア理論，英語では「RHC theory」という略称を用いている．レジリエント・ヘルスケアでは，Safety-IIによる医療安全マネジメントのみならず，医療チームのパフォーマンスの質，病院組織のマネジメントなど，さまざまなシステムのレジリエントなパフォーマンスが取りあげられている．

豆知識　レジリエント・ヘルスケア理論とは

　複雑なヘルスケアシステムにおいて，どのように日々の仕事がうまく達成されているのかを理解するための理論である．ホルナゲル氏は，ヘルスケアの領域についてはレジリエント・ヘルスケア理論（RHC理論）という表現を好んで使い，他の産業ではレジリエンス・エンジニアリング理論（RE理論）と呼んでいる．

参考文献

1) Hollnagel E, Braithwaite J, Wears RL (ed.). Resilient Health Care. Farnham: Ashgate; 2013.
2) エリック・ホルナゲル，ジェフリー・ブレイスウェイト，ロバート・ウィアーズ（編），中島和江（訳）．レジリエント・ヘルスケア―複雑適応システムを制御する―．大阪大学出版会；2015.
3) カール・E・ワイク，キャスリーン・M・サトクリフ．想定外のマネジメント―高信頼性組織とは何か―．文眞堂；2017.
4) Braithwaite J. Changing how we think about healthcare improvement. BMJ 2018; 361: k2014.
5) 柳田敏雄．1分子から脳へ：複雑システムを理解する新概念．臨床神経 2011；51：826.
6) Hollnagel E. Safety I and Safety-II: the past and future of safety management. Farnham: Ashgate; 2014.
7) エリック・ホルナゲル．北村正晴，小松原明哲（監訳）．Safety-I & Safety-II：安全マネジメントの過去と未来．海文堂；2015.
8) The Health Foundation. Evidence scan: complex adaptive systems. 2010.

9) Mahajan A, Islam SD, Schwarts MJ, et al.: A hospital is not just a factory, but a complex adaptive system: implications for perioperative care. Anesthesia & Analgesia 2017; 125: 333-341.
10) Reeves M. How to build a business that lasts 100 years. https://www.ted.com/talks/martin_reeves_how_to_build_a_business_that_lasts_100_years/transcript#t-594687
11) James R. The human contribution: unsafe acts, accidents and heroic recoveries. Farnham: Ashgate; 2008.
12) Peerally MF, Carr S, Waring J, et al. The problem with root cause analysis. BMJ Quality and Safety 2017; 26(5): 417-422.
13) 蔵本由紀．非線形科学　同期する世界．集英社；2014．
14) Hollnagel E. The ETTO Principle. Farnham: Ashgate; 2009.
15) Shorrock S, Williams C. Human factors & ergonomics in practice. Boca Raton: CRC Press; 2017.

第2章 統合的アプローチ（synthetic approach）

自然科学における2つのパラダイム：分析的アプローチ＆統合的アプローチ

　筆者がレジリエンス・エンジニアリングの概念を理解し，本アプローチにもとづく研究や実践の方法を考えるうえでとても参考になったのは，自然科学において採用されている二つのアプローチである。ニュートンとデカルトに始まるこれまでの自然科学では，あるシステム（例えば，生物）を理解する際に，構成要素に分解して理解してきた。これを要素還元的アプローチ（reductionistic approach），または分析的アプローチ（analytic approach）という。しかし，そこから得られた知識だけでは，構成要素の振る舞いの説明はできても，そのシステムに生じている現象を説明や再現することができない。そこで登場したのが，全体的アプローチ（holistic approach），または統合的アプローチ（synthetic approach）で，これはシステムに発現している巨視的な（マクロの）現象を，構成要素間（ミクロ）のつながりや相互作用により説明し，それを再現しようとするものである（図1）。

① 物理学

　物理学者の米沢富美子氏は，自著の「複雑さを科学する」の第5章「要素を見るだけではわからないこと」の中で，自然科学の二つパラダイムと複雑系科学との関係についてわかりやすく解説している[1]。

　『生物にとっての原子』を求めて，生き物を臓器に分け，細胞に分け，最終的には遺伝子，DNAにまでたどり着いても，生命はまだ十分には理解されていないのです。たとえば小さなハエ一匹にしても，要素に分け，窒素が何ミリグラム，炭素が何ミリグラムと分析することはできます。しかし逆に，その窒素や炭素などをまったく同じ量だけ集めて，電気炉に入れてスパークを飛ばしたとしても，それがハエとして動き出したりはしません。」（中略）「生き物の科学に対するこのような状況が，複雑系の研究へのひとつの引き金となったようです。具体的には，構成要素間の相互作用があり，その相互作用によって構成要素が何らかの形で協力的に働いたとき，全体として初めて現れてくるような性質があるに違いない，その性

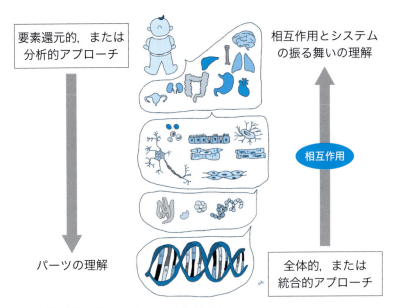

図1 自然科学における2つのパラダイム

質は構成要素だけを見ていたのでは，決してわからないような形のものであろう，と考えられるようになりました。それを知るためには，これまでの分析的方法だけでなく，何か総合的な見方が必要なのかもしれない，という点が指摘されだしたのです。そういう視点で見ると，ひとり生き物に限らず，経済システムも社会の動きも，構成要素である個々の人間を見ていただけでは，決して予想もつかないことが全体として起こるわけで，それらの動きを正しく理解するためには，やはり総合的な手法が必要だと思われます。この観点から，何か共通の方法論を模索するための系統的な研究を，というビジョンが複雑系研究の発端になりました。という次第で，「分析的な手法に代わる新しいパラダイムの構築」が，複雑系研究の大目標のひとつになっています。

② 生物学

生物学においては，分析的アプローチとして「分子生物学（molecular biology）」が，統合的アプローチとして「システム生物学（systems biology）」が知られている。コンピューターサイエンスおよびシステム生物学の専門家である北野宏明氏は，著書「したたかな生命」の中で，次のようにシステム生物学について説明している[2]。

　生命現象を理解するには，遺伝子やタンパク質を理解することは必須ですが，それらがどのように相互作用し，そのネットワークがどのような動作原理で挙動するのかがわからなければ，その生命現象の理解は困難でしょう。（中略）しかし，システムの理解の本質は，『もの』がどう構成さ

れ，どのように『こと』が起きているかの理解にありますので，（中略）。こう考えていくと，分子生物学が，ある意味で「ものの科学」であるのに対して，システム生物学は「ことの科学」であるということができます。もちろん，「もの」の理解の基盤に「こと」の理解を押し進めるのが，システム生物学の立場ですから，「もの」の研究を否定しているわけではありません。ただし，「もの」の理解だけでは，システムはわからないので，「こと」の背後にある原理を見つけようとしているわけです。つまり，「もの」から「こと」がどう生じるのかを理解したいわけです。

また，システムバイオロジー研究所（シアトル）副所長のネーサン・プライス氏は，「システムバイオロジーとは，生物学におけるホリスティック（全体的／統合的）アプローチである。システムがどのような要素から構成され，それらがどのように相互作用し，それらの相互作用からどのように生命現象が生ずる（創発する）のかを理解する研究分野である。システムバイオロジーは3つの柱，つまり生物学（課題の駆動），テクノロジー（生命現象の計測），計算科学（データの統合）から成っている。」とわかりやすく説明している[3]。別の見方をすると，統合的アプローチであるシステム生物学の発展の背景には，生命機能を計測する機器をはじめとするテクノロジーや膨大な情報処理を行うコンピューターの発達がある。

豆知識　分子生物学とシステム生物学の関係

2011年に学術雑誌 Infection and Immunity という学術雑誌に，「Reductionistic and Holistic Science」というタイトルのエディトリアルが掲載されている[4]。冒頭のサマリーには，「分子生物学に代表される自然科学における要素還元的アプローチは，しばしば，全体的アプローチであるシステム生物学と対比されてきた。しかし，この二つは，複雑な現象を研究し理解するために，相互に必要な関係であり，また相補的な方法である」とある。どちらの方法にも，それぞれ強みもあれば限界もあることから，誤った二分法に陥ることなく，両方のアプローチをうまく組み合わせ，相乗効果により科学を発展させることが必要であると述べられている。

豆知識　生物のロバストネスと組織のレジリエンス

生命現象の基本に「ゆらぎ」を発見した柳田敏雄氏は，「生命科学のメインテーマはシステムの柔軟性，自律性，省エネのメカニズムを解明することにある」と述べている[5]。生物学の世界では，柔軟性，自律性，省エネを「ロバストネス」と呼んでいる。これになぞらえると，「安全科学」のメインテーマは，社会技術システムの有するレジリエンス（柔軟性，自律性，省エネ）のメカニズムを解明し，社会技術システムがレジリエンスを発揮できるようにすること」といえるのではないだろうか。

相互作用の持つ不思議な力～個の振る舞いと全体の振る舞い

複雑系では，個（ミクロ）の振る舞いを見ているだけでは，全体（マクロ）の振る舞いを説明することが難しい。なぜならば，個々の要素の相互作用によって，個の行動からは想像もつかないような不思議な現象が全体に生ずるからである。以下に，相互作用の持つ不思議な力に関するわかりやすい例を示す。

■パターンの創発

創発（emergence）とは，システムの構成要素が相互作用をすることで，構成要素の性質の単純な総和にとどまらない新たな性質がシステムに現れることである。この用語は時間スケールを無視して使われることがあるが，通常は，短時間の現象を示す。創発現象は通常，全体を制御する中心的な存在なしで生じる。身近な創発現象の例として，交通渋滞の発生，株式市況の変化，ムクドリの大群の動き，分子から細胞ができるプロセスなどがある。

動物学者のニコラス・ペロニー氏は，TEDの講演の中で興味深い動画を紹介している[6]。飼い主が飼い犬たちにミルクをやろうと1つの器にミルクを注ぐ。すると，6匹のスコティッシュテリアの子犬が集まってきて，ミルクの入った一つの器を囲んで，風車のようにくるくると回りながらミルクを飲むのである。ペロニー氏は，この微笑ましくも不思議な現象を，複雑系科学の観点から解説している。最初は，6匹の犬はそれぞれ，ばらばらに行動している。そこに好物のミルクがやってくるという「擾乱（perturbation）」が生ずる。ミルクの入った器は1つしかなく，それも小さいという「制約（constraint）」がある。犬たちは我こそはミルクを飲もうと，他の犬をランダムにプッシュするという「相互作用（interaction）」を行う。すると犬たちがくるくると風車のように回るというパターンが「創発」する。

言い換えると，擾乱と制約の中で構成要素が相互作用をすると，システムにある種のパターン（秩序）が生ずる。逆に言うと，あるシステムに生じているパターンやマクロの現象の機序を解明しようと思うと，そのシステムからパーツを取り出して単体で観察しても答えを得ることはできず，擾乱と制約下でシステムの構成要素がどのように相互作用しているのかを理解する必要がある。ペロニー氏は，複雑適応系である生き物の世界では，個々の相互作用におけるルールの単純さが，全体の振る舞いの複雑さを生み出し，この複雑さがレジリエンスの源であると述べている。

■自己組織化

自己組織化（self-organization）とは，生物学的に言うとシステムの下位レベルを構成している多くの要素間の相互関係のみに基づいて，システム全

体レベルでのパターンが創発する過程である。さらに，そのシステムの要素間での相互関係の規則は，全体パターンを参照することなしに，局所的な情報のみを用いて実行されている[7]。組織学的に説明すると，新しい構造を作り出し，学び，多様化するよう自らを構造化するシステムの能力である[8, 9]。

① シンプルルール

　複雑系では，システム（マクロ）に創発している一見複雑に見える現象は，実は構成要素（ミクロ）間のシンプルルールにもとづく相互作用により生じていることが知られている（図2）[10]。例えば，ムクドリの大群は独特のパターンを形成して飛んでいるが，これはリーダーの鳥が集団を引率しているのではなく，鳥同士の相互関係に関する単純な3つのルールから生ずることが知られている。そのルールとは，ある距離よりも近くに他の鳥が来ないように飛ぶ（分離），最も近い鳥までの距離を一定に保とうとする（結合），一定距離にいる鳥と並行して飛ぶ（整列）というものである。構成要素間の相互作用によって系全体の性質が決まり，それがまた構成要素間の相互作用の仕方に反映される。

② ローカル情報にもとづく自律分散

　複雑適応系の特徴の一つに自律分散がある。粘菌に関する研究でイグノーベル賞を2回受賞した中垣俊之氏は，「かしこい粘菌」という絵本の中で，自己組織化を次のようにわかりやすく説明している[11]。「司令官はいなくても（トップダウンではなく），周りにいる仲間の動きを見て，自分の進む方向を自分の判断で決めている」。すなわち，生き物は自律分散（ボトムアップ）であり，全体に関する情報を持っていなくても，自分の周囲にあるロー

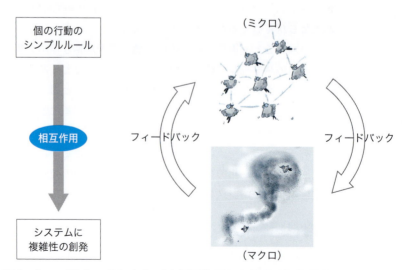

図2　シンプルルールにもとづく相互作用から創発する複雑性

カル情報に基づいて行動している。ムクドリのシンプルルールも，個々の鳥の有するローカル情報に基づいて行われている。

■同期現象

　同期（synchronization）とは，振動する物体が，何らかの相互作用や周期的な外力の作用によって振動タイミングを揃える現象である。テーブルの上で，複数個のメトロノームを，重りの位置を同じにしてばらばらに動かすと，ずっとばらばらのまま動くだけである。ところが，メトロノームの振動が互いに伝わるように，ビール缶を二つ横向きにおいてその上に板を渡して，その上にメトロノームおいて，ばらばらに動かすと，それらの振動が板を通じて相互作用をした結果，メトロノームの振り子が同期（位相が一致）して動くようになる。メトロノームの同期現象のわかりやすい映像は，ウリ・ハッソン氏のTEDにおける講演で紹介されている。彼は脳科学者であり，この講演の中で，人間が会話する際に，話し手と聞き手間において，脳活動が同期することをファンクショナルMRIを用いて示している[12]。

　同様の現象が，2000年6月10日のロンドンのミレニアムブリッジの開通日に，多くの人々が橋を渡る際に経験されている。人々は橋の揺れに合わせ，橋が右に傾いた時にはバランスを取るために右足を出し，左に傾けば左足を出すという具合に歩いた。これを多くの人々が行うことで，橋はますます揺れ，人々の歩調はますます揃うことで，橋の揺れがますます増大するという状況に陥ったのである。ミレニアムブリッジの大揺れには，同期だけでなく共振も関わっている。共振または共鳴とは，物体の固有振動数と近い振動を外から周期的に加え続けると，物体の振動振幅が劇的に増大する現象である。身近な共振の例に，ブランコをタイミングよくこぐと大きく揺れるようになる現象がある。橋が強く揺れたのは，集団の同期した歩行が強い周期外力として働き，橋の横揺れがそれに共振したためであると考えられている。橋は開通2日目に閉鎖された。誰かリーダーがいて足並みを揃えるように指示しているわけではないにもかかわらず，相互作用によってこのような現象が起こったのである。YouTubeの動画London Millennium Bridge Openingでは，ミレニアムブリッジを渡る人々の歩行が同期する様子や，この事故が過去の橋の事故の教訓（縦揺れ方向の共振を防ぐべし）では予防できなかった理由が解説されている[13]。

システム思考（system thinking）

　システム思考とは，組織や人間社会に見られる現象（良いものも悪いものも含む）を，要素還元的なアプローチでなく，全体的アプローチでとらえることにより，問題解決やさらなる発展を目指すものである。ドネラ・メドウズ氏は，著書「Thinking in systems（邦題：世界はシステムで動く）」の

中で，システム思考をわかりやすく解説している[8,9]。

システムの挙動（振る舞い）は，そのシステムを構成している要素について，それぞれ単体で知るだけでは説明できず，構成要素間のつながり（関係性）を理解しなければならない。「システムの挙動」と「構成要素間のつながりのルール」との関係がわかれば，システムがどのように機能しているのか，システムが思ったような結果を生み出さないのはなぜなのか，さらにシステムをより良い挙動に移行させるにはどうしたらよいかを理解することができる。

組織や社会といったシステムは，多数の構成要素やサブシステムが相互につながり，フィードバックの支配する複雑な非線形の世界である。また，システムはレジリエンス，自己組織化，ヒエラルキーという特徴を有する。レジリエンスとは，変動する環境下でシステムが持続して機能することができる能力を意味し，これは多くのフィードバック・ループから成る豊かな構造によって生み出される。自己組織化とは，自ら新しい構造を作りだし，学習し，多様化する能力である。ヒエラルキーは，システムとサブシステムとの関係性を指す。サブシステムが集まってより大きなサブシステムとなり，それが集まってさらに大きなサブシステムとなる。部分から全体へ，下位のサブシステムから上位のサブシステムへ（例えば，細胞から臓器へ，個人からチームへ）と発展する。従って，システムがうまく機能するためには，正しいフィードバックが正しいタイミングで正しい場所に届くようにする，構成要素が自己組織化を促すようなシンプルで賢明なルールを導入する，サブシステムの目的が支配的（部分最適化）になりシステム全体の目的を犠牲にすることのないよう，両方の目的を調和させるようにすることなどが必要である。

表面的な現象のみに注目し，それに対する解決方法だけを安易に導入しても，全く効果がないばかりか，新たな問題を作りだすことがある。システムの相互依存性に対する深い理解がなければ，真の解決策をデザインすることはできない。大切なことは，システムの振る舞いの特徴を理解したうえで，小さな力でシステムの挙動を大きく変えるような介入方法を選択することである。効果的なものから順に，新たなパラダイムを創る，マインドセット（物の考え方）を変える，目標を変える，自己組織化を促す，ルール（インセンティブ，懲罰，制約など）を変える，情報へのアクセスを容易にする，フィードバック・ループを強化する，システムの挙動の変化を早期に検出できるようにする，などが挙げられている。

なお，メドウズ氏は，システム思考のほうが要素還元的な思考よりも優れているわけではなく，この二つは互いに相補的なものであり，世の中には顕微鏡のレンズをのぞいて見るべきものもあれば，望遠鏡のレンズを通してみるべきものもある，と言っている。

> **豆知識** 思い通りにいかない介入
>
> 問題を解決しようとして介入をしたが，かえって問題を悪化させてしまう現象を，コブラ効果（逆効果）という。これはイギリスの植民地時代のインドにおけるコブラ退治政策をモチーフにした寓話である。危険なコブラの数を減らすために，イギリスの役人が，死んだコブラを持ってきたら報奨金を与えるという制度を作った。この方法は一見効果的に見えたが，実際には人々が農場でコブラを飼育して役所に持って来るようになった。そこで役所が報奨金を廃止したところ，人々は飼育したコブラを野に放ち，むしろ周囲がコブラだらけになってしまった。複雑な相互作用の結果生じている問題に対して，一見わかりやすい単純な対策を講じると，意図しない結果を生むことを，「The law of unintended consequences（意図せざる結果の法則）」と呼ぶ[14]。

■レジリエンス・エンジニアリング

同様の見方をすれば，レジリエンス・エンジニアリングは，社会科学，特に安全科学における統合的アプローチといえる。システムに発現している現象，すなわちシステムのレジリエントな振る舞いのメカニズムを，システムの構成要素間の「相互作用」に着目して解明し，社会技術システムがレジリエンスを発揮できるようにする（実装する）ことを目指している。

参考文献

1) 米沢富美子．岩波科学ライブラリー 27．複雑さを科学する．岩波書店；1995．
2) 北野宏明，竹内薫．したたかな生命―進化・生存のカギを握るロバストネスとはなにか．ダイヤモンド社；2007．
3) Systems biology explained. https://www.youtube.com/watch?v=OrXRI_8UFHU
4) Editorial. Reductionistic and holistic science. Infection & Immunity 2011; 79: 1401-4.
5) 柳田敏雄．岩波講座 物理の世界．生物分子モーター―ゆらぎと生体機能．岩波書店；2002．
6) Perony N. Puppies! Now that I've got your attention, complexity theory. https://www.ted.com/talks/nicolas_perony_puppies_now_that_i_ve_got_your_attention_complexity_theory
7) スコット・カマジン他（著）松本忠夫・三中信宏（共訳）．生物にとって自己組織化とは何か―群れ形成のメカニズム．海游舎；2009．
8) Meadows DH. Thinking in Systems. https://wtf.tw/ref/meadows.pdf
9) ドネラ・H メドウズ．世界はシステムで動く．英治出版；2015．
10) レン・フィッシャー著 松浦俊輔（訳）．群れはなぜ同じ方向を目指すのか？ 白揚社；2012．
11) 中垣俊之（文），斉藤俊行（絵）．賢い単細胞粘菌．福音館書店；2015
12) Hassan U. This is your brain on communication. https://www.ted.com/talks/uri_hasson_this_is_your_brain_on_communication
13) London Millennium Bridge Opening. https://www.youtube.com/watch?v=gQK21572oSU
14) Caddell B: How complex systems will save us. https://www.youtube.com/watch?v=mOheTsPx220

第3章 Safety-II の実践に向けて

Safety-II を実践する際の2つのポイント

　Safety-I では，特定の失敗事例（アクシデントやインシデント）を安全性向上のための学習対象とし，固有の原因を分析し，その原因に見合った個別の対策を講じてきた。Safety-II では，日常臨床業務を学習対象とし，物事がどのようにうまく行われ，また同じ理由でうまくいかなくなるのかを理解し，物事がうまく行われることを促進する対策を先行的にとる。ホルナゲル氏は，これを実践する際の2つのポイントを挙げている[1, 2]。

① 学習対象：深刻な事象より頻度の高い業務を扱う（frequency rather than severity）

　深刻な結果に至った稀なアクシデントだけから学習するのではなく，頻度の高い日常業務に見られるパフォーマンスの多様性と調整からも学習しなければならない。つまり，日々の業務が成功している理由を理解したうえで，次にパフォーマンスの変動が，1つあるいは複数の組み合わせで，どのように制御の喪失をもたらしたのかを明らかにする。

② 分析方法：深く見る前に広く見る（breadth before depth）

　物事がうまくいく理由を見つけるためには，ある事例を深く分析し固有の原因を特定する前に，通常のパフォーマンスに見られるバリエーションを広く探索する必要がある。深さ優先の分析の欠点は，説明がつきそうな原因が見つかったところで，探索をやめてしまうことである。また，いったん再発防止策がたてられると，問題は解決済みとされ組織としての学習に至らないことがある。広さ優先の探索では，ある事象は特別な理由で発生したと考えるのではなく，日々の業務の代表例であると考え，その事象を特徴づける典型的な条件や経験により獲得された調整は何かを理解する。

Work-As-Done と Work-As-Imagined

■Work-As-Done と Work-As-Imagined とは

　レジリエンス・エンジニアリング理論を実践に取り入れる際，有用な方法の一つは，「頭の中で考える仕事のなされ方（Work-As-Imagined, WAI）」と「実際の仕事のなされ方（Work-As-Done, WAD）」を理解し，その間のギャップを縮める方法を検討することである[1-3]。「頭の中で考える仕事のなされ方（WAI）」の典型例は，ブラントエンドと呼ばれる規制当局，権威団体，経営者，管理者などにより作成される通知，マニュアル，ガイドライン，計画などに見られる，「現場の仕事はこのようにされるべき，またはされているはず」というものである。一方，現実の仕事では，その場の状況やリソースに合わせたパフォーマンスを人々が行っており，これを「実際の仕事のなされ方（WAD）」と言う。扱いにくいシステムにおいては，実際の仕事は機械を制御するように決められたとおりには進まない。人々のパフォーマンスの調整があってはじめて日々の業務は成功裏に終わっている。すなわち，WAIとWADとの間には多かれ少なかれギャップが存在する。

　WAIとWADは管理側と現場側だけでなくどこにでもある。医療安全管理者の考える「一般病棟でも救命センターでも，血液製剤投与直前にはバーコードリーダーを用いて，患者と医薬品の一致確認を行うべきである」，麻酔科医師の考える「外科医は予定手術時間を厳守すべきである」，薬剤部長の考える「年末年始の連休は通常の休日と同じ人員配置で対応できるはず」，病院経営者の考える「診療科別病棟から複数科混合病棟にすると，病床が有効利用され収益が上がるはず」なども，日常的に見られるWAIである。一方，WADとしては，「初期治療室で治療中の清潔操作用の覆布のかかった患者では，患者の手首につけているネームバンドのバーコードをPDAで読めないので，患者と血液製剤の一致確認はできない」，「外科医は安全操作と手術目的の達成を優先しており，手術予定時間内に手術が終われないことがある」，「連休3日目に通常の休日よりはるかに多い処方オーダーが出され，入院調剤室の業務がパンクする」，「混合病棟にすると病床利用に関する診療科の責任が曖昧になり，かえって病床稼働率が低下する」などがある。WAIとWADはどちらが正しい，正しくないというわけではない。あらゆる仕事でWAI（予定，計画，想像，ルール等）は必要であるが，WAIとWADの間に大きなギャップがあると，これを埋めるためにさまざまなパフォーマンスの調整が必要になり，システムが不安定になったり，システムが想像を超えた振る舞い（例えば，機能共鳴）をすることがある。そのため，WAIとWADはギャップが大きくならないように，うまくすり合わせなければならない。

■Work-As-Done と Work-As-Imagined とのギャップの例

　日本医療機能評価機構の医療安全情報 No.110「誤った患者への輸血（第2報）」[4]によると，同機構に報告された血液製剤投与に関する患者誤認のインシデント 17 件のうち 13 件は，患者と使用する製剤の照合を行うための認証システムがあったにもかかわらず使用しなかった（5件），または使用したが適切ではなかった（8件）という事例が紹介されている。後者については，「①患者から離れた場所で認証システムを使用し，別の患者のところに製剤を持っていった」，「②認証システム使用後，製剤を保冷庫に保管し投与する際に別の患者の製剤を取り出した」，「③認証システムに血液型が異なるというエラー表示が出たが機械の故障と判断した」，「④認証システムの画面が進まない理由を医師の指示に問題があると判断した」などが挙げられている。

　このようなインシデントを経験した時に，マニュアル（WAI）を絶対的に正しいものとして，現場のスタッフに対して「ルールがあるのに守っていない，ルールを守るように」という対策では効果がない。なぜなら，一見ルール違反に見えるこれらの行動は，皆パフォーマンスの調整であり，その背景には理由があるからである。①は患者のベッドサイド周辺での電波状況が悪く PDA が使えないことが推察される。②は救急センター等において，多発外傷等の患者に対して大量輸血を迅速に行うため，準備した複数の血液製剤すべてに対して事前に照合を行い，患者の状態に応じて使用しなくなった血液製剤をいったん冷蔵庫に戻し，再び必要になった時に異なる棚から誤って別の血液製剤を取り出したが，照合システムによる一致確認はすでに実施済みになっていることから，そのまま使用した可能性がある。③や④は，認証システムにおいてエラーがなくてもエラー表示が出たり，医師のオーダーに問題があって認証システムが次に進まなかったりすることが，現場でこれまでに経験されてきたものと思われる。いずれも，現場で経験されるテクノロジーの問題，特定の部門の特殊な輸血事情，医師の行動から派生する問題などに対して，効率的に業務を遂行できるように，日常的にパフォーマンスの調整が必要とされていることが示唆される。通常はこのような調整でうまくいっているものの，これらのインシデント事例では，他の調整と相まって，うまくいかない方に進んでしまったと考えられる。

■Work-As-Done と Work-As-Imagined を近づける

　Safety-II は，WAD がどのように行われているのか，なぜこのようなパフォーマンスの調整が必要なのかということを理解することから始まる。そのためには，現場視察，関係者へのインタビュー，病院情報システム（電子

カルテや部門システム）のデータ，インシデントレポートなど，さまざまな情報源から得たデータをもとに，WADを明らかにしなければならない。次に，WAIとWADのギャップを縮め，不要なパフォーマンスの調整（変動）を減らし，さまざまなパフォーマンスの変動が相互作用をすることで物事が悪い方向にいかないよう先行的に対策を講じる。そのためには，WAD側とWAI側の人々が互いにコミュニケーションをとることが必要である。

　わかりやすい具体例を一つ示す。これは，経管栄養チューブから経口用の医薬品を投与する際の「看護師の実際の投与方法（WAD）」と，「薬剤師や製薬企業が想定している投与方法（WAI）」のギャップを明らかにし，現場の看護師が仕事をやりやすいようにWADとWAIのギャップをうまく縮めた例である。

　A病院では，レボフロキサシン10％細粒（1gあたりレボフロキサシンとして100mg含まれている細粒製剤）による経管栄養チューブの閉塞インシデントを，これまでに数回経験した。一般的に，錠剤や細粒を溶解して経管投与する場合には，簡易懸濁法（約55℃の温湯に最長10分自然放冷し医薬品を崩壊・懸濁する手法[5]）を用いることになっている。医薬品情報（通常，薬剤師が参照する成書や製薬企業からの情報提供）によれば，A病院で採用されているレボフロキサシン細粒は，「簡易懸濁法を用いることにより8Fr.以上の経管栄養チューブを通過するが，閉塞しやすいため多めの洗浄を要する。また，レボフロキサシン錠剤は簡易懸濁法による8Fr.以上の経管栄養チューブからの経管投与が可能」とされている[5]。

　Safety-Iに基づき分析すると，本インシデントの原因は看護師の薬剤溶解に関する知識不足ということで，「レボフロキサシン細粒を経管栄養チューブから投与する際には，簡易懸濁法を用い，洗浄を多めに行いましょう」，もしくは「レボフロキサシン細粒よりも経管投与に向いている，レボフロキサシン錠剤を簡易懸濁法を用いて投与しましょう」といった周知をすることになるだろう。このような注意喚起は当面の対策としては悪いものではない。しかし，情報の周知が人々の知識として定着する効果に関しては，あまり期待できないうえに，レボフロキサシン細粒を経管栄養チューブから投与するという行為は，現場の一人ひとりの看護師がそれほど多く経験しないためなおさらである。

　Safety-IIでは，まず，日常臨床業務における医師および看護師の医薬品の投与に関する**WADに注目する**。医師の処方データを見ると，レボフロキサシン細粒が処方されている患者の約80％は，経管栄養チューブから医薬品が投与されていた。つまり，医師は医薬品を経管投与する際に，院内に錠剤と細粒が採用されている場合には，細粒をオーダーする傾向がある。これは，錠剤より細粒の方が水に溶けやすいと考えているからかもしれない。

　また，看護師にインタビューすると，経験的に細粒といえばドライシロップや小児への投与時など白湯にさっと溶けることが多く，レボフロキサシン

細粒についても同様と考え，白湯で溶解して経管栄養チューブから投与していることが明らかとなった。しかし，レボフロキサシン細粒は遮光性の維持や苦味を抑えるための特殊なコーティングが施されているため，白湯には溶解せず，経管栄養チューブから投与すると容易に閉塞する。

前述したように，人々は膨大な，それも非定型の業務をすべて時間内に終わらせなければならない中で，一つ一つの業務にかけることができる時間は限られていることから，効率と完璧性のトレードオフ（ETTO）を行っている（図1）。このような判断や行動により日常業務は成立しているが，時としてうまくいかないことがある。いったん閉塞インシデントが起こると，看護師はいくつかの方法で閉塞解除を試み，うまくいかなければ医師を呼び，医師はチューブの抜去・再挿入を行い，さらに適切な溶解方法を尋ねるために薬剤師に電話をし，簡易懸濁法を用いて再び薬剤を投与するなどの対応が必要になる。つまり，関係者に次々と新たな仕事が発生し，これらはすべてパフォーマンスの変動という形で他の業務に影響を与え，思わぬ形で別の問題が生ずる可能性がある。

看護師のWADは「（細粒は水に溶けやすいと考え）細粒を白湯で溶解する」であり，薬剤師や医薬品情報が想定しているWAIは「（錠剤のみならず細粒も水に溶けにくい場合があるので）医薬品情報に従い，レボフロキサシン細粒の場合は，簡易懸濁法，つまり温湯で時間をかけて溶解すべき」であり，この間には明らかなギャップがあることが明らかになった。

次に，このWADとWAIのギャップを縮める，もしくはWADとWAIを近づける（折り合いをつける）ような安全対策を検討する。注意喚起以外の方法を検討する中で，レボフロキサシン内用液が新たに市販されているという情報を入手した。最初から「溶けている製剤」があれば，このギャップをなくすことができる。早速これを取り寄せ，経管栄養チューブの通過性を実際にテストし，細粒の採用を中止し，代わりに内用液を採用した場合に，嚥

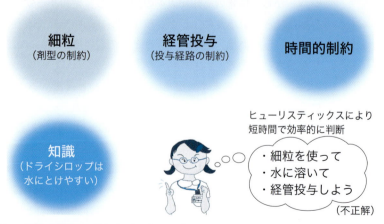

図1　実際の仕事の行われ方（WAD）のイメージ

下困難を有する患者や用量調節が必要な患者に対して臨床上問題が生じないか検討し，医薬品の採用変更を行った。その後，レボフロキサシン製剤による経管栄養チューブの閉塞事例は全く報告されていない。インシデントの度に後追いで対症療法的な対策をとるのではなく，仕事がやりやすくなるよう，また不要なパフォーマンスの変動はできるだけ少なくなるよう先行的な安全マネジメントを行うことが必要である。

豆知識　ルールが守られない理由

BMJ の論文に WAI と WAD の間のギャップのわかりやすい例が示されている[6]。英国の NHS（ナショナルヘルスサービス）のスタッフは多くの指針やガイドランを遵守するよう求められているが，とてつもなく多くのルールが存在し，もはや守ることが不可能な状況にある。例えば，麻酔科医向けのガイドラインは 21 もの団体から出されている。また，高齢者の大腿骨頚部骨折に関係するガイドラインや指針は，入院前評価から退院時計画に至るまでのプロセスに関して 75 種類もある。指針やカイドラインの膨大な数，同一トピックに異なる複数のルール，検索やアクセスの難しさ，内容の長さと複雑さ，インシデントに対応して条件反射的に作られる指針，版の管理など，問題山積である。指針やガイドラインは医療の質向上に必要であるが，膨大な数の相互に整合性のとれていないものがばらばらに存在すると，業務の非効率と遅延につながり，事故のもとである。このような状況を改善するためには，ルールが遵守できない理由を理解する必要がある。そのうえで，WAI と WAD のギャップを縮めるために，規制当局，専門団体，医療機関等は，医療現場における指針やガイドラインの複雑さと膨大さを軽減し，人間工学の視点で指針やガイドラインを開発，デザイン，検証し，提唱されている対策の効果をエビデンスで示し，また医療者に必要な事項が理解されていることをモニターすることが必要であるとしている。

豆知識　WAI と WAD を近づける

これは英語で「reconciling work-as-imagined and work-as-done」と表現される。Reconcile とは，相反する状況，考え，ニーズ等がうまく両立や共存できるように折り合いをつける，調和させる，すりあわせるという意味である。Safety-I では，ともすれば WAI を正しいものとして扱い，インシデントが起こると「マニュアルどおりにやって下さい」という状況に陥りがちである。Safety-II では，「WAD においてどのような調整が行われているのか，それはなぜ必要なのか，どうすれば WAI と WAD を近づけ，仕事がやりやすくできるか」ということを検討する。そのためには WAI 側の人たちと WAD 側の人たちとの間で，コミュニケーションをとることが必要である。

レジリエントなシステムの4つのポテンシャル：想定，モニター，対応，学習

　システム（チームや組織等）がレジリエントなパフォーマンスを行うためには，状況に合わせてパフォーマンスを調整し適応する能力（ポテンシャル）が必要である。それは，「想定する（anticipate）」，「モニターする（monitor）」，「対応する（respond）」，「学習する（learn）」という4つの能力が合わさったものである（図2）[7,8]。

　「対応する能力」とは，何をすべきか知っており，実際に，日常的な変化やイレギュラーな変化，脅威，好機に対して，準備していたことを行動に移したり，通常の機能を縮小するなど調整したり，新たな対応方法を発明や創造したりすることで，対応できる能力のことである。「モニターする能力」とは，何を見るべきか知っており，近い将来，組織のパフォーマンスに影響を及ぼすようなこと（良いこと，悪いことを含む）に関して，モニターすることができる能力である。モニターは，自分の組織（現場及び経営）の中の状況だけでなく，組織をとりまく環境についてもカバーできなければならない。「学習する能力」とは，何が起こったのかを知っており，経験したことから学習する，特に正しい経験から正しい教訓を得ることができる能力である。これには，特定の経験を通じて何かを学ぶ（シングル・ループ・ラーニング）だけでなく，目標や目的など既存の枠組みを変化させるような学び（ダブル・ループ・ラーニング）も必要である。また，学習する能力には，置かれた状況でどのような行動をとるかということに関係する価値観や基準を変化させることも含まれる。「想定する能力」とは，何を予期すべきか知っており，未来に起こりうる混乱，今までにない要求や制約，新たなチャンス，運営状況の変化等に関して，想像し準備することができる能力である。これらの4つの能力は独立したものではなく，互いに密接に関係している。

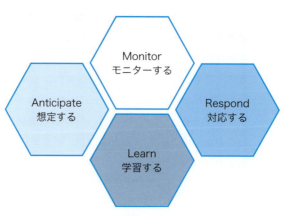

図2　レジリエントなシステムが発揮している4つの能力

> **豆知識** RAG（Resilience Assessment Grid）
>
> ホルナゲル氏は，システムのレジリエンス能力をアセスメントするツールとしてRAG（レジリエンス・アセスメント・グリッド）を提唱している。これは氏の最近の著書である「Safety-II in practice: developing the resilience potentials」に詳しく解説されている[7,8]。RAGを使用する際の注意事項として，組織内の異なる部署の「レジリエンス」を比較したり，複数の医療機関の「レジリエンス」をベンチマークするためにRAGを使ってはいけないと，機会あるたびに強調されている。そもそも「レジリエンス」は測定できるものではなく，測定できるのはレジリエントなパフォーマンスを可能にする「4つの能力」であるが，また，RAGで使用される質問群は，同じ部署や組織内での比較には適しているが，異なるコンテクストを有する部門等の比較には意味をなさない。

レジリエントな組織やチームはどのように作りあげられるのか

■機能する組織を作る動的プロセス ― Mindful organizing

米国のメディケア患者における6種類の手術—4つの心臓血管外科手術（冠動脈バイパス手術，解離性大動脈手術，大動脈弁置換術，僧房弁置換術）と2つの消化器外科手術（膵臓摘出術，食道摘出術）—の術後死亡率に関する興味深い報告がある[9]。術後死亡率の低い成績上位1/5の病院群と死亡率の高い成績下位1/5の病院群を比較してみると，意外にも術後合併症の発生率は比較的似かよっていた。周術期死亡率の高い病院群では，術後合併症をきたした患者のうち救命できなかった割合（failure to rescue rate）が有意に高かった。言い換えると，周術期死亡率の低い病院群は，合併症の兆候に気づき，それをうまく管理することに長けていたということができる。つまり手術成績には，執刀医の技量や手術チームのパフォーマンスだけでなく，周術期医療に携わるICUチームや病棟チームを含めた，病院の総合力が関係しているということができる。

カール・ワイク氏は，「failure to rescue rate」というスタティック（静的）な指標の背景にある，組織内のダイナミック（動的）なプロセスに注目した。氏は，うまく機能しているチームや組織では，チームや組織全体として絶え間ない注意が払われ，必要な対応がとられ続けていることを指摘し，このような動的なプロセスを「思慮に満ちた組織化（mindful organizing）」と呼んだ。また，これがチームや組織のレジリエントなパフォーマンスを下支えするものであるとしている。思慮に満ちた組織化を行うためには，人々

が互いに信頼しあえる関係の中で仕事を行っていることと，自分の行動が全体のパフォーマンスにどのように貢献しているのかに関心を払っていることが前提となる。そのうえで，①失敗を軽視しない，②単純化した解釈を避ける，③現場で何が起こりつつあるのか，起こっているのかに敏感である，④個人と組織のレジリエンスを育む，⑤柔軟な意思決定構造を有する，という5つのプロセスを通じてそれは具現化されるという[10]。

思慮に満ちた組織化がなされている病院では，より安全な医療が行われ，医事紛争の件数が少ないという報告や，思慮に満ちた組織化と医薬品エラーや転倒の件数とは負の相関があるという論文も見られる。結局，病院の総合力とは，職員の能力や専門性の足し算ではなく，継続的で動的なプロセスの相互作用から生まれるアウトカムということができるのではないだろうか。

豆知識 レジリエンスとは

カール・ワイク氏は，「レジリエンスとはシステムが何かを実行するさま（something a system does）を表しているのであり，システムが有している何らかの能力（something a system has）ではない」と言っている。簡単に言うと，レジリエンスとは，チームや組織が「変化に対応しながら機能している」という動的な様子であり，「私たちのチームはレジリエンス力を有している」という類のものではない。レジリエンスとは，関西弁で言うところの「対応してなんぼ，機能してなんぼ」の能力と言えるだろう。

■機能するチームを作る動的プロセス— Teaming

ハーバードビジネススクールのエイミー・エドモンドソン氏は，変化の激しい不確実な時代にうまく仕事を行うためには，「チーミング（teaming）」が必要だという[11, 12]。氏によれば，普段，我々が使う「チーム」という言葉は名詞であり，スポーツチームに代表されるような，人々が共通の目標をめざして協力する，常設の固定されたグループを指す。一方，「チーミング」は動詞であり，必要に応じて即興で構成されたメンバーによりとどまることないチームワークが行われる（teamwork on the fly）という動的なプロセスを意味する。そこでは，人々が安定したチーム構造を持つことなく，所属，専門性，場所などを超えて，問題解決やイノベーションなど，1つの目標に向かって協働する。

病院はまさにチーミングの舞台である。病院は年中無休，24時間体制で，患者は一人として同じでない。氏のデータによれば，入院患者1人に対して，平均60人の所属，専門性，担当業務，シフトなどの異なるスタッフが治療やケアにあたるという。また，2010年8月5日に発生したチリのサンホセ鉱山での坑道の崩落事故では，33名の鉱山作業員が閉じ込められたが，事故から69日後に全員が救出された。この不可能と思われたミッションを可能にしたのは，世界中から駆けつけたさまざまな領域の専門家たちに

よるチーミングであった。

　チーミングが成功するためには，①率直に意見を言う（speaking up），②協働する（collaboration），③試みる（experimentation），④省察する（reflection）という4つの行動が必要である。このような行動は，心理的な安全（psychological safety）があってはじめて可能になる。心理的に安全な環境があれば，人はよく知らない人たちに対して，遠慮なく発言したり，助けを求めたり，アイデアを提案したり，思い切った行動がとれたりするという。信頼と尊敬にもとづく心理的に安全な環境は，チーミングにかかわるさまざまなレベルのリーダーが，直面している課題に正解がないことを自覚する謙虚さと，どうすればうまくくだろうかという好奇心を兼ね備えていることで生み出される。

　エドモンドソン氏の「Teaming」という著書の中に，「テイラーとフォードよ，さようなら，複雑適応系よ，こんにちは」というくだりがある。フレデリック・テイラー（1856–1915）は労働者管理に関する科学的管理法を提唱し，生産性と効率性の向上を目的として，生産現場に「管理」を導入した。科学的管理とは，課業管理（1日のノルマ，成功報酬，不成功減収等），作業の標準化（時間研究によるノルマの決定，動作研究による使用工具や手順を含めた最適動作の決定等），作業管理のための最適な組織形態（生産計画を現場から分離し計画・管理部門の設置等）などを含む。ヘンリー・フォード（1863–1947）は大量生産のパイオニアであり，自身の自動車会社において，機械部品の規格化とベルトコンベア方式を導入し，飛躍的な生産性の向上とコスト低下を実現した。

　しかし，今日のようにペースが速く変化の激しい環境で成功するためには，組織をあたかも機械のように制御するのではなく，複雑適応系としてマネジメントとする必要がある。生き物と同様に組織も複雑適応系であり，ダイナミックで適応的で，自己調整する能力を有している。このような潜在能力を最大限発揮するためには，従来のような「計画達成のための組織づくり」から脱却して，「協働，イノベーション，組織学習（organizational learning）」を生み出すような仕事のやり方へシフトすることが不可欠である。氏は，これからはチーミングと学習の時代であると述べている。

> **豆知識　Organizing と Teaming**
>
> 　Organization（組織）と team（チーム）は，スタティック（静的）で境界の明確な枠組みを示す用語であり，organizing（組織化/組織づくり）と teaming（チーム化/チームづくり）は境界を越えて協働する動的なプロセスを意味する。

■学習する組織──5つのディシプリン

　システム思考の第一人者であるピーター・センゲ氏は，世界でベストセ

ラーとなった著書「The fifth discipline（日本語訳版は学習する組織，直訳すると第5番目のディシプリン）」の中で，「将来，真に卓越した存在になる組織とは，組織内のあらゆるレベルで，人々のコミットメントや学習する力を引き出す方法を見出すことができる組織である」と述べている[13, 14]。これは，世の中のさまざまなものが相互につながることで，ビジネスの環境が変化し，複雑化し，未来の予測ができない状況になっている現在，組織が環境に適応しながら柔軟に対応するためには，伝統的な経営マネジメント（いわゆるトップダウン方式）とは異なる，「学習する組織（ボトムアップ方式）」が必要であるという意味である。氏は，従来型の経営マネジメントの一般的体系にみられる問題点を次のように指摘している．

1) **評価によるマネジメント**：短期的な指標に焦点を絞る，目に見えないものを低く評価する（エドワード・デミングによれば，大事なことのうち測ることができるのはたった3%であるにもかかわらず）
2) **追従を基盤にした文化**：上司を喜ばせることで出世する，恐怖によりマネジメントする
3) **結果の管理**：経営陣が目標を設定する，社員はその目標を達成する責任を負わされる
4) **「正しい答え」対「誤った答え」**：専門的な問題解決が重視される，意見の分かれるシステム的な問題は軽視される
5) **画一性**：相違は解消すべき問題である，対立は表面的な調和のために抑制される
6) **予測とコントロールは可能**：マネジメントとはコントロールすることである，マネジメントの三種の神器は計画，組織化，コントロールである
7) **過剰な競争と不信**：人々の間の競争は望ましい業績を達成するうえで不可欠である，人々の間に競争がなければイノベーションも生まれない
8) **全体性の喪失**：断片的に物事をとらえる，局所的なイノベーションが広がらない

そのうえで，センゲ氏は「学習する組織」となるための5つのディシプリンを提唱している。ディシプリンとは，あることを実践するために修得しなければならない理論と手法の体系である。これには，①自己実現，②メンタルモデル，③共有ビジョン，④チーム学習，⑤システム思考がある。著書のタイトルである「The fifth discipline とは，システム思考のことを指しており，統合的または全体的アプローチである．

5つのディシプリンは非常に深遠な内容で，英語で400頁もの解説を必要としており，一言で説明することは不可能である。よって，ここではキーワードの一部を挙げるにとどめる。自己実現とは，一人ひとりが心からめざ

したいもの（個人ビジョン）を実現することである．メンタルモデルとは，組織の振る舞いは，フィードバックやタイムラグなどによりノンリニアに反応することを理解し，ステレオタイプな物の見方やリニア思考にとらわれないことである．共有ビジョンとは，個人のビジョンを共有ビジョン（自分たちは何を創造したいのか）につなげることである．チーム学習とは，共に考え行動し，個人で得ることのできない英知をチームで見出すことである．

　システム思考とは，組織（システム全体）の振る舞いを，人々（システムの構成要素）がどう働き，どう考え，どうやりとりするのかの結果であると捉える．組織に見られる問題は，システムの構造的問題から生じており，見えている問題に対して外から対症療法を行っても，同じ構造が存在する限り，システムの振る舞いは変わらない．ここでいう構造とは，組織図に示されるようなストラクチャーではなく，人々の相互関係から生まれるものである．システムの振る舞いを変えるためには，システムの内側が変わらなければならない．他の4つのディシプリンもまた，ばらばらに実行されるのではなく，融合して展開されることで「学習する組織」が形成される．

豆知識　バウンダリー，サイロ，タコツボ

　バウンダリーとはシステムの境界を意味する．人間社会や組織においては，アイデンティティを同じくする者で構成されるグループの間の区切りのことである．目に見える境界（国籍，職業等）もあれば，目に見えない境界（価値観，信念等）もある．複雑適応系では，システム同士がうまく相互作用をすると新たな機能や相乗効果（シナジー）が生まれる．しかし，システムを越えて相互作用する，すなわち協働するのはそれほど容易ではない．ある組織が他の組織とコミュニケーションしたり協力したりすることができない状況にあることを，英語ではサイロと言い，日本語ではタテ割りとかタコツボなどと表現される．あるシステム（チームや組織等）がレジリエントなパフォーマンスを行うためには，人々が自分の所属するたこつぼから外に出てつながり，同じ方向を目指して，協働することが必要となる．このことを強調して，レジリエント・ヘルスケアの第5冊目の書籍のタイトルは「Resilient health care volume 5: working across boundaries:（境界を越えて働く）」[15]とされている．

参考文献

1) Hollnagel E, Braithwaite J, Wears RL (ed.). Resilient Health Care. Farnham: Ashgate; 2013.
2) エリック・ホルナゲル，ジェフリー・ブレイスウェイト，ロバート・ウィアーズ（編）　中島和江（訳）．レジリエント・ヘルスケア―複雑適応システムを制御する―．大阪大学出版会；2015.
3) Braithwaite J, Wears RL, Hollnagel (ed.). Resilient Health Care Volume 3: reconciling work-as-imagined and work-as-done. Boca Raton: CRC Press; 2017.
4) 公益財団法人日本医療機能評価機構医療事故情報収集等事業．医療安全情報　誤った患者への輸血（第2報）．No.110．2016年1月．

5) 藤島一郎．内服薬経管投与ハンドブックー簡易懸濁法可能医薬品一覧．じほう；2015．
6) Carthey J, Walker S, Deelchand V, et al. Breaking the rules: understanding non-compliance with policies and guidelines. BMJ 2011; 343: d5283.
7) Hollnagel E. Safety-II in practice: developing the resilience potentials. New York: Routledge; 2018.
8) エリック・ホルナゲル（著） 北村正晴，小松原明哲（監訳）．Safty-II の実践―レジリエンスポテンシャルを強化する．海文堂；2019．
9) Ghaferi AA, Birkmeyer JD, Dimick JB. Complications, failure to rescue, and mortality with major inpatient surgery in medicare patients. Annals of Surgery 2009; 250: 1029–34.
10) カール・E・ワイク，キャスリーン・M・サトクリフ．想定外のマネジメント―高信頼性組織とは何か―．文眞堂；2017．
11) Edmondson AC. Teaming. San Francisco: John Wiley & Sons; 2012.
12) エイミー・C・エドモンドソン．チームが機能するとはどういうことか．英治出版；2014．
13) Senge PM. The fifth discipline. Currency and Doubleday: New York; 1990.
14) ピーター・M・センゲ．学習する組織．英治出版；2011．
15) Braithwaite J, Hollnagel E, Hunte GS(ed.). Working Across Boundaries: Resilient Health Care, Volume 5. Boca Raton: CRC Press; 2019.

第4章 機能共鳴分析手法
(Functional Resonance Analysis Method, FRAM)

FRAM とは

　ホルナゲル氏は，レジリエンス・エンジニアリング理論にもとづき，ノンリニアモデルを前提とした機能共鳴分析手法（Functional Resonance Analysis Method, FRAM）（フラムと読む）を提唱している[1, 2]。FRAMは社会技術システムにおいて，普段どのように物事がうまく行われ，時としてうまくいかなくなるのかを分析する手法である。

　通常，ある現象を理解するためには，まず説明モデルを考え，それに適した分析手法が用いられる。例えば，「なぜ医療事故が起こったのか」という現象を，スイスチーズモデルにもとづいて説明するために，時系列事象関連図，なぜなぜ5回，魚骨図などの分析手法が用いて，ヒューマンエラーとエラーを防御できなかったシステムの問題点（チーズの穴）を探す。

　一方，レジリエンス・エンジアニングでは，「システムがどのように機能しているのか」ということを，次のようなモデルで説明している。人間のパフォーマンスは機械のように正常，故障の二値的なものではなく，その場の状況に合わせてアナログ的に調整されているため，常に変動している。このような人々のパフォーマンスの変動は，相互に関係している他の人々のパフォーマンスを変動させる。ほとんどの場合，個々の変動も，複数の変動が合わさったものも，受容される範囲のパフォーマンスの変動にとどまる。しかし，これらのパフォーマンスの変動が共鳴を起こして，変動の単なる足し算では説明できないような大きな変動となる場合がある。これが悪い方向への大きな変動であれば「事故」という形で認識される。もちろん，良い方向への大きな変動であれば素晴らしいシステムパフォーマンス（アウトカム）が得られる。このようなモデルにもとづいてつくられたのが，FRAMという分析手法である。ホルナゲル氏は，FRAMは分析手法であってモデルではないと，講演や著書で繰り返し強調している。

豆知識　ノンリニアな世界

　数学者の合原一幸氏は，日本科学未来館での複雑系数理モデルに関する講演の中で，実社会に存在する複雑系（脳，生命，健康，環境，経済，通信，交通など）を研究する時に重要な概念は「ノンリニア（非線形）」であり，

ノンリニアとは「1たす1が2じゃない世界」と簡潔に説明している[3]。

FRAMの前提

FRAMという分析手法は，次の4つの原理，①成功と失敗の等価性（equivalence of successes and failures），②大雑把な調整（approximate adjustment），③創発現象としてのアウトカム（emergent outcome），④機能共鳴（functional resonance）」を前提としている。

① **成功と失敗の等価性**：人々のパフォーマンスの調整は，社会技術システムが機能する（日常業務がうまく行われ意図したアウトカムを得る）ための必須条件であり，これらの調整は正しい（から成功した），誤り（だから失敗した）の二値的なものでなく，パフォーマンスの変動ととらえる。

② **大雑把な調整**：人々の行うパフォーマンスの調整は，時間をかけてじっくり考えたり，コンピューターで計算したような厳密なものでなく，不確実性や時間の制約のもとで，ヒューリスティックスやETTOルールなどにもとづいて行われる大雑把なものである。

③ **創発現象としてのアウトカム**：複雑系の特徴として，システムを構成する個々の要素が相互作用することにより，個の行動からは想像もつかないような振る舞いがシステム全体に現れることがある。日常業務における意図しないアウトカムは，原因と結果というリニアモデル（因果関係）でとらえるのではなく，ノンリニアモデルにもとづき相互作用を通じて創発するとみる。

④ **機能共鳴**：日々の業務は人々のパフォーマンスの調整（変動）によってうまく行われているが，このような複数の小さなパフォーマンスの変動が，相互作用を通じて共鳴し，大きな変動となりうると考える（図1）。

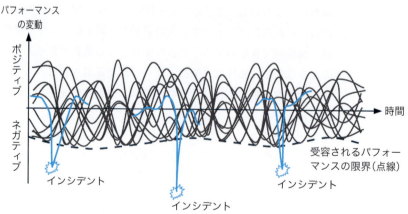

さまざまな小さなパフォーマンスの変動が相互作用することで大きな変動が創発する(機能共鳴)。

図1 機能共鳴発生のイメージ

豆知識　機能共鳴の着想

　古典的な共鳴（レゾナンス）または共振（オシレーション）とは，ある振動体にその固有振動数と同じ周波数の振動を外部から加えると，非常に大きい振幅で振動する現象のことであり，わかりやすい例にブランコにのってゆれの方向にうまく力を加えると，徐々にゆれが大きくなる現象がある（図2左）。もう一つは確率共鳴（stochastic resonance）で，潜在的で弱いリズムをもつ非線形系に，ランダムノイズを外から加えると，それまで隠れていたリズムがむしろ顕在化し検知されるようになる現象で，これは瞬時に発現する（図2右）。確率共鳴は気候変動，金融市場のイベント，生命現象など，従来の方法では説明できない予想外の結果の発生を理解するのに役に立つ。

　機能共鳴（functional resonance）は，確率共鳴のアナロジーにより提案された。あるシステム（例えば，病院）において，構成要素（医療者等）によって実行される，ある特定のパフォーマンス（機能）に見られる調整（変動）は，通常，検出されるほど大きくない。一方，システムの残りの部分のパフォーマンスの変動が併わさったものも，検出されるほどの大きな変動ではなく，またランダムノイズと見ることができる。前者と後者の変動が相互作用すると，潜在的な変動が顕在化し，検出可能なほどの大きなピーク（事故）になる可能性がある。確率共鳴と異なるのは人々のパフォーマンスの変動はランダムに生じるものではないという点である。人は他者の行動に反応するだけでなく，他者が行うかもしれないことも予測し対応することから，さまざまな機能が生じ次々と連結され，機能の変動も連結されていく。

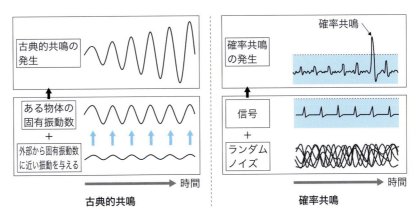

図2　古典的共鳴と確率共鳴の発生機序

機能（ファンクション）とは

　我々は仕事の流れを，通常，「タスク」が「時系列」の順番に進んでいくととらえている。例えば，「患者受付」→「採血」→「診察」のようなイ

メージである．一方，FRAMにおける機能（ファンクション）とは，目的を達成するために実際に行われる活動を意味する．例えば，「（受付職員が）検査部受付で患者の診察券を受け取る」，「（受付職員が）コンピューター上の採血者リストから患者を選択する」，「（受付職員が）患者のフルネームを名乗ってもらい，コンピューターの患者氏名と照合する」，「（受付職員が）患者を採血室に案内する」，「（臨床検査技師が）採血に適した静脈を同定する」，「（臨床検査技師が）採血する」，「（臨床検査技師が）患者が気分不良であることを看護師に伝える」，「（看護師が）患者に体調を尋ねる」，「（医師が）患者の診察順番を変える」などである．機能という言葉は，活動とか，パフォーマンスという言葉に置き換えるとわかりやすい．

豆知識　システムの機能，構成要素の機能とつながり

システムの振る舞いを理解するためには，「そのシステムはどのような機能を有しているのか，どのような要素で構成されているのか，各要素はどのような機能を有しているのか，各要素はどのように接続されているのか」について考える必要がある．例えば，単純な工学システムである懐中電灯のシステム構成は次のようである．懐中電灯は4種類のパーツ，すなわち電球，電池，スイッチ，ワイヤーから構成されており，**各パーツの機能はそれぞれ「電流を光に変換」「電流の発生」「電流の導通と遮断」「電流の伝導」**である．懐中電灯という**システム全体の機能**は商用電源のない所での明りの提供であるが，そのためには，電球，スイッチ，電池に故障がないだけでなく，ワイヤーがきちんとつながっていなければならない．このように，「**機能と機能をうまくつないで新たな機能を生み出す**」ことをエンジニアリングという．これを組織や社会におきかえて考えてみると，人はリストアップ不可能なほどの機能を有しており，そのような人と人，チームとチームなどがうまくつながると，つながり方次第で，これまでになかったような新たな力を生

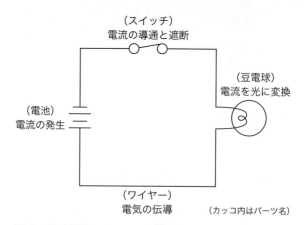

図3　懐中電灯のシステム構成とパーツの機能

み出す（synthesis）と考えられる。従って，つながりのデザインはレジリエンス・エンジニアリングの重要なテーマの１つである（図3）。

FRAM 分析のステップ

■ステップ１：FRAM 分析の目的を明確にする

FRAM は3つの異なるタイプの分析，すなわち，レトロスペクティブ（後方視的）な事例分析，プロスペクティブ（前方視的）なリスクアセスメント，システムの設計/再設計における変動アセスメントに用いることができる。FRAM の入門としては事例分析から入るのが，比較的わかりやすい。

■ステップ２：機能を同定し記述する

① 実際の機能と潜在的な機能を洗い出す

FRAM 分析のためには，まず，分析対象とする日常業務に関する機能を同定する。分析対象とする業務プロセスに関して，ふだん実際に行っているさまざまな活動（機能）を洗い出す。さらに，もしこのような状況が起こったらこのような行動をとる，といった起こりうる活動（機能）についても明らかにする。例えば，もし採血を待っている患者さんが急変し対応する可能性があれば，「院内救急チームを呼ぶ」，「入院用の空床を探す」，「患者を緊急入院させる」などを潜在的な機能としてリストアップする。事例のレトロスペクティブな分析をする場合にも，その事例に見られた活動（機能）だけなく，普段の業務に見られるルーチンの機能や変則的な機能も明らかにすることが重要な点である。つまり，「深く見る前に広く見る(breadth-before-depth)」必要がある。日常業務のほとんどは無意識に行っているので，そこでどのような活動（機能）が行われているのかを洗い出すことは，意外に難しい。

② 機能に影響を与える６つのアスペクトを洗い出す

FRAM では，システムがどのような機能から構成され，どのようにつながり，その機能がどのような要因によって変動しうるのかを理解するための補助的な手段として，図式化を行う（ここでは FRAM 図と呼ぶことにする）。FRAM 図では機能を六角形のシンボルで表現し，6つの「角」はアスペクトと呼ばれる。アスペクトは「機能を特徴づけるもの」という意味である。6つのアスペクトの記号と意味は，「I：インプット（入力）」，「P：プレコンディション（事前条件）」，「R：リソース（利用資源）」，「T：タイム（時間枠）」，「C：コントロール（制御）」，「O：アウトプット（出力）」である。具体的には次の囲みのとおりである。

- インプット（入力）（I）：ある機能が動作を開始するために必要な情報や状態（トリガー）
- プレコンディション（事前条件）（P）：機能が動作するための事前条件
- リソース（資源）（R）：機能が実行されるときに必要な資源
- タイム（時間枠）（T）：機能に影響を与える時間的な制約や実行可能時間
- コントロール（制御）（C）：機能の実行方法を制御する条件
- アウトプット（出力）（O）：ある機能が実行されたことで出力される情報や状態

　タスクが時間の経過とともに順番に行われると考える場合には，インプットとアウトプットのみで考えている。つまり，あるタスクは，前のタスクが終了したことをインプット情報として受け実施され，それがアウトプット情報となって次のタスクにつながる。FRAMでは，それ以外に，機能が実行されるための「事前条件」としてプレコンディション，「実行時の条件」として，コントロール，タイム，リソースがある。タイムも広義のリソースであるが，FRAMでは別のアスペクトとして扱う。

　FRAM図で用いられるシンボルと6つのアスペクトを示す（図4）。アスペクトに書かれている内容の多くは，別の人や機器が実行する「機能」である。

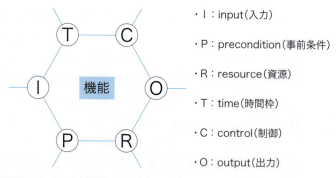

- I：input（入力）
- P：precondition（事前条件）
- R：resource（資源）
- T：time（時間枠）
- C：control（制御）
- O：output（出力）

図4　FRAMにおける機能を表すシンボルと6つのアスペクト

　FRAM図では業務の進んでいく方向に矢印が使われていないが，情報の流れとしては，インプット側から入って，アウトプット側に出ていく。4つのアスペクトについても，機能に対してインプットされる方向に情報は流れる。

　一般病棟における血液製剤投与時の「患者と血液製剤の一致確認」という機能について例を示す。

機能名	患者と血液製剤の一致確認をする
機能の記述	・血液製剤を患者に投与する直前に，患者の情報（氏名，血液型）と血液製剤の情報（氏名，血液型）の一致を確認する
アスペクト	
I：入力	・医師が電子カルテに輸血指示を入力する ・血液製剤が病棟に届けられる
P：事前条件	・電子カルテシステム/PDA（携帯情報端末）が利用可能な状態である
R：資源	電子カルテシステム，PDA，ネームバンドのバーコード，血液製剤のバーコード，電波
T：時間枠	・午前11時に輸血開始する ・3分程度の時間を要する
C：制御	・輸血手順書に従う ・PDA画面に「一致」が表示される
O：出力	一致を確認する

注）「血液製剤が病棟に届く」はインプットかプレコンディションか迷うかもしれない。FRAM図では，通常，機能が動作を開始するために不可欠な情報や状態はインプットとして扱い，機能が動作を開始するために必要な条件ではあるが，それがなくても機能が開始できるものはプレコンディションとして扱う。血液製剤が届かなければ，「一致確認」という機能の動作は開始しないので，「血液製剤が病棟に届く」はインプットとして扱う方が適切である。

■ステップ3：変動の同定

次に機能がどのような因子によって，どのように変動するのかを同定する。具体的には，アウトプットを除く5つのアスペクトがどのように変動する可能性があり，結果としてアウトプット，すなわちパフォーマンスの「正確性」や「タイミング」が変動したのか，もしくは変動する可能性があるのかを検討する。

例えば，インプット（I）では，医師が輸血実施の指示を電子カルテに入力し忘れることや，血液製剤が輸血開始時間までに届けられないことがありうる。その場合，「患者と血液製剤の一致確認」という機能は開始されないことになる。プレコンディション（P）では電子カルテシステムがダウンする可能性もあり，その場合は目視で一致確認を行うことになる。コントロール（C）では，スタッフが輸血手順を熟知していなければ正しいタイミングや方法で一致確認が行われない可能性がある。また，電波状況が悪くPDAがベッドサイドで使用できない場合には，ナースステーションの電子カルテ端末で一致確認が行われ，その後，その血液製剤が別の患者に投与される可能性もある。タイム（T）では，他の患者の急変や緊急手術の準備で輸血開始時間が大幅に遅れたうえ，集中する業務のわずかの隙間を見つけて輸血を行わなければならない状況では，心理的焦りから，変則的な一致確認の方法

がとられる可能性がある。リソース（R）としては，患者のネームバンドのバーコードが読み取りにくい状況（患者が就寝中，清潔覆布がかかっているなど）では，規定された方法とは異なる方法がとられる可能性がある。また，別の患者の血液製剤が届けられる可能性もある。

■ステップ4：機能の結合と変動の相互作用の影響の検討

次に，洗い出した機能それぞれについて，それらがどのように上流・下流間結合（カップリング）するかを考え，六角形のシンボルをつなぎ，FRAM図を作成する。上流，下流とは，時間的な関係でどちらが先に行われるかということを意味する。例えば，「輸血実施指示を電子カルテに入力」という機能と「患者と血液製剤の一致確認」という機能は，前者が上流で，後者が下流である。上流の「電子カルテに輸血実施指示を入力」という機能のアウトプットが何らかの要因で変動すると，それをインプットとして受ける「患者と血液製剤の一致確認」の機能も変動する。

FRAM分析ではFRAM図を完成させることが目的ではない。作図プロセスを通じて機能および変動の相互結合を明らかにし，日々の業務に不可欠のパフォーマンスの変動が，どのように結びついて大きな変動となり想定外の結果を引き起こしうるのかを定性的に分析する。また，唯一絶対の正解FRAM図があるわけではなく，それぞれの現場の状況や環境（コンテクスト）によって異なる。従って，FRAM図は，図を見れば問題や解決策が誰にとっても一目瞭然というものではない。

■ステップ5：分析にもとづく対応

FRAM分析の最後のステップでは，機能共鳴が起こりうる状況をマネジメントする方法を検討する。パフォーマンスの変動は安全性，生産性，品質のいずれを保証するためにも不可欠であるため，パフォーマンスの変動を除去することはできない。機能共鳴の影響を弱めるために，典型的な解決方法としては，変動を減衰させる対策を導入することである。

FRAM分析の例

■ケース

インターネット上に公開されているある病院の救命救急センターで経験された異型輸血事例をもとに架空のシンプルなケースを作成し，FRAM分析を行ってみる[4]。症例は内因性疾患による大量出血の患者である。担当医師は血液製剤（A型赤血球濃厚液6単位）のオーダー入力を行い，血液製剤はすみやかに救命センター内の冷蔵庫に届けられ，担当医師から担当看護師に対して直ちに輸血を実施するように口頭で指示が出された。院内の輸血手順

書では，血液製剤を患者に投与する直前に，患者のベッドサイドで，病院情報システム（電子カルテ，もしくは救急部門システム）のバーコード認証システムを使用して，患者情報と血液製剤情報の一致を確認することになっている。

　看護師は通常，処置やバイタルサインなどの記録を救命センターの部門システムを用いて行っているが，このシステムでバーコード認証するためには，医師が救急部門システムに「輸血実施入力」を行っていなければならない。しかし，医師が救命処置中に口頭で出した指示を，リアルタイムで部門システムに入力することは現実的でないことから，入力されていないことが多い。一方，電子カルテシステムを用いたバーコード認証は，「輸血オーダー」が入力されていれば使用できる。このことを知っている看護師は，患者搬入時から使用していた部門システムから，電子カルテシステムに切りかえようとした。一見すると電子カルテシステムがたち上がっていないように見えたため，コンピューターの起動ボタンを押したところ，実際には既にたち上がっていた電子カルテがスローダウンした。トラブルシューティングを試みたが電子カルテの動きが非常に遅くなったため，認証システムの使用は諦めた。輸血手順書では，目視で患者情報と血液製剤情報を確認し，もう1人の医療者によりダブルチェックを行うようになっていたが，ダブルチェックを依頼する外回りの看護師はその場におらず，医師からは大至急輸血を実施するよう指示があり，手元にあった血液製剤をそのまま輸血ルートに接続した。しかし，投与した血液製剤は，別の医師が救命センターの保冷庫の棚から取り出す時に，棚の上下の段を間違って取り出したものであり，別の患者のB型の赤血球濃厚液であった。

■FRAM 分析

① 機能と変動の同定，FRAM 図の作成

　本分析の目的はレトロスペクティブな事例分析である。血液製剤保管庫から濃厚赤血球液を取り出し，ベッドサイドで患者と血液製剤の一致を確認する一連の業務流れをリニアモデルで考えると，図5のようなイメージとなる。FRAM 分析では，このプロセスの主要な機能とその変動を同定し，それにもとづいて FRAM 図を作成する（図6）。本救命救急センターにおける輸血プロセスは，次のように進むと考えられている（WAI）。「（医師）口頭で輸血を指示する」，「（医師）電子カルテシステムに輸血オーダーする」，「（医師）救急部門システムに輸血実施指示の入力をする」，「（医療者）血液製剤を救命センターの保冷庫から取り出しベッドサイドに運ぶ」，「（看護師）救急部門システムのバーコードリーダーを使用して患者と血液製剤の一致の認証を行う」である。しかし，現実のプラクティス（WAD）では，それ以外にもさまざまな機能とパフォーマンスの調整，すなわち変動が見られる。

　救急チームの医師たちは緊急でさまざまな処置を行うため，口頭での輸血

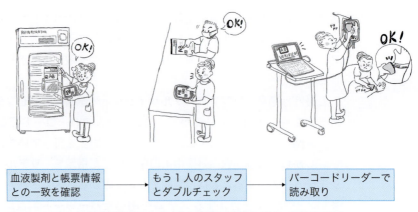

図5　タスクと時系列順にもとづく仕事の理解（リニアモデル）

の指示および輸血オーダー入力は行っても，部門システムに輸血実施指示の入力ができないことが少なくない【変動】。その場合，救急部門システムでのバーコード認証はできないが，電子カルテシステムでのバーコードリーダー認証は可能であるため，PC端末上で救急部門システムから電子カルテシステムに切り替えて対応する【変動】。

　部門システムと電子カルテシステムの切り替えは，1つのPC端末上で容易に切り替えられるようになっているが，本ケースでは，端末の画面のグラフィックユーザーインターフェイス（GUI）の問題のために，看護師は電子カルテシステムが起動してないと思い，起動ボタンを押したところシステムがスローダウンした【変動】。そのため，「（看護師）システムがスローダウンしたため電子カルテシステムの動作を確認する」，「（看護師）電子カルテのトラブルシューティングをする」という新たな機能が必要になった【変動】。電子カルテシステムでバーコード認証することを諦め，「（看護師）電子カルテシステムが利用できない場合には，目視で患者と血液製剤の照合を行う」という機能を実行することになった【変動】。

　この間，「一致確認」にかけることのできる時間の余裕はなくなり【変動】，心理的プレッシャーがかかり【変動】，さらにダブルチェックを行う外回りの看護師が別の処置に手を取られ不在であった【変動】。さらに「（医療者）血液製剤を救命センターの保冷庫から取り出しベッドサイドに運ぶ」という機能は，保冷庫の棚にぶら下げてある患者の氏名が，棚の上に置いてある血液製剤を示しているのか，棚の下に置いてあるものを示しているのか普段からわかりにくいことが指摘されており，そのために本ケースでは誤った血液製剤がとり出されベッドサイドに届けられた【変動】。これらの一つひとつの変動は日常的に見られるものであるが，本ケースではこれらが共鳴し，「一致確認」というパフォーマンスは，臨床的に受容される範囲を超えた大きな変動となって発現したと考えられる。

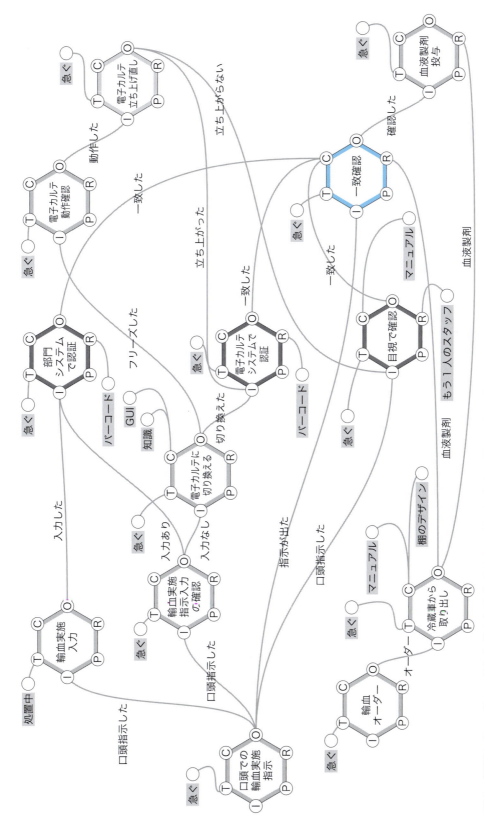

図6 機能のカップリングと変動の相互作用にもとづく仕事の理解（ノンニアモデル）

② 変動を減衰させる方策

「患者情と血液製剤の一致確認」は，100％の正確さが求められる重要な機能であり，この段階で生じた機能の変動は，これより下流の機能で減衰させることはできない。ところが，FRAM 図を見ると，この機能はコントロール，タイム，リソースの3つのアスペクトにより変動しうることがわかる。コントロールは機能の実行方法や品質を制御するものであり，非常に重要である。ここでのコントロール信号は「一致（した）」という情報であるが，FRAM 図を見ると，救急部門システムでの認証，電子カルテの認証，目視での照合は，上流の機能が変動することによりいずれも変動する。また，リソースである血液製剤は，上流の冷蔵庫からとり出す機能が変動すると，誤った血液製剤が届けられる。タイムは，病棟の輸血業務と異なり，救命センターでの輸血は，その場で必要性や投与の判断や指示がなされ，時間との勝負であることが多い。電子カルテシステムがスローダウンすると，新たな機能も生じ，時間を消費し，機能を実行する時間的余裕が物理的にも心理的にも短くなっていく。

　FRAM 分析にもとづき，このような変動を減衰させる対策を，直ちに実行できるかどうかは別として，システムを広く見て検討する。一つは，上流で変動を制御することである。血液製剤の誤りの検出を，上流の変動が集中し，時間的余裕のない現場で，かつ後戻りできない最下流のプロセスで行うのはリスクが高い。冷蔵庫の棚の患者情報の表示方法の工夫や標準化は，検討すべき課題である。もう一つは病院情報システムである。救命センターは時間との戦いの最前線である。救急部門システムにおける医師の「実施指示入力」のあり方の検討，病院情報システムがスローダウンやフリーズしないようなソフトウエアの開発，PC 端末のグラフィックユーザーインターフェイスの改良が必要である。また，認証システムが使用できない場合の目視での照合に関する職員の教育や訓練も必要である。

　日常臨床業務は，医療者の適応的で柔軟な調整によって成立している。一方，調整まかせにしていると，これらのパフォーマンスの変動が機能共鳴を起こし，予想もしないような事態が生ずることがある。つまり，システムの特定のパーツから事故が起こるのではなく，システム全体が事故の発生に関わっているのである。従って，物事をうまくいくようにするためには，個人の調整まかせにするのではなく，機能共鳴が発生しないようなシステムのデザインやリデザインが必要である。

豆知識　産業，事故モデル，および安全マネジメントの変遷

　産業や科学技術の発展とともに，事故モデルおよび安全マネジメントの方法は時代とともに変化してきた（図7）。アンドリュー・ヘイル氏とジャン・ホフデン氏は，安全上の中心的課題に注目して，「テクノロジーの時代」，「ヒューマンファクターズの時代」，「安全マネジメントの時代」と呼

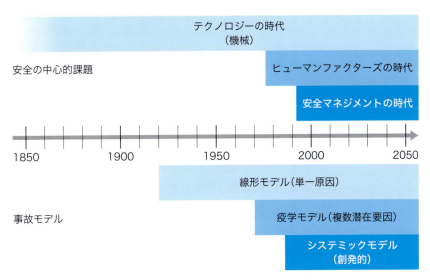

図7 事故発生モデルと安全マネジメントの変遷

んでいる[5,6]。テクノロジーの時代は18世紀後半の産業革命から今日まで続いている。安全上の課題は主として機械の故障であり、事故モデルは、単一原因で事故の発生を説明する「シンプル・リニアモデル（ドミノモデル）」が中心であった。ヒューマンファクターズの時代は、スリーマイル島原発事故で突然に幕をあけた。それまで原子力設備の安全はHAZOP、FMEA、フォールトツリー、イベントツリーなどの確立された手法で確保できたはずであったが、ヒューマンファクター（人的要因）という視点が全く欠落していたことが、この事故で明らかになった。この時代の事故モデルは「コンプレックス・リニアモデル（複合要因で説明するモデル）」であり、よく知られたモデルにスイスチーズモデルがある。

チャレンジャー号爆発とチェルノブイリ原子力発電所事故の起こった1986年以降は、安全マネジメントの時代に入った。システミックモデルは、事故はシステムを構成する特定の要素（人や機械等）によって発生すると考えるのではなく、事故の発生にはシステム（組織）全体が関わっているというノンリニア（非線形）な思考にもとづくものである。これまでのリニアモデルでは、人間は規則違反やエラーをすることから、安全への脅威として捉えられていた。しかし、システミックモデルでは、いつどのような状況が生ずるか個別具体的に特定することが難しい社会技術システムにおいて、人々がパフォーマンスを調整し柔軟に対応することで物事がうまく行われていることから、人間を安全の要であると考える。前述した事故がどのようなものであったかについては、失敗百選[7]に簡潔に解説されている。

Column はじめの一歩を助けるFRAMスタンプ

レジリエンス・エンジニアリングの理論に基づき、仕事の現場のあり

ようを理解するための一つの方法が「FRAM」である。システムがどのようにうまく機能しているのか，脆弱性があるとすればどの部分なのか，注目した「ある日常業務」の全体像の記述を通して，捉えることができる。実際の分析は，臨床現場の観察やインタビュー，関係資料を通じて「機能」（function）を特定すること，それらの機能の特徴を見極めることからはじまる。しかし，これらのことはたいてい複雑であり，その場で全てを分類，整理していくことは困難である。

大阪大学医学部附属病院中央クオリティマネジメント部では，機能を手早く，まずはラフに書きとめるために「FRAMスタンプ」（3.5 cm大の浸透印）を作製した。ディスカッションや観察に出向く際にはスタンプを持参するか，ノートにあらかじめ複数個押印しておき，「これが機能だな」と思ったら，その場ですぐに六角形（機能）にメモしていく。観察やインタビューを進めながら機能の特徴であるaspect（側面）の同定を進めやすくなり，見聞きしたことを直観的に紙面に再現することに役立つ。

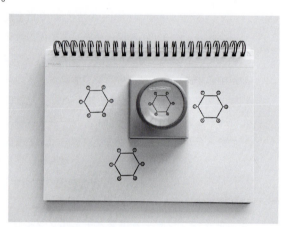

図8　FRAMスタンプ

Column FRAMのモデル化のためのソフトウエア

エリック・ホルナゲル氏らは，FRAMのモデル化を行うためのソフト，「FRAM Model Visualiser（FMV）」を開発し，ウエブサイトで公開している。ソフトウエアを起動後，機能を入力し，次に，各機能のアスペクトを入力する。この操作により，同じ側面を有する機能同士が自動的に線でつながる。各機能の色変更，変動表示，順位表示，位置変更等も自在に可能であり，手描きやプレゼンテーションソフトで構造化するよりも，精緻なモデルが手早く記載できる。公開当初は英語表記のみだったが，近年，早稲田大学理工学術院の小松原明哲教授らにより，日本語対応が施され一層使い易くなった。

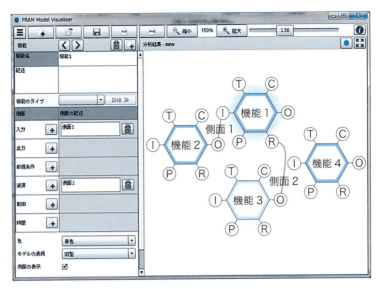

図9　FRAM Model Visualiser の画面
〔ソフトおよび解説資料〕http://functionalresonance.com/FMV/index.html

Column **リソースの制約やトレードオフの中での大雑把な調整**

　私たちは普段から様々な変化とリソースの制約のもと, 常にETTO(efficiency-thoroughness trade-off)やヒューリスティックスにより仕事を行っている。例えば, 日本国内で遠隔地へ移動する際の交通手段の選択には, たいてい複数のオプションがある。

　ある冬のこと, 当部のメンバーが金沢市で夕方から開催される講演へ向かうために大阪から乗車した列車が風雨の影響を受け, 途中駅における停車待機を余儀なくされた。降雪が数日前から予想され, 大切な講演を完遂するためのもっとも安全な方法は前日までに現地へ到着しておくことであった。しかし, 業務の多忙さ, 出張に使える予算の制約, 天気の正確な予測の難しさ, 「特急サンダーバード」は雪に強いことから, 講演予定日に出発し, 当初の予定の数本前の列車に乗ることとした。また, 万一に備え, 通信手段及び電源の使える座席を確保した。

　話は当日に戻る。このまま途中駅における停車が継続すれば, 講演開始時刻に間に合わなくなる。途中下車の上, タクシーやレンタカーを利用するなど, 移動手段を切り替える必要に迫られた。大阪から乗車した列車「特急サンダーバード」は, まず東海道線の線路を走り, 湖西線, 北陸線を経由して金沢へ向かう。列車は湖西線内の列車集中の影響を受け, 走りはじめてすぐの東海道線内の駅で待機となったが, 敦賀駅まで進まなければ途中下車できないという事情も停車してから判明した。

　この時点を境に, 最初に到達する降車可能駅から金沢までのどの駅で降車し, 移動手段を切り替えるかをうまく判断することが, もっとも重

要な事項となった。判断に影響する因子としては，天候以外に，予算，安全性，確実性，ルートに関する知識等が挙げられる。当人は，時々刻々と変化する情報を乗務員から収集をしながら，出発地，到着地と連絡調整の上，そのまま「サンダーバード」に乗り続けるという最終的な決断を下した。

　結果的にはうまくいったこのケースで起きていたことを FRAM で図式化した後，特に注目したのは次の二点である。一点目に，今回の予定行路には，現地へ問題なく到着できるまでに必要な「機能」が予想以上に多くあった。二点目に，途中で出現した「予定外の降車タイミング」を判断するという機能は，他のさまざまな機能により制御されており，状況を左右する決定的な存在であることが明らかになった。「できごと」の渦中で，変動している重要機能を瞬時に見抜き，ETTO をうまく調整の上，無事に現地に到達することができたのは，当人が多くの決定権を含む裁量を有していたという背景がある。

　このように，振り返れば何でもない日常生活に見られる調整を，レジリエンスの視点から紐解いていてディスカッションしてみることも，複雑な臨床現場を捉える方法をトレーニングする際の参考になる。

医療事故調査におけるシステミック分析の例

■ケース

　2014年にある急性期病院で発生した筋弛緩剤の誤投与事故に関して，筆者は事故調査委員会に外部委員として参加し，Safety-II に基づいたシステミック分析を行う機会を得たので，その概要を紹介する。この事故調査報告書（全30頁）は病院のホームページに公開され，記者会見を通じた公表も行われた。ここでは公開された情報の範囲で，分析における着眼点を中心に紹介する。

　事例は，年末年始9連休の3日目（月曜日）に，状態の悪化した入院患者に対して，主治医が「マキシピーム®注射用1g」という第4世代セフェム系抗菌薬を臨時で処方オーダーし，調剤担当の薬剤師が誤って筋弛緩剤「マスキュレート®静注用10 mg」を払い出し，病棟では2人の看護師が医師の処方箋と届いた医薬品の一致を確認したものの，誤った薬であることに気づかず，患者に投与したというものである。

■Safety-I にもとづく医療事故調査の限界

　従来行われてきた事故調査に関して，「探しているものだけを見つける（What you look for is what you find.）」，「見つけたものだけを修理する

(What you find is what you fix.)」という限界が指摘されている[8]。Safety-I では、事故には原因があると考え、それは通常、人のエラーや機器の不具合であり、原因と結果はリニアモデル（因果関係）で説明される。事故が起こった後で原因を考える時、しばしば強力な後知恵バイアスや重大性バイアスが働くことが知られている[9,10]。事故調査担当者が「これが原因ではないか」と考え、事故の当事者にそのことについてヒアリングをして、その人が「そうです」と答えると、それは原因として同定されることになる。そして、見つかった問題に対してのみ対策を講じがちである。そのような状況に陥らないよう、本ケースの調査においては「薬剤師と看護師による医薬品の不十分な確認が原因であり、新たなルールを追加し確認の徹底を図る」という安易な分析と対策に終わらないように心掛けた。

■ Safety-II にもとづくシステミック分析

① システムを広く見て、日常業務が普段どのように行われているのかを理解する

　システム思考では、システムに発現する問題（本件の場合は、医療事故）は、システムの特定の構成要素から発生するのではなく、システム全体が関わっていると考える。従って、当該病院の医薬品投与プロセスに関するシステムを広くとらえ、普段どのように仕事が行われているのかを、システムに対する擾乱、リソースの制約、人々のパフォーマンスの調整、パフォーマンスの結合に注目して理解する必要がある。

　採用医薬品の変更：患者への医薬品の投与に関するシステムのパフォーマンスに影響を与える外的要因として、ジェネリック医薬品使用の促進政策がある。この病院では先発医薬品をできるだけ後発医薬品に切り替え、後発医薬品の供給が一時停止となれば、再び先発品に戻したり別の後発品に切り替えたりするなどの対応を行っている。

　ピッキングマシンの利用：安定的に供給され処方数の多い医薬品は、薬剤部内のピッキングマシンに充填され、医師の処方オーダーに基づき、薬剤師の手を介さずに処方薬がトレーに取り揃えられる。採用医薬品が変更になった場合、その医薬品は必ずしも直ちにピッキングマシンに入れられない。処方件数や安定供給を薬剤部が見極めたうえで、その医薬品を充填する場合には、ピッキングマシンの管理業者に依頼する。そのため、採用医薬品が変更になると、薬剤師が薬品棚から用手的に医薬品を取り揃える場合も少なくない。

　リソース制約下での調剤業務：患者の状態が変化すると、医師により臨時の内服薬や注射薬のオーダーが入力され、薬剤師の調剤及び調剤鑑査件数は増加し、それに伴って病棟からの電話による調剤依頼、調剤状況の確認、薬剤の早期搬送の催促なども増える。薬剤師はこのような変化に対して、マルチタスクを行い、調剤の優先順位を緊急度に合わせて変更し、また調剤や調

剤鑑査がしばしば中断される中で，限られたマンパワーで時間内に必要な業務を行っている。また，平日と休日のマンパワーは大きく異なる。平日の日勤帯は注射薬，内服薬の調剤に関してそれぞれ複数名の薬剤師が配置されているが，休日の日勤帯では各1名の合計2名体制である。そのため，平日の日勤帯ではある薬剤師が調剤した薬を，別の薬剤師が独立して確認するインディペンデント・ダブルチェック体制がとられているが，休日の日勤帯は薬剤師が2人しかいないことから，自分が調剤したものは自分で確認する自己鑑査体制がとられていた。

ハイリスク医薬品の安全管理：この病院では筋弛緩剤マスキュレート®は，安全管理の目的から，手術部，集中治療部，救急部の3つの部署にしか払い出しを認めない対策がとられていた。

② 普段と同じように対応したにもかかわらず，本件ではうまくいかなかったのはなぜか

採用医薬品の変更：患者に投与する予定だった先発品マキシピーム®は，この病院で以前採用されており，その後，ジェネリック医薬品であるセフェピム塩酸塩に変更となった。その後，当該製薬会社から，セフェピム塩酸塩が海外の工場から出荷ができず再開のめどがたっていないという通知があったため，再びマキシピーム®を採用していた。

ピッキング・マシンへの未充填：マキシピーム®の採用は一時的な対応と考えていたことから，ピッキングマシンに装填されず，薬剤師が薬品棚から手で取り出す運用になっていた。

処理能力を越えた業務量の発生：事故当日は年末年始9連休の3日目で月曜日であり，通常の休日日勤と同じ薬剤師2名体制がとられていた。薬剤師の出勤時には，ピッキングマシンから取り出された注射薬の入ったトレイ約200個（普段の休日よりはるかに多い数）が山積みになっており，薬局内の5台の電話機は，病棟からの臨時処方オーダー（患者の状態により急遽必要になった薬）の依頼などで鳴りっぱなしの状況であった。そこで2名の薬剤師は，通常は先に処理する定期薬の払い出しよりも，臨時処方の調剤を優先することにした。そして患者への薬剤投与の緊急性を考慮し，調剤の順番を刻々と変更しながら対応した。本件患者の薬は，病棟からの電話連絡を受けて直ちに調剤し，その約10分後には病棟に払い出した。当日処理した全処方箋枚数は通常の休日の1.4倍であり，注射薬に関しては1.8倍であった。また，普段，調剤業務が増加した時には，手の空いた者が他方を助けるという対応をしていたが，この日は互いにサポートできないほど忙しい状態であった。当直明けの薬剤師も居残っていたが，病棟からの麻薬の返却対応に忙殺され，調剤業務の応援をすることができなかった。また，薬局内でキャパシティを超える業務が生じた場合の，応援要請の仕組みはなかった。

自己鑑査のための時間の欠如：自己鑑査のやり方は，薬剤部内のマニュア

ルや教育において明示的なものはなく，一般的には，自分で調剤を行った後，少し時間をあけ，気持ちを新たにもう一度，自分の調剤した薬剤を確認すると考えられているようであった。しかし，自分自身のエラーを発見するのは難しいうえ，業務が異常なほどに多忙になると，「調剤後に少し時間をあけて再確認」というプロセスは，事実上，実行不可能であった。

名称類似薬の存在：「マ」ではじまる薬を検索し誤ってとり出されたマスキュレート®（筋弛緩剤）は，本来調剤すべきであったマキシピーム®（抗菌剤）と名前が似ており，「マ，キ，ー」が共通で，順番も同じであった。

外観類似薬の存在：誤ってとり出されたマスキュレート®は，マキシピーム®と外観もよく似ていた。アンプルを横に並べて比較すれば少しサイズが違うものの，どちらもよく似た大きさと形状で，同じような淡いピンク色のキャップがされ，アンプルのラベルにも一部，淡いピンク色が使われていた。また，マスキュレート®のアンプルに貼られているラベルの「毒」という文字も，アンプルを正面視した時にラベルがうしろ側に回りこんで見えにくかった。

ETTOとヒューリスティックス：病棟の看護師2人はいつものように注射指示・実施簿の内容を声に出して読み上げ，注射薬のラベルと確認したが，間違いに気づかなかった。筋弛緩剤マスキュレート®は手術部，集中治療部，救急部の3つの部署にしか払い出しが認められていなかったため，一般病棟に勤務する2人の看護師はそれを見たことがなかった。一方，マキシピーム®やセフェピム塩酸塩はその病棟でよく使われる薬であったことから，看護師は外観についてよく知っていた。看護師自身が薬剤部にマキシピーム®の緊急払い出しの依頼電話をし，もうすぐその薬が運ばれてくると待ちかまえているところに，マではじまるピンクのキャップの薬が届き，それをマキシピーム®だと判断してしまったのである。通常，人は時間的なプレッシャーの中で，業務を効率的に行うために，無意識のうちにヒューリスティックスによりパターンマッチ等を使って，瞬時の判断を行っている。

■改良すべきシステムのデザイン

本件事故の発生にはシステム全体が関わっており，機能共鳴型の事故といえる。ホルナゲル氏が指摘しているように，物事は成功するのと同じ理由で失敗したとみることができる。関係した医師，薬剤師，看護師は，さまざまな擾乱と制約の中で，本件患者および他の患者のために，自身のパフォーマンスを調整し，最大限の努力をした。

医薬品投与プロセスに関するシステムに目をむけると，大きく三つの問題が見られる。一点目は，休日の日勤帯に薬剤師の処理能力を超えるような事態が生じた場合の対策が講じられていなかったことである。二点目は，薬剤部における調剤鑑査という重要な機能が，休日には，特に業務が増加するとバイパスされるようになっていたことである。三点目はさまざまな医薬品の

外観や名称の類似性である。

　改善策として，前者二つについては，パフォーマンスの変動を減弱させ，予想外の機能共鳴がおこらないような機構が必要である。薬剤師の増員や調剤業務の機械化が実現できれば良いが，そうでない場合には，限られたリソースの中で柔軟に対応する方法が求められる。例えば，これまでの休日や連休中の調剤実績データに基づいた業務量の想定を行い，一時的な増員を図るとか，必要時に応援を求めることのできる体制を導入するなどである。また，休日の調剤鑑査については，薬剤師2名体制でもインディペンデント・ダブルチェックを実施するような運用の見直しが考えられる。一方，3点目の問題については，外的要因によりもたらされる変動を，各医療機関で吸収したりマネジメントしたりするのには限界がある。医薬品の識別問題はあらゆる医療機関のプラクティスに影響を与える。この問題の改善は，厚生労働省のイニシアティブのもとで取り組むべき重要課題であり，現場のコンテクストに関する深い理解とヒューマン・ファクターズの知識が必要とされる。

豆知識　医薬品の名称及び外観に関する問題

　平成17年9月に厚生労働省医薬食品局審査管理課長名で，「医療用後発医薬品の承認申請にあたっての販売名の命名に関する留意事項について」という通知文が出された[11]。ジェネリック医薬品の販売名称について，平成17年9月以降に申請されるものについては，原則として一般的名称にすることとされたが，それ以前に承認されたものは従来の商品名のままでよいとされてきた。平成23年12月の日本ジェネリック製薬協会名での「ジェネリック医薬品の販売名称の一般名称への変更について」では，平成17年9月以前に承認された後発医薬品で従来からの商品名を付けているものについても，一般名に変更するようにとある[12]。この通知には，名称変更の優先順位を決定する際に考慮する事項が記載されており，その中に「ハイリスク薬に分類されるジェネリック医薬品」が含まれている。しかし，後発医薬品でハイリスク薬である筋弛緩剤マスキュレート® 静注用10 mg は，この事故がおこるまで従来からの商品名のままであった。現在ではベクロニウム静注用10 mg「F」という名称になっている。

　また，平成15年の「厚生労働大臣医療事故対策緊急アピール」では，医薬品の外観の類似性評価のためのデータベース整備が謳われたが[13]，個別の対策や一部の人間工学的研究にとどまっている（事故調査当時）。先進諸国では，麻酔中に使用する薬剤シリンジラベルの色はISOに基づいた標準化がなされ，危険性の注意喚起と誤認防止の工夫がなされている[14]。もしこれに従えば，マスキュレート® はキャップの色やラベルの一部に危険性を伝える「赤色」が使われることになる。

参考文献

1) Hollnagel E. FRAM: the functional resonance analysis method. Farnham: Ashgate; 2012.
2) エリック・ホルナゲル（著）　小松原明哲（監訳）．社会技術システムの安全分析 FRAM ガイドブック．海文堂；2013.
3) サイエンティスト・トーク「1たす1が2じゃない世界」2014.7.19
   https://www.youtube.com/watch?v=bOj_2mQgso8
4) 大阪市立大学附属病院医療事故調査委員会　医療事故調査報告書
   https://www.osaka-cu.ac.jp/ja/news/2011/files/20110613-2.pdf
5) Hollnagel E. Safety I and Safety-II: The past and future of safety management. Farnham: Ashgate; 2014.
6) エリック・ホルナゲル（著）　北村正晴，小松原明哲（監訳）．Safety-I & Safety-II：安全マネジメントの過去と未来．海文堂；2015.
7) 失敗百選．http://www.sydrose.com/case100/
8) Lundberg J, Rollenhagen C, Hollnagel E. What-you-look-for-is-what-you-find — The consequences of underlying accident models in eight models in eight accident investigation manuals. Safety Science 2009; 47: 1297–1311.
9) Dekker S. The filed guide to understanding human error. Hampsher: Ashgate; 2006.
10) シドニー・デッカー（著）　小松原明哲，十亀洋（監訳）．ヒューマンエラーを理解する―実務者のためのフィールドガイド．海文堂；2006.
11) 厚生労働省．医療用後発医薬品の承認申請にあたっての販売名の命名に関する留意事項について．
    http://www.nihs.go.jp/dbcb/TEXT/yakusyokushinsahatu-0922001.pdf
12) 日本ジェネリック製薬協会．ジェネリック医薬品販売名称の一般的名称への変更
    https://ikuseikai.org/hotnews/matsuda/2011/12/29-165317.html
13) 厚生労働省．「厚生労働大臣医療事故対策緊急アピール」について．
    https://www.mhlw.go.jp/topics/bukyoku/isei/i-anzen/1/torikumi/naiyou/daijin/appeal.html
14) 日本麻酔科学会．周術期の誤薬・誤投与防止対策―薬剤シリンジラベルに関する提言―
    https://anesth.or.jp/files/pdf/guideline_0604.pdf

第5章 レジリエンス・エンジニアリング理論にもとづく実践や研究の例

レジリエンス・エンジニアリング理論を実践する際のポイント

　Safety-Iでは，アクシデントやインシデントをスナップショット的にとらえ，関係した人々や機器等を特定し，それぞれのパフォーマンスの良し悪しを（規定的なあるべきパフォーマンスと比べることで）判断し，見つかった問題点に対して対策を講ずることが多い。Safety-IIにもとづく実践や研究をどのように行うのかということについては，これから多くの人達により様々なチャレンジがなされ，発展していくと考えられる。

　現時点において筆者が用いているアプローチは次の3つである（図1）。最初の2つは，ホルナゲル氏が提唱している，「①学習対象として深刻な事象より頻度の高い業務を扱う（frequency rather than severity）」，および「②分析する際には深く見る前に広く見る（breadth before depth）」ことである。しかし，この2つだけだと，どこからどのように手をつけて良いの

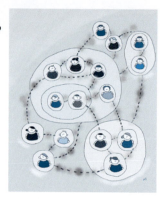

「個人」のパフォーマンスを「スナップショット的」に捉え，その「良し悪し」を判断するのではなく

① 日常業務を対象にする
② システムを広く見る
③ 相互作用に着目する

図1　レジリエンス・エンジニアリング理論を実践する際のポイント

か，今ひとつわからない。そこで筆者が参考にしているのが，システム生物学など統合的アプローチで用いられている，「システムがどのような要素から構成されており，構成要素間の相互作用を理解する」という点である。つまり，「③因果関係でなく相互作用に着目する（non-linear interaction rather than cause-and-effect）」である。

つまり，頻度の高い日常臨床業務において，人々が普段どのようにパフォーマンスを行っているのかを，擾乱，制約，相互作用に着目して理解し，仕事がうまく行われることを確実にするような対策を導入する。もしくは，システム（全体として）の振る舞いは，個々の構成要素がどのようにつながり，相互作用することで生じているのかを理解し，システム思考にもとづいた介入を検討，導入する。

入院調剤室における仕事のなされ方
―他部門との相互作用への注目

レジリエンス・エンジニアリング理論にもとづくSafety-IIを実践するための1つのわかりやすい入口は，インシデントやアクシデントである。ただし，Safety-IIでは，特定の事例の分析を行うのではなく，日常臨床業務がどのように行われているのかを理解する。また，ある部門（サブシステム）内での業務のみならず，別の部門（サブシステム）の業務との相互依存性にも注目する必要がある。以下に，あるインシデントをもとに，Safety-I，Safety-IIを用いた分析と問題解決策をそれぞれ検討する。

■インシデントをSafety-Iで分析する

B病院の薬剤部の入院調剤室で，プレドニゾロン錠1 mg®を調剤すべきところプレドニン錠5 mg®が調剤され，調剤鑑査者もその誤りに気づかなかったというインシデントが発生した。関係者で原因分析が行われ，次のような再発防止策が提案された。医薬品をとり違えたのは，医薬品用の引き出しの中に類似名称薬が隣同士に配置されており，また薬剤シートに印字されている用量（1 mg及び5 mg）が見えにくいことが要因であることから，二つの医薬品を離れた場所に配置し，薬剤の上に紙のカバーをかけ，薬の用量を手書きで記載し目立つようにする。また現在のインディペンデント・ダブルチェック（薬剤師が調剤し，次いで別の薬剤師が調剤鑑査を行うという体制）を必要に応じてトリプルチェックに変更する。さらに，人間のエラー検出能力には限界があることから，薬剤師が医薬品の棚や引き出しから薬を取り出す際に，バーコードリーダーを利用して処方箋の情報との照合を行う。

■インシデントをきっかけに日常業務をSafety-IIで分析する

Safety-IIでは，まず，入院調剤室において，普段どのように調剤に関係

する業務が行われているのかを把握する。そのためには，さまざまなデータソース（観察，インタビュー，アンケート，病院の部門システムや電子カルテのデータなど）から，情報を収集して work-as-done を理解する。

観察：入院調剤室において実際に業務が行われる様子を観察したところ，時間帯によって調剤および調剤鑑査業務量は変化し，業務の集中する時間帯があること，病棟からの電話への対応や定時搬送を待つことができない薬剤の入院調剤室窓口での手渡し業務により，調剤や調剤鑑査が頻回に中断されていることが明らかになった。

インタビュー：薬剤師へのインタビューでは，業務量が増加する時間帯には入院調剤室のマンパワーだけでは対応ができないため，他部門に配属されている薬剤師の応援により対応していること，また，調剤鑑査は専門的な知識や経験を必要とするため中堅以上の薬剤師でなければ担当できないこと，さらに，中型搬送機を用いた調剤済みの医薬品の病棟への定時搬送は，薬剤師が安定したパフォーマンスを行うためのバッファーとして，1日4回のみに設定されていること，また病棟からの電話による問い合わせの多いことが業務の負担になっていることが判明した。

病院情報システムのデータ：電子カルテや薬剤部門システムのデータ分析を行うと，平日の1日あたりの調剤および調剤鑑査は約1,300～2,000件（レシピ件数），30分刻みで見た調剤鑑査件数は約20件～80件であり，日により，曜日，時間帯により業務量に差が見られた。経験を必要とする調剤鑑査については，入院調剤室配属の薬剤師のマンパワーだけでは業務量の集中や増加に対応できないため，他部署配属の薬剤師の応援を得て，1時間あたり6～12名で対応していた。さらに，入院調剤室のリーダー薬剤師の担当する調剤鑑査の件数は，他の薬剤師の中で最も多く，1日あたり通常でも約400件，多い時には800件を超え，個人の業務処理能力を大幅に上げることで，業務量の増加に対応していることが明らかになった。

現場でのデータ収集：電話対応と窓口対応の回数を現場で情報収集したところ，それぞれ平均3分に1回，11分に1回行われており，調剤や鑑査業務の中断の主たる原因になっていることが判明した。それらの内容のほとんどは，病棟スタッフからの調剤状況の確認，定時搬送では間に合わない薬剤の交付依頼と窓口でのピックアップであった。これらの時間を，トータルすると薬剤師が1日に3時間以上，電話に対応していることになり，また同じだけの時間，看護師も調剤に関係する電話や薬剤のピックアップに時間をとられている計算になり，業務効率という点からも大きな問題である。

■創発する問題とその解決

薬剤部の入院調剤室における業務の特徴は，自分たちの部門でインプット量（医師による処方オーダー件数）も，アウトプット量（薬剤師による調剤および調剤鑑査件数）もコントロールすることができない状況の中で，限ら

れたマンパワー（一定以上の経験年数を有する薬剤師数が制約となる）で時間内に必要な業務をすべて完了しなければならないといえる。蕎麦屋であれば蕎麦が売り切れたら閉店し，飛行機であれば満席になればそれ以上の客を乗せることはない。工場であれば1日あたりの業務量はマンパワーをふまえ事前に定められている。しかし，薬剤部内のサブシステムである入院調剤室は，より大きなシステムである薬剤部全体の中でマンパワーをやりくりし，また特定の個人が業務処理力（プロセッシングパワー）をアップして，病棟の患者の状態などにより生ずる優先度の高い業務を予定業務の間に割り込ませ，さらに病棟への薬剤の搬送回数に制限をかけることで，調剤業務の質と安全を確保するためのバッファーを設け，柔軟なパフォーマンスを行っている。

しかし，擾乱と制約下でレジリエントに機能し続けるためには，2つの点に関して改善が必要である。一つは，特定の個人の業務処理能力に依存しすぎないようにすることである。これは個人の1日あたりの業務量を機械的に決めるという意味ではない。大切なことは，一人だけで頑張ったり，これまでのやり方を無批判に継続したり，場当たり的な対応だけで日々の仕事をこなしたりするのではなく，前述したようなデータを活用しつつ，リアルタイムでの状況もふまえ，「モニター，想定，対応，学習」を繰り返し，先行的な安全マネジメントを行うことである。

もう一つは，電話対応及び窓口対応の問題である。これは，薬剤部と病棟という二つのサブシステム間の相互作用により，創発している問題と考えられる。第2章で紹介したように，擾乱と制約下で，システムの構成要素間で相互作用が行われると，システム全体のパフォーマンスにある種の秩序（パターン）が生まれることが知られている。病棟の看護師も，入院調剤室の薬剤師と同様，擾乱と制約の中で，自分達の患者に対して，与薬を含めた必要な業務を必要な時間帯に遂行しなければならない。薬剤部からの医薬品の搬送回数が限られていることから，必要な時間に特定の患者の薬が届かない場合には，薬剤部に電話をかけ，薬剤部の窓口まで薬を取りに行く。また，患者への与薬の段取りをするために，調剤の進捗状況に関して問合せを行う（図2）。従って，この創発する問題を解消するためには，入院調剤室の薬剤師のパフォーマンスが不安定にならないような方法で搬送回数を増やすことと，病棟のスタッフが調剤の進捗状況を把握できるようなフィードバックループを設けることが必要であると考えられる。筆者はいくつかの病院の薬剤部を見学させていただいたが，事務部の職員により頻回に薬剤が病棟に搬送される病院や，電子カルテ上で調剤の進捗状況が把握できるシステムが導入されている病院では，病棟から入院調剤室への電話が非常に少なかった。

このように，Safety-II では，擾乱と制約下でシステムがどのように機能しているのか，言い換えると人々がどのように仕事をしているのかというこ

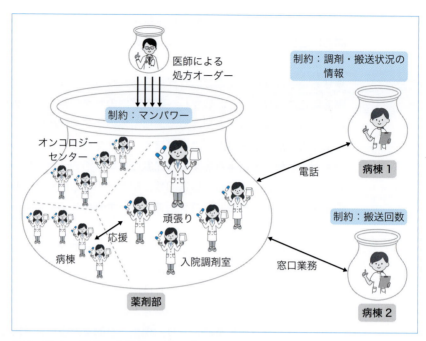

図2 院内の異なる部門間の相互関係と創発する問題

とを理解する。そのうえで，人々やサブシステム間の相互作用に注目し，「つながり」をうまくデザインすることを通じて，先行的な安全マネジメントを行う。

豆知識 対症療法ではなく診断と治療が必要

　報告されたそれぞれのインシデントに対して，固有の原因を特定し，「手順の遵守」，「確認の徹底」，「ダブルチェックの導入」等の個別対策を上積みしていくことは，賢明な対策とはいえない。マニュアルが分厚くなるばかりで，抜本的な問題解決にならない。例えば，高血圧で受診した患者さんに降圧剤を出し，糖尿病もあるので糖尿病薬も処方し，コレステロールも高いので脂質異常治療薬も出し，痛風発作も起きたので痛風発作治療薬も投与したとしよう。しかし，本当に大切なことは，対症療法にとどまるだけでなく，これらの症状を引き起こしているシステミックな問題（例えば，メタボリック症候群）を的確に診断し，システム全体の振る舞いが良い方向に変化するような適切な介入（例えば，運動，減塩等）をすることである。さまざまな形で現れるインシデントは病気の症状の一つであると考え，応急処置を行うとともに，その背景にあるシステミックな問題と，それがどのように生じているのかということを理解することが重要である。

血液浄化部
―多職種スタッフの役割（機能）の明確化とつながりの形成

■擾乱と制約下でのパフォーマンス

透析室の日常業務の特徴は，治療に関する多くの確認事項は血液透析開始時（本院では，病状の申し送り，目標除水量設定，穿刺，血液検査の有無等の19項目）と終了時（患者状態，止血，薬剤投与の有無，体重測定等の11項目）に集中しており，治療途中はバイタルサインが安定していれば少ない（4項目）。透析業務は，一見，型通りに見えるが，自動車生産ラインにおける仕事とは明らかに異なる。複数の患者に対して平行して透析を行うことから，スタッフの業務が時間帯によって集中し，業務の順番，1つの業務に費やせる時間，必要となるマンパワー等は変化する。さらに，その日の患者状態，透析チームの構成，治療計画，処置等による透析時間帯の変更，血圧低下や機器トラブル等への対応，緊急透析など，様々な擾乱がそこに加わる。これらへの対応を，限られたリソース（時間，マンパワー，医療機器，知識等）でうまく行うためには，チームワークとパフォーマンスの調整が求められる。このような変化とリソースの制約下で，チームの各メンバーがうまくつながり，想定，モニター，対応，学習が行われる続けるチームはレジリエントなシステムであると言える。

■チームメンバーのつながり

C病院では透析患者の外科手術件数の増加を背景に，2015年11月に血液浄化部の増床（8床→14床）が行われ，年間透析件数も2,100件前後から2016年は約2,400件に増加した。また，心臓血管外科患者の割合も約10％から20％に増加し，体外設置型補助人工心臓や人工呼吸器を装着中の患者など患者の重症度も増した。一方，増床に対応するため，スタッフは2～3か月単位で血液浄化部にローテーションで配置される若手看護師3名と新人臨床工学技士1～2名が増員された。こうした環境の変化に伴い，以前より多くのインシデントが経験されるようになり，その内容には除水量の設定入力間違い，薬剤投与患者の間違い，ダイアライザーの種類間違いなど，一見すると単純なエラーに見えるものが多かった。重要なことは，氷山（見えている問題）ではなく，氷山の下で何が起こっているのか，すなわちシステムの構造的な問題を見極めることである。

医療安全部門による透析室のスタッフへのヒアリングを通じて，透析チームのメンバーの役割（機能）が明確化されておらず，またメンバー間の「つながり」がうまく形成されていないことが明らかになった（図3）。増床前は，専任の看護師，臨床工学技士および透析当番医の5～6名のチームでほぼ固定され，それぞれの経験値が高く，必要な業務について共通認識を有し

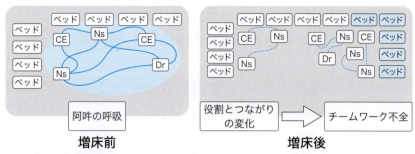

図3　増床前後でのチームメンバーのつながり

ていたため，業務手順や分担を明確化せずとも阿吽の呼吸で互いにサポートし，リスク回避行動がうまくとられていた。しかし，増床後の透析チームには経験の浅いローテーションスタッフが含まれ，互いの役割や連携の取り方が曖昧となりチームワーク不全が生じていると考えられた。増床後の透析チームには，今までのような阿吽の呼吸で対応するのではなく，新しい医療スタッフが加わっても，構成員が自律的に行動でき，うまく連携できるような仕組みが必要と考えられた。

■業務プロセスのリデザイン

そこで透析チームでは，各職種内で抱え込んでいる思いや課題，解決のための提案を全職種で共有した。また，医療安全部門からは，院内の別部署でチームワークがうまく機能している例や，インシデントを「個人のパフォーマンスの失敗」としてではなく，「システム全体から生ずる問題」としてとらえることの必要性等について，情報提供を行った。その後，腎臓内科の病棟医長と血液浄化部の看護師長を中心として自律的に検討が進められ，チームを構成する各職種が果たす役割とリーダーを明確化し，チームメンバーがうまく「つながる」仕組みが作られた。

一つはブリーフィング開始時間の変更である。透析患者に関するブリーフィングは，以前は午前中の透析が落ち着いた時間帯に，看護師と透析当番医で行われていたが，朝一番に透析当番医のみでなく病棟主治医，病棟主任も含めて行われることになった。これによって，より正確な患者情報と治療計画，生じうるリスクについて，各職種が事前に共通認識を持つことができ，かつリーダーである透析当番医がスムーズに必要な指示を出せる体制となった。

もう一つは確認項目のチェックリスト化である。透析装置の条件確認は，これまでは透析室の業務が落ち着いてから行われており，忙しいときは十分な確認ができないこともあった。そこで，確認事項を「透析開始までに確認しておくべき事項」と「透析開始直後に確認するべき事項」に分け，誰がいつ何を確認するかを標準化した。前者は看護師と臨床工学技士で，後者は看

護師，臨床工学技士，透析当番医の中から2人でダブルチェックする。さらに，ラミネートしたチェックリストを作成し，チェックが全て入ると「確認済」の表示が上になるようカードをひっくり返し，ベッド前に設置することで，どのベッドが「確認済」でないかが，離れた場所からでも一目でわかる工夫がなされた。これによって，透析開始直後の確認が遅れることなく実施できるようになり，また，経験や職種の違いを越えて声をかけあい，全職種で手分けをして確認，発言しあえる「人々のつながり」ができた。

これらの取り組み後は，看護師から「透析条件等の確認が透析開始直後に確実に終了するので余裕が生まれ，患者の状態変化に早く気づけるようになった」との声が寄せられており，透析終了時の血圧低下や転倒を防ぐことにもつながっている[1]。

手術チーム―メンバー間の言語的コミュニケーション

手術チームというシステムでは，大小さまざまな擾乱と環境やリソースの制約にさらされながら，手術操作，意思決定，他職種との連携等がうまく統合され，手術パフォーマンスが行われている。レジリエントなシステムでは，大きな擾乱が生じても，柔軟に対応し速やかにもとの安定した状態にまで回復し，また小さな擾乱ではびくともしない。一方，脆弱なシステムでは，小さな擾乱でもその安定性が大きく変動し，回復に時間がかかる。また，次々とやってくる擾乱によりシステム内にストレスがたまり，わずかなきっかけでシステムが破綻しうると考えられる（図4）。

手術がうまく行われるための暗黙知として「想定力」，「（チームメンバーを術中に）黙らせない」，「手術進行を耳で追う」などがある。しかし，個々の医療職がどのように相互作用し，チーム全体としてうまくパフォーマンスが統合されているのかこれまで明らかにされていない。そこで，大動脈弁置換術に関して，1症例についてであるが，手術チームメンバー間の言語的コミュニケーションを発話者，発話の回数，発話の長さに注目して解析を行った。

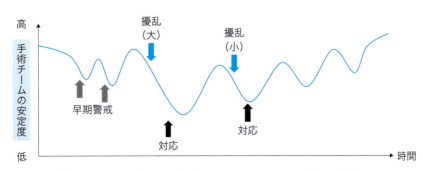

図4　手術チームのレジリエントなパフォーマンスのイメージ図

その結果，執刀医による頻回の発話（平均 6 秒に 1 回），執刀医と他の医療従事者間でのクローズドループコミュニケーション（執刀医の発話数と他メンバーの発話数の合計がほぼ同数），多職種連携が必要な操作時の発話の集中（人工心肺の確立や離脱時），外科医の発話のうち約 30％は他職種との会話（手術器械の受け渡しや患者のバイタルサインに関すること），残り 70％は外科医同士の会話（40％は手術操作，10％は危機的リスク想定に関すること，20％はその他）であることが明らかになった。また，術中の会話はテンポよくリズミカルに行われていた。1 症例のみの単純集計結果であるが，これらは動的に変化する手術の「場」を安定的にコントロールする適応的なコミュニケーション（adaptive communication）に見られる特徴であると考えられた。

今後の手術安全および質の向上のためには，有害事象に見られる個人のパフォーマンスの問題点を分析し改善するだけにとどまらず，「手術がどのようにうまく行われているのか」について，相互作用に着目して情報を集積することが必要であると考えられる。このことにより，手術チームのレジリエントなパフォーマンスを可能にする知見や，手術チーム全体の安定性を術中にリアルタイムにモニターできるパターンや指標等が得られると期待される[2]。

Column 「患者さん」とレジリエント・ヘルスケア

(1) 人を中心としたアプローチ

第 3 回閣僚級世界患者安全サミット（2018 年 4 月 13 日，14 日）で発表された「患者安全に関する東京宣言」に，「人を中心としたアプローチ（person-centered approach）」の重要性が盛り込まれている[3,4]。医療安全は，急性期病院だけでなく，プライマリケアを含む外来診療，さらには地域や在宅での包括的ケアにおいても必要であり，「統合的で人中心のアプローチ」を取り入れ，ヘルスケアシステムをうまく機能させることが必要であると述べられている。これは，医療安全が，急性期病院におけるインシデント対策や，医療や介護施設単位での失敗のない治療やケアの提供にとどまるのではなく，ヘルスケアシステムを構成するさまざまなサブシステムが有機的につながり，臨床経過や状態，社会的状況，価値観などが異なるそれぞれの患者に対して，必要とされるサービスが提供されることを意味している。

「レジリエント・ヘルスケア」という書籍の中で，看護学の専門家のパトリシア・ストラチャン氏は，慢性心不全の高齢女性ジョーンズさんを例に，今日のヘルスケアサービスの「タテ割り（サイロ的アプローチ）」の問題を指摘している[5,6]。ジョーンズさんは，急性期病院の救命センター，救急搬送サービス，家庭医，心不全クリニックの循環器内

科専門医師，ペースメーカークリニックの看護師，介護施設のスタッフなどから構成されるシステムの中で治療やケアを受けている。介護施設から救命センターに救急搬送されては無事退院することをくり返しており，それぞれの施設単位ではベストが尽くされているが，ヘルスケアシステムが全体としてうまく機能しているとは言い難い状態であった。氏は「患者が安全で心のこもった素晴らしい一流のケアを受けられるようにするためには，これらのサブシステム間の相互のつながりが重要である」，「現時点では，慢性心不全の患者が，どのような状況であれば，サブシステム間の相互連携によってうまく管理され，急性期医療や救急医療を必要としないのかについては，ほとんど理解されていない」と指摘している。

(2) 病気の自己管理のエキスパート

若年でパーキンソン病を発症したサラ・リガレ氏は，自身を「医師が私を診察するのは年2回，1回30分，合計たったの1時間であるが，私は8765時間自らの身体をケアし，その効果を知覚しうる自分自身についての専門家」と語り，編み物，ジョギング，ボクシングなど，さまざまな方法でセルフケアを実践している[7]。リガレ氏は，30秒間で画面を何回タップできるかを測定するスマホアプリを作り，これにより服薬による体調変化をモニタリングして主治医に報告するとともに，セルフケアと医療に活用している。薬の効果について自ら論文を書くなど，自己管理のエキスパートとしての患者の地位向上を促す活動を続け，2018年のスウェーデンの「医学分野の今年の人」にも選ばれた。

糖尿病治療も患者の自己管理が鍵をにぎる領域である。良好な血糖コントロールを維持するために，主治医は患者の身体的，精神的，社会的状況などを確認しながら，検査データ等をもとにして医学的助言と薬剤の調整を行う。患者は日常生活において，医師の助言を活かしながら実際の血糖コントロールを行う。つまり，主治医は粗調整（coarse tuning）を，患者は微調整（fine tuning）を担当している。医師は外来診察の際に，HbA1c値や血糖値などをスナップショット的に知ることができるが，患者自身が普段どのように自己管理を行っているのかというダイナミックなプロセスを知る機会はほとんどない。勤務形態，糖尿病への家族の理解，自分自身の新たな疾患への罹患，家族の病気，配偶者の死別など，患者の日常生活は擾乱に満ちている。患者がどのように微調整をうまく行っているのか，また患者が微調整を成功させるヒントは医療者からどのように与えられているのか，その相互作用について明らかにすることは，糖尿病患者に対するレジリエントなヘルスケアサービスを提供するうえで重要な課題と考えている。

(3) 患者さん同士のつながり（peer-to-peer support）

著者らは，腹膜透析患者・家族同士で，気楽に密な情報交換ができるようにワールドカフェを開催している。腹膜透析を選択することを検討中の患者から，腹膜透析導入後の患者，また血液透析に移行した患者までが幅広く集い，3つのテーマについて席替えをしながら情報交換をした後，京都有名料亭と栄養管理部のコラボによる減塩弁当を楽しむ。2017年度の3つのテーマは「なぜ腹膜透析を選んだか」「教えてあげたいこの経験」「近い将来こんな風でありたい」であった。結論を出すことを強要せず，同じ目線で自由に話し合える，患者・家族同士のワールドカフェは大変好評で，その効果として①他の患者の経験や知識を共有することによる参加者全体での学習，②未来に起こることの予測が可能となることによる不安の軽減，③仲間どうしのつながりを実感することによる前向きな意欲の向上，④自分の経験や知識を他者に伝えることによる，新たな生きがいの自覚や自己肯定感，⑤患者協働型医療の重要性についての医療チームの再認識，の5つが促されることが明らかになった。このように，患者同士のつながりは，特に自己管理を要する慢性疾患の医療における安全性と質の向上（合併症予防と患者満足度の向上）に重要な役割を果たし，これまでの「医療者と個々の患者のつながり」にはない新たな機能をヘルスケアシステムに生み出すことが期待される。

Column レジリエント・ヘルスケアを拓く人々のつながりを築く

エリック・ホルナゲル教授らによりレジリエンス・エンジニアリングのヘルスケア領域への適用が提唱されはじめてまもなく，2011年に南デンマーク大学の研究所を拠点に The Resilient Health Care Network (RHCN)[8] が結成された。この国際的ネットワークは，同教授の他に，ジェフリー・ブレイスウェイト教授（マッコリー大学），故ロバート・ウィアーズ教授（フロリダ大学）が中心となり，この分野の開拓を志す研究者や臨床家らによる自律的な相互作用と協同によりこれまで発展してきた。

本ネットワークは2012年から毎年，The Resilient Health Care Network Meeting（The RHCN Meeting）を開催している。医学，心理学，工学，公衆衛生学，経営学，患者やその家族の経験者など多様なバックグラウンドを有する学際的なメンバーが集い，医師らの専門分野も内科，外科，麻酔科，救命救急，集中治療など多岐にわたる。3日間のワークショップ形式の会議では，参加者が研究成果や実践に関する最新の知見を発表し，熱い討議を交わす。口演は1枠30分で，プレゼンテーションは10分，残りの20分は全てディスカッションに充てられ

る。このショートプレゼンテーション・ロングディスカッションの繰り返しと，半日に１回のサマリーセッション，及び約 60 名の参加者全員が会期中の寝食を共にするというプロセスを通じて，創発的なひらめきを期待している。

　本ワークショップへの日本からの初参加は，2014 年の第３回ミーティング（デンマーク）のことである。それ以降，毎年日本から１−３演題が採択され，医療安全やチーム医療に関するユニークな分析を「笑い」の要素も含めて発表してきた。これらの実績が認められ，日本チームは第 8 回 The RHCN Meeting（2019 年 8 月 26 日〜28 日）の開催担当に指名された。会場となった兵庫県立淡路島夢舞台国際会議場（兵庫県淡路市）に，世界 11 カ国から 59 名の参加者が集合し，厳しい査読をくぐり抜けた 21 チームが口演を行った。また，応募演題数が多かったために急遽設けられた示説セッションでは，14 名がライトニングトーク（短いが稲妻のようにインパクトのある発表）を披露し，真夏の淡路島は熱い議論に包まれた。

　また今回は，3 日間のワークショップに先立ち，The Resilient Health Care Conference（8 月 25 日，淡路市）の開催が実現した。ホルナゲル教授，ブレイスウェイト教授をはじめ，イギリス，アメリカ，オーストラリア，ノルウェー，ニュージーランド，日本からの RHC のリーダー 8 名による，RHC に関する基礎から最新の知見までの講演が行われた。第一線の研究者と直接交流できる貴重な機会に，全国の大学，医療機関，航空会社，鉄道会社等から 66 名，海外からの 29 名を含む，計 95 名の参加があった。

　また，今回のカンファレンスとワークショップには，北欧における RHC の研究拠点であるノルウェーのスタバンゲル大学の SHARE（Centre for Resilience in Healthcare）から，総勢 10 名が参加した。これを受け，在日本国ノルウェー大使館は，大阪大学医学部附属病院，横浜市立大学附属市民総合医療センター，ノルウェーに拠点を置くレールダルメディカルジャパン株式会社と協同して，特別セミナー「Resilience in Healthcare-Norwegian Research and Perspectives」を開催した（8 月 22 日）。本セミナーは，レジリエンスを共通言語として，ヘルスケア領域におけるノルウェーと我が国の国際的交流を深める貴重な機会となった。

　これまでの The RHCN Meeting の成果は 5 冊の書籍にまとめられている。1 冊目の Resilient Health Care[5] は RHC 理論の基本が紹介され，日本語訳[6] も出版されている。2 冊目の The Resilience of Everyday Clinical Work[9] は，日常臨床業務の記述と人々のパフォーマンスの調整の意義，3 冊目の Reconciling Work-as-Imagined and Work-as-Done[10] は，物事がうまく行われるための鍵である Work-As-Imag-

The Resilient Health Care Conference, 25 August(Sun), 2019
Session 1: Resilient Healthcare ～overview～
Professor Erik Hollnagel "Resilient Health Care — looking back and looking ahead"
Professor Jeffrey Braithwaite "How modern health systems adapt, handle complexity, build resilience and learn to thrive"
Session 2: The Resilience of Everyday Clinical Work
Professor Kazue Nakajima "Understanding of dynamic and situational everyday clinical work"
Professor Siri Wiig "What about the role of managers and regulators in resilient healthcare?"
Session 3: Reconciling Work-as-Imagined and Work-as-Done
Dr Robyn Clay-Williams "Mind the gap: reconciling work-as-imagined and work-as-done"
Dr Janet Anderson "What makes work as imagined different to work as done, is it a problem and what can we do about it?"
Session 4: Delivering Resilient Health Care
Professor Mary D Patterson "Resilient Healthcare: The Remarkable Adaptations in Everyday Clinical Work"
Dr Carl Horsley "Resilient Healthcare: There is nothing so practical as a good theory"

ined（頭の中で考える仕事のなされ方）とWork-As-Done（実際の仕事のなされ方）を近づける方法について，4冊目のDelivering Resilient Health Care[11]はRHC研究におけるデータ収集，分析，評価方法がそれぞれ詳説されている。最新刊のWorking Across Boundaries[12]では，専門性や所属等の「境界」を越えた連携によるレジリエント・ヘルスケアの実現について，まとめられている。

　RHCへの関心と挑戦は国内外で急速に拡大しつつある。「擾乱と制約のある環境において，ヘルスケアが機能する，人を中心としたヘルスケアシステムを構築する，意図したアウトカムを得る」ためには，多様性に富む人々のつながりによる共創と，それを通じたイノベーションが必要である。レジリエント・ヘルスケアは，世界に分散するRHCNのコアメンバーのリーダーシップと，ネットワークを構成する新旧メンバーのボトムアップな相互作用により，今後ますます進化し発展していくであろうと，筆者は本カンファレンスとワークショップへの参加を通じて感じた。

まとめ

以上，第1章～第5章では安全マネジメントの新しいアプローチとしてレジリエンス・エンジニアリングが生まれた背景，理論の概要，分析的アプローチと統合的アプローチの特徴，Safety-IとSafety-IIのアプローチの違い，Safety-IIの実践例や研究例，動的なプロセスとしてのチームづくりや組織づくり，システミック分析の一つである機能共鳴分析手法と概要と具体例などについて解説した．

参考文献

1) 北村温美，中島和江：透析医療におけるレジリエンス・エンジニアリングの適用．臨床工学ジャーナル Clinical Engineering，秀潤社 2019；30（3）：229-238．
2) 中島和江，吉岡大輔，田中晃司，他：特別企画（7） 医療安全―患者と医師が信頼しあえる外科医療を目指して．2．手術はどのようにうまく行われているのか：手術チームのコミュニケーション解析．日外会誌（in press）．
3) Third Global Ministerial Summit on Patient Safety. Tokyo Declaration on Patient Safety. https://www.mhlw.go.jp/psgms2018/pdf/document/10-1_Document.pdf
4) 第3回閣僚級世界患者安全サミット患者安全に関する東京宣言．https://www.mhlw.go.jp/psgms2018/pdf/document/10-2_Document.pdf
5) Hollnagel E, Braithwaite J, Wears RL (ed.). Resilient Health Care. Farnham: Ashgate; 2013.
6) エリック・ホルナゲル，ジェフリー・ブレイスウェイト，ロバート・ウィアーズ（編） 中島和江（訳）．レジリエント・ヘルスケア―複雑適応システムを制御する―．大阪大学出版会；2015．
7) Sara Riggare — Not patient but im-patient. http://www.riggare.se/
8) RESILIENT HEALTH CARE. https://resilienthealthcare.net/
9) Wears RL, Hollnagel E (ed.). Resilient Health Care, Volume 2: The Resilience of Everyday Clinical Work. Boca Raton: CRC Press; 2015.
10) Braithwaite J, Wears RL, Hollnagel (ed.). Resilient Health Care Volume 3: reconciling work-as-imagined and work-as-done. Boca Raton: CRC Press; 2017.
11) Hollnagel E, Braithwaite J, Wears RL (ed.). Delivering Resilient Health Care. London: Routledge; 2018.
12) Braithwaite J, Hollnagel E, Hunte GS (ed.). Working Across Boundaries: Resilient Health Care, Volume 5. Boca Raton: CRC Press; 2019.

第6章 ヒューマンファクターズとレジリエンス・エンジニアリング

ヒューマンエラーと医療安全

　ヒューマンエラーという概念が医療界に持ち込まれたのはいつからだろうか。先見的な人たちは，ずっと前からヒューマンエラーやヒューマンファクターズの重要性を強調していたが，一般的には，1999年に社会的に注目される医療事故が相次ぎ，医療界が真剣に医療事故防止に取り組み始めてからだろう。医師の処方ミス，手術ミス，看護師の患者人違い，輸液速度設定誤り，薬剤師の医薬品取り違え，検査技師の検体間違え，X線線量設定誤りなど，医療現場で多くのヒューマンエラーが起きていることが明らかになった。医療事故の主要な要因は医療者のエラーと考えられ，医療事故と医療過誤はほとんど同義語となった。

　当時の医療現場では，初歩的なフールプルーフ設計もフェイルセーフ機構も組み込まれていないエラー・プローンな（失敗を誘発するような）機器が数多く使われていた。手近にあって便利だからと言う理由で注射器を消毒液の計量に使ったり，致死性の医薬品とホルモン剤が並んで表示され，クリック一つでどちらでも簡単に選べる処方システムを使っていたりするなど，エラーやリスクに対する感性も鈍いと言わざるを得ない状況だった。医療界は産業界からヒューマンファクターズの専門家を呼んで，「先進的な」ヒューマンエラー対策を学び始めた。

　ヒューマンファクターズの教えの典型は図1に示すSHELモデルである[1]。中央のL（Liveware）は作業者，あるいはエラーをおかす当事者。そ

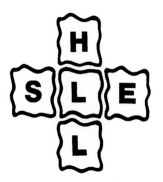

S：Software
H：Hardware
E：Environment
L：Liveware

図1　SHELモデル[1]

れを取り囲むSHELはシステムの他の要素であるSoftware, Hardware, Environment, Liveware（共同作業者や上司）を表す。各要素の間が直線ではなく波線で描かれているのは，中央のLと他のシステム要素のインターフェイスをうまく接合させないとLのパフォーマンスが悪くなることを示している。「ヒューマンエラーは人間とシステムのミスマッチから起きる」という言葉で表現される信念である。なお，現在ではSHELモデルにマネジメントのmを加えたm-SHELモデルがよく紹介されるが，これは後述する組織事故の考えが生まれた後に付け加えられたものである。

　従来，ミスをおかした当事者に「もっと注意をしろ」「これからは気をつけろ」と叱責するだけで，効果的な対策がとられず，同種事故を繰り返していた医療界が，ようやくシステムの視点でヒューマンエラーを考えるようになった。いわゆる「システムズ・アプローチ」である。そもそもヒューマンエラーという概念はシステムの中で定義されてきたものなのである。決して単なる「人間の失敗」を意味するものではない。たとえば，Salvendiが編集した"Handbook of Human Factors"[2]には「ヒューマンエラーとはシステムによって定められた許容限界を超える人間行動の集合の1要素である」と書かれている。

　医療界では2000年にアメリカで刊行され，同年直ちに邦訳も出版された"To Err is Human"（人は誰でも間違える）[3]が大きな話題となり，人は誰でもミスをするのだからシステムで予防しなければならないという考え方がようやく受け入れられるようになった。

システムズ・アプローチから組織マネジメントへ

　1986年に起きたスペースシャトル・チャレンジャー号の爆発事故とチェルノブイリ原子力発電所事故をきっかけとして，ヒューマンファクターズの関心は作業の設備，環境，管理の側面から組織へと大きく転換し，1990年代には安全文化の醸成や測定，安全マネジメントを組織的に取り組むためのしくみ作りに力点が置かれるようになった。

　医療界は安全対策にヒューマンファクターズを本格的に取り入れたのが遅かったため，上記のシステムズ・アプローチと同時に組織へのアプローチも始められた。病院においては，医療安全管理室等リスク・マネジメント部門の設置，安全情報を共有し対策を議論する会議体の創設，専任リスク・マネージャの任命，インシデントやヒヤリハット体験の報告制度，病院機能評価などがここに位置づけられる。

　医療安全マネジメントの源流の一つは品質管理の国際規格であるISO9001である。品質マネジメントにおいては，品質の水準を維持し，さらに高い水準を目指して改善するためのプロセスが重視される。目標を達成するためのプロセスを定め（Plan），それを実行し（Do），その効果を検証し

(Check)，計画の修正をする（Act），いわゆるPDCAサイクルを回すこと，そのためのルールを定め，体制を作り，記録を付ける。目標と達成された成果との比較から次の目標や計画の修正を図るためには，目標の数値化が求められる。これらのマネジメントの仕組みが整っていて，きちんと運営されていることを外部機関が監査して，評価，認証を行い，お墨付きを与える。後に生まれたISO14001（環境マネジメント），OHSAS18001（労働安全衛生マネジメント），病院機能評価の認定制度，我が国の公共交通事業者に義務づけられている国土交通省による運輸安全マネジメント制度，食品製造・加工の安全衛生を保証するための工程管理システムであるHACCP（ハソップ）なども同類である（図2）[4]。

　安全マネジメントシステムの導入は，ヒューマンエラー防止の努力を現場第一線に任せるのでなく，トップマネジメントを含んだ組織全体で安全に取り組む体制を構築するのに役立ったが，会議の増加や文書の増大を招き，安全スタッフはそれらの運営・管理，内部・外部のマネジメント監査への対応に忙殺されることになった。にもかかわらず，外部監査はともすれば形式的な文書チェックになりがちで，実質的な安全活動を評価することは難しい。HACCP承認工場で製造された乳製品による食中毒事件，運輸安全マネジメント監査を受けていた鉄道会社による必要な線路保守作業の不履行とデータ改ざんなどは，マネジメント評価制度が事故防止に役立たなかった例である。

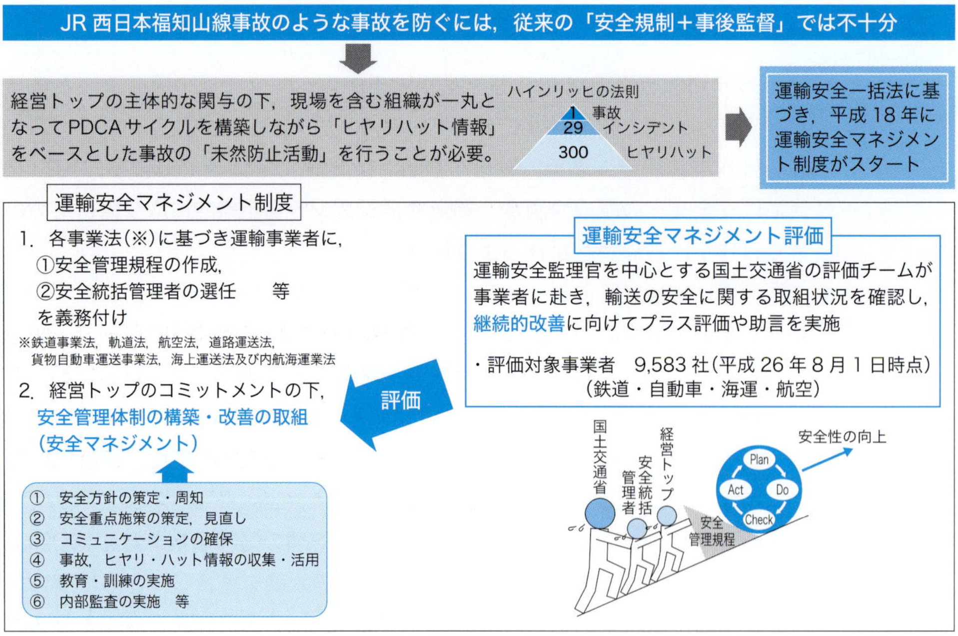

図2　運輸安全マネジメント制度[4]

これまでのアプローチの限界

　作業や機器設備のリスク・アセスメントが体系的に行われておらず，紛らわしい表示，扱いにくい装置，簡単に実現できるはずのフールプルーフやフェールセイフが取り入れられていない機器が作業現場に当たり前にあった時代には，システムズ・アプローチが事故リスク低減に大きな効果があった。組織として安全がトッププライオリティーに位置づけられていなかった時代，あるいは組織のトップや現場管理者が安全をないがしろにし，生産性・効率性ばかりを追究している組織には，安全マネジメントシステムの導入が必要だし，場合によってはそれを強制しなければならない。

　しかし，これらのアプローチがある程度成功し，インシデントの発生が稀な頻度になったとき，弊害が生まれる。たまに事故やインシデントが発生したとき，安全マネジメントシステムは，事故の要因を徹底的に調べ，再発防止の対策を講じることを求める。安全マネジメントを担う専従部門や会議体は，事故やインシデントになる前のエラー，ヒヤリハットを「事故の芽」として扱い，それらの低減にも力を入れる。事故は滅多に起きなくてもヒューマンエラーはどの組織でも頻発するので，その件数は数値目標のかっこうの対象である。システムズ・アプローチに取り組んだことによって設備や装置の改良がコスト・パフォーマンスの限界まで進んでいる現場においては，ヒューマンエラーの物的対策（SHEL モデルにおける H と E）はせいぜい，警告表示，注意書きの追加だけに終わり，マニュアルやルールの改訂と追加（SHEL モデルにおける S と L）に向かわざるを得ない。マニュアルが守られていなかった場合には「マニュアル遵守」という対策となり，マニュアルを守らせるための巡視や監視が強化されたりもする（m-SHEL モデルの m）。

　この背景には，事故が起きるのは人間が失敗するからであり，人間が決められたことを決められた通りに行えば安全は保たれるという信念がある。また，エラーや事故には必ず原因があり，その原因を取り除けばエラーや事故がなくなるという信念もある。

　しかし，決められたことを決められた通りに行うだけで本当に安全は保てるのだろうか。そもそも人間はミスをして安全を損なうだけの存在なのか。人間が本来危険なシステムを安全に動かしているのではないのか。1万回のうち1回失敗して事故が起きたとしても，残りの9999回は成功していたのではないか。その成功は決められたことを決められた通りに行ったからなのか，それとも変動する外部条件に柔軟に対応することで達成されたものなのか。

レジリエンス・エンジニアリング

　21世紀に入って数年した頃に，HollnagelやWoodsらを中心とするヒューマンファクターズの一部の専門家たちは，安全マネジメントの新しい考え方である「レジリエンス・エンジニアリング」を提唱し始めた[5]。彼らは，複雑なシステムにおいては，組織と人のレジリエンス（弾力性）が危険なシステムを安全に機能させていることを指摘し，レジリエンスを高めることを安全マネジメントの目標にすべきであると主張した。

　ヒューマンエラーに関して，レジリエンス・エンジニアリングは表1に挙げるような様々な面で従来のヒューマンファクターズの定説と異なる立場をとる。そもそも，複雑系の中での事故は単純な因果関係で発生するのではなく，システムの機能が共鳴して「創発する」（emerge，「発現する」とも訳される）ものであると考えるので，エラーの原因を上流に遡って調査し，その原因を取り除けば事故の再発を予防できるとは考えない。この意味では，システムズ・アプローチとも組織マネジメント・アプローチとも一線を画している。

　レジリエンス・エンジニアリングはETTO（Efficiency-Thoroughness Trade-Off），FRAM（Functional Resonance Accident Model），WAI/WAD（Work As Imagined/Work As Done），Safety-I and Safety-IIなど様々な新しい概念を提唱して，ヒューマンファクターズに新風を吹き込んできた。その中で筆者がもっとも重要だと考えるのがSafety-I（第1種の安全）とSafety-II（第2種の安全）である[6,7]。

　これまで，安全とは事故が起きないこと，リスクが許容できるレベルより低い状態など，ネガティブな事象を基準に定義されてきた。安全の指標は事故率であり，安全の目標は事故を起こさないことに向けられてきた。Hollnagelはこの考え方をSafety-Iと呼ぶ。Safety-Iは失敗を減らすことにのみ

表1　従来のヒューマンファクターズとレジリエンス・エンジニアリングにおけるヒューマンエラー観の対比

従来のヒューマンファクターズ	レジリエンス・エンジニアリング
・システムは基本的に安全に設計されている／されるべきである ・システムの構成要素の中で人間がもっとも脆弱な要素である ・ヒューマンエラーはシステムの安全を脅かす最大の要因である ・ヒューマンエラーを分析して対策することがシステムの安全確保に最も重要 ・エラーを最小化する作業手順を定めて，それを守らせることが事故防止に有効である	・システムは本質的に危険なものである ・人間と組織の柔軟性が危険なシステムを安全に機能させている ・失敗事例より成功事例，すなわち日常の業務実態に注意を向けるべきである ・現場第一線は定められた作業手順に調整を加えて外乱や変動に対処し，システムパフォーマンスに対する多様な要求に応えている ・レジリエンスを高める方策が安全確保に重要である

関心を払い，成功を維持することや増やすことに興味がない。安全担当者は失敗事例の報告を受け，統計をとり，次の年度には失敗の数を半減させる，あるいはゼロにすることを目標に定める。失敗を減らす対策は往々にして手順を増やしたり複雑化させたりすることを伴うので，生産性にとってはマイナスとなる。そのため，安全部門と生産部門は対立し，妥協点が探られる。大きな事故の後では安全部門の意見が通りやすくなり，無事故が続くと安全部門は力を失う。

　Safety-IIは失敗ではなく成功に目を向ける。安全は悪い結果が起きない状態ではなく，よい結果が続く状態と再定義される。成功と言っても，困難な状況を切り抜けたヒーロー物語ではない。毎日の業務を無事に遂行している現場第一線の努力のことである。マネジメント部門が想定している現場の仕事（WAI：Work-As-Imagined）と，実際に現場で行われている仕事（WAD：Work-As-Done）との間には常にズレがある。決められたとおりに決められたことだけをやっていたのでは求められるパフォーマンス水準を達成できないからである。

　現場は，与えられたリソース（金と設備と人員と時間）の範囲内で，マネジメント部門や，顧客や，患者や，社会から求められるパフォーマンス水準を達成するために「調整」（adjustment）を行わなければならない。この調整は失敗を防止することだけに目を向ける立場から見るとリスクである。調整を禁止したほうが安全なのだ。しかし，この調整によって日々の成功が生み出されている。調整を禁止すれば成功も減るだろう。おそらく失敗が減る以上に成功が減るに違いない。なぜなら，日々の業務の圧倒的多数が「成功」だからである。

これからの安全マネジメント

　インシデントやヒューマンエラーから学び，その要因を排除して再発を予防するというSafety-Iの手法を捨てる必要はないし，そうすべきでもない。しかし，失敗にばかり注目して，失敗のたびにその再発を予防する対策を続けてきたために，マニュアルが増え，現場の仕事は窮屈で融通のきかないものとなり，現場力が衰えてしまったのではないだろうか。決められたことを決められた通りに行うだけの仕事にやりがいが見いだせるだろうか。安全マネジメントが現場の意欲を奪っているという現実があるのではないのか？

　大谷らの研究によれば，働く人の仕事の誇り（職業的自尊心）が安全態度と業務意欲を高め，安全行動意思へとつながっている（図3）[8]。この「職業的自尊心－安全行動意思モデル」は製造業や運輸業のみならず，病院での調査でも検証された。

　失敗を防ぐために仕事のやり方を型にはめ，決められたことだけを決めら

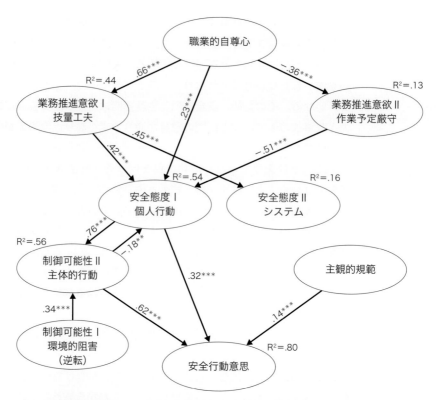

図3 職業的自尊心－安全行動意思モデル（構造方程式による調査データの分析結果）[8]
矢印に添えられた数値（パス係数）は因果関係の強さを示す。負の値は逆の因果関係を表す。楕円の肩に添えられた数値（R^2：決定係数）は影響を及ぼす全ての概念変数によって説明される程度を示す。

れた通りに行うことを強要すれば，仕事の誇りは消えてしまうだろう。現場第一線の社員・組織は自分で考えることをやめ，言われたこと以外は手を出さず，細かなことまでお伺いを立てるようになるだろう。それでは，医療の質も安全も，いまの水準を維持するのがやっとだろう。想定外のことが起きたら，安全性も医療サービスも崩壊するに違いない。

　レジリエンス・エンジニアリングは安全マネジメントについて，次のことに留意すべきことを教えてくれた。

(1) 成功と失敗，よい医療サービスの提供と安全とを切り離して考えないこと
(2) 失敗ばかりに目を向けて失敗の撲滅ばかりを目標にしないこと
(3) WAI と WAD の違い，現場で行われている adjustment など，現場の作業実態の理解に基づく対策，施策をとらなければならない

　これらを，これからの医療安全マネジメントの基本理念とすることを提案したい。

> **Point**
> ・医療安全の歴史はヒューマンエラー対策として始まり，システムズ・アプローチと組織マネジメントを中心に発展してきた。
> ・複雑な社会技術システムにおいて，システムを安全に機能させているのは，個人や組織のレジリエンスである。
> ・これからの医療安全マネジメントには，失敗をなくすことを目標としたSafety-Iだけでなく，レジリエンスを高めることを目標としたSafety-IIが必要である。

参考文献

1) Hawkins FH. Human factors in Flight (2nd Ed.). Aldershot, UK: Ashgate; 1987.
2) Salvendi MS. Handbook of Human Factors, Wiley-Interscience; 1987.
3) Institue of Medicine. To Err Is Human: Building a Safer Health System, Washington D. C: National Academy Press; 2000. 医学ジャーナリスト協会（訳）．人は誰でも間違える：より安全な医療システムを目指して，日本評論社；2000.
4) 国土交通省，運輸安全マネジメント制度とは？，http://www.mlit.go.jp/unyuanzen/outline.html（2016年6月20日参照）
5) Hollnagel E, Woods DD & Leveson NC (eds.). Resilience Engineering: Concepts and Precepts, Aldershot, U.K.: Ashgate; 2006. 北村正晴（監訳）．レジリエンス・エンジニアリング：概念と指針，日科技連出版社；2012.
6) Hollnagel E. Safety-I and Safety-II, Aldershot, U.K: Ashgate; 2014. 北村正晴・小松原明哲（監訳）．Safety-I & Safety-II：安全マネジメントの過去と未来，海文堂；2015.
7) Hollnagel E. Safety-II in Practice, Routledge. 2018. 北村正晴・小松原明哲（監訳）．Safety-IIの実践　レジリエンスポテンシャルを強化する，海文堂；2019.
8) 大谷華・芳賀繁，安全行動における職業的自尊心の役割：計画行動理論を用いた職業的自尊心─安全行動意思モデルの開発，産業・組織心理学研究，2016；29（2）：87-101.

第7章 すぐれたレジリエンスを実現するために ─安全人間工学の視点から

患者が医療に求めるもの

患者は医療機関に対し，"質のよい"医療サービスが，"確実に"かつ"安定的に"供給されることを期待する。

①「質」

その患者にふさわしい，レベルの高い医療が提供されることが何よりも求められる。コアとなるものは医学的な意味での医療であるが，さらには患者の状態，状況に応じての声掛けや患者説明，生活ぶりに応じての適切な生活指導などということも含まれる。低質な医療が提供されると，事故になる。

②「確実」

提供される医療に誤りのないことである。医療の提供プロセスに間違いがあってはならない。患者間違い，医薬品の投与失念，医療機器の操作誤りなどが生じれば，事故になる。

③「安定」

医療の提供が途絶してしまうと，事故になる。例えば，突然の臨時休診は，薬の手持ちが切れた慢性患者にとって恐怖である。災害により血液透析ができなくなると，透析患者の命が脅かされる。

これら3つの観点において医療安全への取り組みが求められる。その取り組みは事故が「起きてから対応」という後追い（再発防止型）でよいはずはなく，「予見して対応」という先取り（未然防止型）である必要がある。そのためには，どのような医療事故が起こり得るか，事故をもたらす要素が生じ得るかを予見し（表1），生じる前に対策を講じていくことが求められる。対策としては次の二つが基本となる。

表1 代表的な安全への脅威となる要素

医療安全への取り組みの観点	安全への脅威となる要素	脅威の例
質	低質な医療	医療提供者の専門性の低さ
確実	ヒューマンエラー	し忘れ，し間違い，思い違い，思い込み，手抜き
安定	社会要因	侵入盗，放火，電子カルテシステムのハッキング。診療妨害をする患者や家族
	自然要因	豪雨・豪雪，突風，地震などの気象。昆虫やネズミなどの小動物による感染，施設障害
	機械要因	診療機材や施設設備の故障。電子カルテシステムのシステム障害
	計画要因	医療サービスの提供能力を上回る患者の殺到
	人的要因	医療スタッフの欠員，欠勤

■脅威の出現を減じる

質：スタッフの専門性にふさわしい医療が提供されるよう，診療科を限定する。これにより患者の多様性を減じる。

確実：エラーを撲滅する。業務環境の改善や手順書の作成，業務標準化，注意喚起などのいわゆるヒューマンエラー防止活動を行う。

安定：不審者が侵入しないよう防犯対策をしっかり行う，機材は不具合を起こさないよう技術リスク管理を徹底するなどにより，安定に対する脅威を減じていく。

■安全阻害要素の出現に柔軟に対応する

　前述した安全への脅威を減じる活動は極めて重要であり，まずはこれらに取り組む必要がある。これらは，ヒューマンファクターの国際的権威であるE. Hollnagel教授のいうSafety-Iにつながる活動と言えるだろう[1]。しかしながら，それら脅威の出現を皆無にすることはできず，限界があることは事実である。

　質の対象である患者の標準化はできるはずもなく，個別性もあるし，容態も時々刻々変化する。

　確実についても，ヒューマンエラーを根絶することは不可能ですらある。なぜならエラーをもたらす原因・要因を無くすことは出来ないからである。ヒューマンエラーの説明モデルとして有名なSHELモデル（図1）が，そのことを語っている。SHELモデルは中心にあるL（liveware：本人）と，周辺にある業務要素としてのSHEL（S：Software　手順書などの情報，H：Hardware　道具や器材，E：Environmenet　業務環境，L：Livware　他の

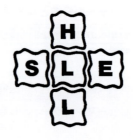

図1　SHEL モデル（F. H. Hawkins による）

スタッフ）との間に隙間が開くとエラーが生じると説明する。ここで各要素は波打つ四角で囲まれているが，これは要素の状態が常に変動していることを示しており，それに応じた柔軟な対応により隙間を埋めていくことの重要性を示している。

　安定についてもそうで，例えば気象はそもそも制御不可能である。

　つまり，医療現場は「生きている」。応用問題が常に出題されているようなものである。そうであれば，出題された応用問題に対しては，スタッフが実力で対応し，乗り切るしかない。その考え方がレジリエンスということになる（これは Hollnagel のいう Safety-II につながることである）[1]。レジリエンスの力があればあるほど，大きな問題，入り組んだ問題を，的確に，迅速に，平時のこととして淡々と解いていくことができる。つまりレジリエンスは，安全を成就するための能力ということができる。

レジリエンスの能力を高める

　レジリエンスは出現する応用問題に柔軟に対応することであるといっても，場当たり，出たとこ勝負，泥縄対応をいうものではない。仮にそれで成功したとしても，それは単なるラッキーにしかすぎないことである。確実な成功を求めていくためには，次の2点について，平素からの相応の準備，対応が必要となる（図2）。

■資質の向上

　Hollnagel はレジリエンスのモデルとして「Anticipate：予見」「Moni-

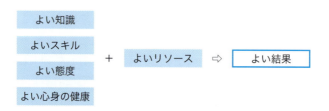

図2　よいレジリエンスを実現するには資質とリソースが必要

tor：監視」「Respond：対応」「Learn：学習」[2] を示している。この行動を実現できるよう，次の4点についてのスタッフ資質のレベルアップが必要になる[3]。これらはレジリエンスのためのコンピテンシーを形成するものとなる。

- K（Knowledge：知識）：生理，解剖，薬理等を始めとする専門知識，ヒューマンエラーをもたらす人間特性や安定を損なう諸事象に関する知識，またそれらへの対処方法の知識を豊かに持っていること。俗にいう「原理原則を知る」「ひきだしの多さ」である。
- S（Skill：スキル）：医療手技のスキルや，脅威に対処していくためのスキルのレベルが高いこと。テクニカルスキルのみならず，気づきのための状況認識力や，対応のためのコミュニケーションスキルなどノンテクニカルスキルも求められる。
- A（Attitude：態度）：応用問題に対処するのは自分しかいないと自分を鼓舞し，取り組んでいく前向きの態度。その根底に，医療ではヒポクラテスの誓いやナイチンゲールの誓詞が存在しているのだろう。
- H（Health：心身の健康）：自身の心身の状況が良好であること。健康であることが，自ら考え応用問題に取り組む前向きな行動につながる。

■リソースの準備

効果的なレジリエンスを行うための良質なリソースを準備すること。スタッフの資質が高くとも良質な資機材が不足していては如何ともしがたい。結果，「ないまま作業」（必要な道具がないまま，あり合せのもので対応する）となり，応用問題に適切に対応できなくなる。

レジリエンスを確実なものとしていくために

前述した資質を高めることは必要ではあるが，それだけでは良質なレジリエンス行動への展開には十分とはならない。いくつかのポイントが存在する。

■Anticipate へのポイント

図3は何に見えるだろうか。若い女性？　それとも老婆？　両方きちんと認識できただろうか。

これは19世紀から伝わる作者不明の有名な「だまし絵」だが，女性と老婆のうち，他方しか気づかなかった方は，もう一方による事故を招く恐れがある。なぜなら気づけなければ対処できないからである。これは"人は見たいもの，知っているものしか見ない"（WYSIWYE（What you see is what you expect））という人間の特性があるからである。おそらく，他方しか気づかなかった方は，無意識のうちにそれを期待していたのであろう。これは脅威の出現を見落とすという落とし穴にもなり得るが，逆に幅広く期待を

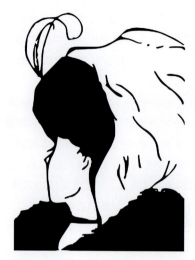

図3　妻と義母（My Wife and My Mother-In-Law）

持っていれば，見落とすことなく脅威に気づけるという利益にもなる．危険予知（KY）やインシデントレポート，症例報告を読むことなどは，Anticipate を高めるポイントとなる．

■Monitor のポイント

　手術中に人工呼吸用の蛇管が外れ，それに誰も気付かず患者が低酸素状態となる医療事故が生じた[4]．この事故では，生体情報アラームの吹鳴に手術室の誰も気付かなかったことが推察されている[4]．手術が山場に差し掛かり，スタッフがそれぞれ，自分の担当に集中してしまっていたのであろう．

　人間は一つのことに集中してしまうと，他のことが意識に上りにくくなる．このため，脅威の出現に気づけないことにもなる．状況が時々刻々，多様に変化する状況においては，一つのことに長時間集中をしてしまうのではなく，ときどき周囲を見回し，状況を再確認することが望ましい．また，一歩引いた位置から全体の状況を俯瞰する立場の人が，脅威へのモニター役（見張り役）として存在することが望ましい．

■Respond のポイント

　2003年2月に韓国大邱市の地下鉄で車内火災があった．この時には，車内に煙が漂っているにもかかわらず，だれも避難しようとせず，結果，逃げ遅れて大勢の人が亡くなった[5]．列車内に煙が漂っているにもかかわらず，「火災などあり得ない」と思っていたためと推察されている．人間は"明らかに異常とは言えない通常ではない事象"に対して，"大丈夫"などと自分に言い聞かせてしまい対応の遅れを招いてしまうことがある．これを"正常性バイアス"と呼ぶ．新人看護師が患者の状態の変化に気づいても，「たぶん大丈夫」「もう少し様子を見てから」と，医師への連絡をためらい，対応

が遅れることもそうである。

　対応の遅れにつながるバイアスとしては，"サンクコストの呪縛"といわれるものもある。それまでに多くの時間や労力，金銭などを投入していると，危険ラインに達していても，あともうちょっとだから，と自分を励まし撤退できないということである。例えば，難手術で，あともう少しで病巣が切除できる，というときに，患者の状態が悪化していること（脅威の出現）に気づいても，そのまま手術を継続してしまいたくなる，ということもないとは言えないのではないだろうか。

　"正常性バイアス""サンクコストの呪縛"といったバイアスに引っかかり対応に遅れが生じないようにするためには，あらかじめ脅威に対して対応を始める基準を明確に定め，共有しておくことがポイントとなる。

チームでのレジリエンス

　チームメンバーそれぞれがレジリエントに力を合わせて業務にあたっている時には，それらの行動が噛み合えば，素晴らしいチームのパフォーマンスを上げることができる。俗に言われるように，1＋1が3にも4にもなる，ということである。管弦楽であれば，メンバーの息が合えば素晴らしいパフォーマンスを上げられる。仮にだれか一人が不調であっても，それをさりげなく他のメンバーが補うことすらできるだろう。しかし噛み合わないと，如何にひとりひとりの資質が高く，名器を使っていても不協和音が生じ，事故になってしまう。その事故を避けるために，楽団であれば楽譜に忠実に従ってロボットのように演奏するというやりようもあるかもしれないが，その時の聴衆と一体となった，温かみのある個性ある演奏にはならないだろう。

　チーム医療もそうであり，楽団以上に重大なことになるのではないだろうか。さまざまな脅威はいつ出現するか分からず，しかしいざ出現した際には，メンバーが協調しながらレジリエントに迅速に対応しなくてはならないからである。

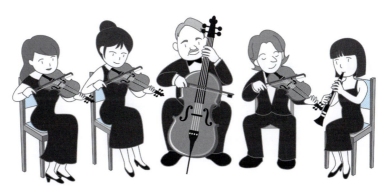

図4　個人資質と名器だけでは，調和したよい演奏にならない

レジリエンスの齟齬により生じる事故を Hollnagel は機能共鳴型事故[6]といっている。機能共鳴型事故を避け，さらにはお互いに調和し，チームとしてのパフォーマンスを高めていくためには何が必要とされるのだろうか。

事例）手術中のボスミンの事故[7]

手術中，執刀医は皮下注射するつもりで"ボスミン"とだけ指示したところ，看護師は外用のボスミンを手渡し，結果，高濃度の外用ボスミンが注射され，患者が危篤状態に陥った。

この事故では，医師は皮下注射の前提で発話し，看護師は外用の前提で応じている。コミュニケーションが不完全であったということである。しかし，一般に，発話者と聴取者はコンテクスト（状況・文脈）を共有することにより，その状況において最低限しか発話しない[8]。それにより不完全な発話であっても，冗長な会話は避けられ，共同作業を迅速に進めることができる。

例）A：「今日は寒いねぇ」
　　B：「鍋！」
　　A：「魚だな」
　　B：「高いよ」

このやりとりで話が十分通じるのは，コンテクストが共有されているためである。しかしコンテクストが共有されていない（異なるコンテクストをそれぞれが有している）と，管弦楽団であれば不協和が生じ，鍋の例であれば話が通じず，医療であれば先のボスミンのような事故が生じてしまう。

正確性を期す言い方はもちろん重要だが，特に状況が時々刻々変化する中でのチーム作業では，状況共有を図ることがそれ以上に重要となる。SBAR（Situation-Background-Assessment-Recommendation）や，タイムアウトなどのノンテクニカルスキル（テクニック）は，チームのレジリエンスを首尾よく進めるためのポイントとなる。

WAI と WAD の乖離を防ぐ

■WAI がもたらす規則違反

業務においては「やり方」が定められ（WAI：Work-As-Imagined），それに従った行動がなされることが望まれる。その「やり方」は事前にマニュアルなどに記述され，現場に与えられている必要がある。先の管弦楽団でも楽譜は必要であり，それを標準に，その時の状況に合わせて柔軟な演奏が求

められる（WAD：Work-As-Done）。

しかし，その「やり方」が現場の実状から乖離していると，WAIは標準としての役割を果たせなくなり，それから著しく逸脱した行為がなされ，事故になってしまうこともある。これは規則違反（violation）であるが，果たして違反を起こした本人の問題なのだろうか？

事例）人工呼吸器の事案[9]

弱い自発呼吸ができる筋ジストロフィの患者では，人工呼吸器のマスクを外し，口腔ケアが行われることがある。ただしマスクを外し1分間経過すると，低圧アラーム（マスク脱落アラーム）がけたたましく吹鳴する。その時には，リセットボタンを押し，口腔ケアの手技を継続する（正しい手順）。

しかし，両手で口腔ケアの手技をしていると，アラームが鳴るたびに，リセットのために手技を中断してケア用具をいったん盆に置くことになり，口腔ケアに要する時間が延び，患者に苦痛を与える。また低圧アラームが鳴ると，マスク脱落と思った他のスタッフが駆けつけ，さらに同室の患者からはうるさいとのクレームも出ることがある。結果，呼吸器のスイッチをオフにして手技をする例がありえる（正しい手順から逸脱したやり方）。このやり方では，手技後，マスクを戻したもののスイッチオンを失念し患者を窒息死させる事故をもたらしかねない。

仮に事故が生じた時に，それを「正しい手順」通りにやらなかったスタッフの責任として片付けてしまうことは安直である。「正しい手順」といえども，現場の実状に則さなければ，標準にもなり得ず，現場では受け入れられない。現場は，安全はもとより，患者に苦痛を与えないこと，他のスタッフや同室患者に迷惑をかけないことなど，さまざまな目標を満たさなくてはならない。それらすべてを考慮したうえで，図1に示したSHELモデルの諸要素に関わる業務システムが設計される必要がある。そうした全てが慎重に考慮されたうえでの手順こそが，正しい手順であり，望ましいWAIと言えることになる。先の人工呼吸器の事案であれば，ケア用具を手にしたままリセットできる人工呼吸器のデザインや，病室の患者配置，他のスタッフとの連携，手早く的確に口腔ケアをするためのスキル訓練などの全体が考えられたうえで，手順（WAI）を考えていく必要があるだろう。

■現場の実情に合わせたWAI設計のために

WAIとWADの乖離は，事故につながる。このことは人間工学において「設計者の意図（机上）」と「ユーザの意図（現実の状況）」の合致課題として従来から扱われてきた。

往々にして設計者は，現場の実状を机上で理想的に作り上げ（時には全く想像もせずに）システムの仕様を決定する。しかしこれでは現場の実状に適

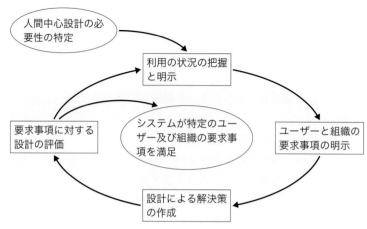

図5　人間中心設計プロセス（JIS Z8530）

合したシステムにはならない。この問題を解消するには，設計者がユーザのおかれた実状を理解し，それに沿ったシステム設計を行うしかない。

　人間工学ではこの考え方に立ち，人間中心設計プロセスを示している[10]。もともとは対話型システムのユーザビリティデザインのために提案されたものであるが，人が関わるシステムに広く通用する，設計の基本プロセスである。

　人間中心設計プロセスでは設計者は「利用状況の把握と明示」「ユーザと組織の要求事項の把握」「設計解の作成」「要求事項に対する設計の評価」の4ステップを踏むことを求めており，中でも利用状況の把握を重視する。利用状況とは，要は，だれが，いつ，どこで，どのように，何のために，ということであり，把握のためには実状の観察が必要となる。実状の把握に漏れがあると，従うことができないシステム（WAI）ができてしまうからである。

まとめ

　レジリエンスは，状況の変化（脅威の出現）といった応用問題の出題に臨機応変に対応することで安全裏に業務目的を達成するための大変魅力的なアプローチである。医療に限らず，「生きている現場」に不可欠なアプローチと言える。

　ただし，現場の臨機応変と言っても，現場任せを言っているのでは決してない。レジリエンスによる安全には，少なくとも次のマネジメントが必要なのである。

・減じられるのであれば，脅威の出現を減じること
・レジリエンスの資質を高める教育訓練，啓発を行うこと
・レジリエンスに必要なリソースを準備しておくこと
・レジリエンスを確実なものにするためのポイントを押さえること

・チームのレジリエンスにおいては，状況の共有がポイントとなること
・現場の実状を踏まえた WAI が設計されること

これらのマネジメントを適切に行っていくことで，安全は青天井に成長，発展していくものとなる。

> **Point**
> ・レジリエンスは，生きている現場において，安全性と生産性を両立しつつ，柔軟に応用問題を解くためのアプローチである。
> ・チームや組織がレジリエンス力を発揮するためには，個人のコンピテンシーに加えリソースが必要であり，またそれらが全体として調和されていなければならない。
> ・安全のための WAI が WAD と解離しないよう，人間中心設計プロセスに従ったシステム設計を行うことが必要である。

参考文献

1) Hollnagel E 著　北村正晴・小松原明哲監訳．Safety-I & Safety-II　安全マネジメントの過去と未来，2015，海文堂；2015．
2) Hollnagel E 他著　北村正晴・小松原明哲監訳，実践レジリエンスエンジニアリング―社会・技術システムおよび重安全システムへの実装の手引き―，日科技連出版社；2014．
3) A. Komatsubara. When Resilience does not work, in Remaining Sensitive to the Possibility of Failure ed. by Hollnagel E, Nemeth CP, Dekker S, Ashgate; 2008.
4) 神奈川県立がんセンター，神奈川県立がんセンターの医療事故に関する事故調査委員会報告書　平成 20 年 12 月
5) 韓国地下鉄火災事件における「多数派同調バイアス」と「正常性バイアス」，防災技術研究所ホームページ：http://www.bo-sai.co.jp/bias.htm（2016.4.25 閲覧）
6) Hollnagel E, Nemeth CP, Dekker S（著）小松原明哲（監訳）．社会技術システムの安全分析　FRAM ガイドブック，海文堂；2013．
7) 公益財団法人日本医療機能評価機構医療事故防止事業部，医療事故情報収集等事業　第 33 回報告書（平成 25 年 1 月～3 月），135-147，平成 25 年 6 月 27 日
8) 今井邦彦．語用論への招待，大修館書店；2001．
9) （独）国立精神・神経医療研究センター病院医療事故調査委員会，人工呼吸器停止・モニター停止による死亡事故に関する医療事故調査委員会中間報告書，平成 24 年 10 月 18 日
10) ISO 9241-210: 2010, Ergonomics of human-system interaction – Part 210: Human-centred design for interactive systems（JIS Z8530 - 2000 人間工学―インタラクティブシステムの人間中心設計プロセス）

第8章 ポリファーマシーと複雑適応系について

はじめに

　医療界で最近，話題になっている問題の1つがポリファーマシーである。日本語では多剤併用と翻訳されるが，ポリファーマシーという言葉のまま使われることが多い。ポリファーマシーの定義は，1人の患者に対しておおむね5種類以上の処方が行われている場合をいう[1]。また，平成28年の診療報酬改定では，6種類以上の内服薬を2種類以上減薬した場合に，入院患者においては薬剤総合評価調整加算を，外来患者においては薬剤総合評価調整管理料を算定できるようになったことから，6種類以上というのも1つの定義と考えることができる[2]。

　ポリファーマシーが問題になるのは，有害事象を招きやすいからである。その原因として，薬剤の種類が多くなるほど有害事象が発生する可能性が単純に高くなるということ，薬剤の相互作用が有害事象を招く可能性があるということ，そして有害事象の原因となっている薬剤を数多くの処方薬の中から見つけ出すのが困難になること，などである。

　以下，筆者が経験した薬剤有害事象の1例を通じてポリファーマシーの問題を考え，この発生要因，解決法，予防法を複雑適応系の観点から述べたい。

症例

　症例は80代の男性で，主訴は「最近，暴言を吐くようになった」である。既往歴として10年前に脳内出血を発症しているが保存的治療の後に回復し，左同名半盲は残ったものの最終的に自宅退院した。併存症として，高血圧と13年前からのパーキンソン病がある。

　現病歴は以下のとおりである。X年3月に脳内出血が再発し，筆者の勤務する独立行政法人国立病院機構大阪医療センター（以下，大阪医療センター）脳神経外科で入院加療を行った。特に手術を要さず，保存的加療の後にリハビリテーションを目的として同年4月にA病院に転院となった。その後，歩行可能な状態となったため，同年8月にmodified Rankin Scale（mRS）3の状態で自宅退院した。

　退院後，この患者は，A病院の泌尿器科と内科，B内科クリニック，C病

院泌尿器科，そして大阪医療センター脳神経外科の筆者の外来と，合計4医療機関（5診療科）を外来受診した。病名は高血圧とパーキンソン病の他に，過活動膀胱，前立腺肥大，前立腺癌などであった。

翌年（X＋1年）4月下旬の筆者の外来受診時には，付き添ってきた娘だけが先に診察室に入り，「本人の前では言えないが父が認知症になった。暴言で困っている」と深刻な表情で訴えられた。娘の記憶によれば，暴言が始まったのはA病院から自宅退院して1ヶ月ほど経過したX年9月下旬か10月上旬で，比較的急激な発症だということである。「殺すぞ，死ね，死ね，死んでしまえ」といったことを1時間ほど喚き続けるということが，3日のうちの2日ほどあり，時に異常行動も見られ，妻も娘も精神的に疲労困憊していた。

娘の訴えを聴いた後，患者本人を診察したが，特にこれまでと違った様子はなかった。もともと活動性の低い患者であったが，このときも筆者の質問に対して，口数少なく最小限の言葉で答える，といった状態は変わっていなかった。

比較的急激に発症したということと他に随伴症状が認められないことから，通常の認知症ではなく何らかの薬剤の副作用ではないか，と筆者は考えた。そこで暴言が始まった頃に新たに使用し始めた薬剤がないかを娘に尋ねた。しかし多数の薬剤を内服していることと，暴言が始まったのが半年以上前であることから，娘は即答できず，次の外来受診日までに薬歴を調べてくることとなった。

次に外来を受診したのは同年（X＋1年）5月中旬で，その時に娘が持ってきた一覧表には前々年（X−1年）10月から外来で使用された22種類の薬が記載されていた（表1）。そのうち，内服薬が19種類，注射薬が1種類，外用薬が2種類であった。これらが筆者の外来をのぞく3つの医療機関（4診療科）から独立に処方され，変更されたり，中止されたりしていた。同時に処方されていた内服薬は最大12種類であった。幸いなことに処方箋はすべて同じ薬局で扱われていたため，正確な薬歴を知ることが可能であった。

ちょうど暴言が始まった頃に新たに開始された薬はベシケア®で，X年10月6日にA病院泌尿器科からの処方であった。その3日後の10月9日に抑肝散加陳皮半夏がB内科クリニックから処方されていた。新たに始まった暴言について家人がB内科クリニックに相談したので，抑肝散加陳皮半夏が処方されたものと推測される。抑肝散加陳皮半夏が処方されてもまだ暴言が続くためB内科クリニックから10月30日にメマリー® 5 mgが処方された。しかしながら，効果がみられなかったため11月6日に10 mgに増量された。ところがかえって暴言が悪化したため11月9日にメマリー®が中止された。その後，抑肝散加陳皮半夏は継続投与され，11月13日よりグラマリール® 25 mgが投与され，最終的には75 mgまで増量されていた。

薬歴をチェックした結果，時期的にはベシケア®が暴言の原因となった可能性が高いと考えられた。ベシケア®の添付文書には「慎重投与」の欄に「パーキンソン症状又は脳血管障害のある患者［症状の悪化あるいは精神神経症状があらわれるおそれがある。］」とあり，また「重大な副作用」の欄に「幻覚・せん妄：幻覚・せん妄（頻度不明）があらわれることがあるので，観察を十分に行い，このような症状があらわれた場合には投与を中止し，適切な処置を行うこと」との記載があった。これらのことから，ベシケア®が本患者の暴言の原因になっている可能性が高く，中止を検討すべきだと思われた。

ところが，すでに薬剤師のアドバイスに基づいた娘の判断により，5月上旬からベシケア®が中止されていた。5月半ばの筆者の外来受診時にはベシケア®の中止からすでに16日が経過していたことになる。娘によれば暴言

表1 薬一覧表

患者の娘が作成した薬一覧表を筆者が書きなおしたもの。入院期間を除く1年5ヶ月の間に19種類の内服薬，1種期間はベシケアOD®の処方期間と一致する。

番号	薬剤（商品名）	1日量（単位）	X−1年					
			10	11	12	1	2	3
1	ブロプレス	mg	2	2	2	2	2	2
2	カンデサルタンOD「サワイ」	mg						
3	エフピーOD	mg	2.5	2.5	2.5	2.5	2.5	2.5
4	ネオドパストン配合錠L100	mg	100	100	100	100	100	100
5	ツムラ柴胡桂枝湯10	包						
6	クラシエ柴胡桂枝湯	包						
7	ランソプラゾールOD「テバ」	mg						
8	ノイロビタン配合錠	錠						3
9	ビタメジン配合カプセルB25	錠						
10	ハルナールD	mg	0.2	0.2	0.2	0.2	0.2	0.2
11	フリバスOD	mg						
12	セルニルトン	錠						
13	エビプロスタット配合錠DB	錠						
14	ベタニス	mg	50	50	50	50	50	50
15	ベシケアOD	mg						
16	ツムラ抑肝散加陳皮半夏83	包						
17	メマリー	mg						
18	グラマリール	mg						
19	カソデックス	mg						
20	リュープリン							
21	ロキソニンテープ							
22	ナパゲルンローション							
	（症状）							
	（内服薬の数）	種類	5	5	5	5	5	6

の頻度が3日に1回程度と半減し，一旦始まると1時間ほど続いていた罵詈雑言が30分ほどしか続かなくなり，さらにその内容も以前ほど過激ではなくなったとのことであった．以上，服薬開始の時期と中止後の症状の改善から，本患者の暴言はベシケア®による精神神経症状であったものと推測された．

考察

ポリファーマシーが背景にあると考えられる薬剤有害事象の1例について，その経過を紹介した．もし内服薬の処方が1つの医療機関の1人の医師からだけであれば，暴言の原因がベシケア®によるものであることは容易に推測されたはずである．実際には3医療機関の4医師から内服薬が処方され類の注射薬，2種類の外用薬が使用されていた．また最大12種類の内服薬剤が処方されていた．暴言・異常行動の

X年									X+1年					
4	5	6	7	8	9	10	11	12	1	2	3	4	5	6
				4	4	4	4	4	4	4	4	4	4	4
				2.5	2.5	2.5	2.5	2.5	2.5	2.5	2.5	2.5	2.5	2.5
				100	100	100	100	100	100	100	100	100	100	100
						3								
							3							
				15	15	15	15	15	15	15	15	15	15	
				3	3	3	3	3	3	3	3	3	3	
				50	50	50	50	50						
入院加療				4	4	4	4	4						
									2	2	2	2	2	2
				50										
						5	5	5	5	5	5	5		
						1	1	1	1	2	2	2	2	
						5	10							
							25	50	75	75	75	75	75	
								80	80	80	80	80	80	80
							注射			注射				注射
							処方							
								処方						
						暴言・異常行動								
				8	7	11	12	11	10	10	10	10	9	5

て多剤併用になっていたため，各医師とも処方薬の副作用にまで思いが至らなかったのであろう。そのためB内科クリニックでは単に認知症が発症したものと考えられて抑肝散加陳皮半夏やメマリー®が処方されたものと推測される。

■ポリファーマシーによる薬物有害事象にはどのようなものがあるか

以下，ポリファーマシーが具体的にどのような悪影響を及ぼすのかを考えたい。

- **薬剤が増えると薬剤有害事象の起こる確率が単純に増える**

  65歳以上について調べた研究では，4剤以下に比べて5～7剤では重大な薬剤有害事象の発生の確率が約2倍，8剤以上では約4倍となった[3]。

- **薬剤の有害な相互作用が起こる可能性がある**

  他の薬剤を併用することによってワルファリンの効果が減弱したり増強したりすることはあまりにも有名である。

- **多数の薬剤の中から有害事象の原因薬剤を特定するのが困難である**

  本例のように22種類もの中から原因薬剤を探し出すのはかなり手間のかかる作業となる。

逆にポリファーマシーがなければ薬剤有害事象の可能性が低くなることが期待できる。また，薬剤有害事象が発生したとしても内服薬が少なければ原因薬剤を特定しやすいので，有害事象が持続することは少ないものと思われる。したがって，薬剤有害事象を減らす1つの有力な手段がポリファーマシーの予防である。

■ポリファーマシーの発生要因

ポリファーマシーになってしまう原因として直感的に考えられるのは，多くの薬剤を処方すればより多くの儲けを医療機関が期待できるという，いわゆる「薬漬け」である。しかし，多くの医療機関が院外処方箋を発行している現在，そのような単純な原因でポリファーマシーを説明することはできない。たとえば厚生労働省から発表された平成26年6月審査分の院外処方率は病院で75.4％，診療所で70.6％である[4]。院外処方であれば，どれだけ多くの薬剤を処方しても医療機関の収益が増すことはないので，金儲けのために多くの薬剤を処方するというインセンティブにはつながらない。今回，筆者が経験した症例においても，3つの医療機関の4つの診療科全てが院外処方箋を発行しており，結果としてその合計が最大12種類の内服薬となっていたのである。

筆者はむしろポリファーマシー発生要因は一種の複雑適応系として捉えると理解しやすいのではないかと考える。以下，複雑適応系の観点からポリファーマシー発生の原因を考えたい。

■複雑適応系とはどのようなものか

　まず，医療界においては聞き慣れない「複雑適応系」という用語について述べる。複雑適応系は以下のように記述される。「ダイナミックに相互作用する多数の要素から構成されており，周囲の環境とも絶えず相互作用を行って情報やエネルギーを交換している開放的で活動的なシステムである。そして主にノンリニアな相互作用を呈し，直接的，間接的の双方で多くのフィードバック機構を有する。またシステム全体に広がる動的な相互作用の結果によるシステムの特性や挙動パターンを有する。また，システムとしての記憶を有し，多くの構成部分と構成要素の中に分布している」[5]。

　この定義は難しいが，簡単に言えば，「相互作用する個々の要素からなり，周囲環境とも情報やエネルギー交換を行っている開放的なシステムであり，多くのフィードバック機構を有し，システムとしての特性や挙動パターンを示す」ということになる。そして，全体としての振る舞いは，個々の要素から予測することは困難であるという性質をもっている。

　この予測できない結果が創発と呼ばれる現象を生むことがある。自然界における創発の例として，鳥や魚の群れの形が刻々と変わることがあり，その出現は複数のものが比較的単純に相互に作用しあうことで生じる自然発生的な動きによるとされている（図1）[6]。

　実際，あたかも1つの生き物のように形を変えながら飛ぶ鳥の群れも，個々の鳥に単純な3つのルールに従わせることで1986年にCraig Reynoldsがシミュレーションに成功している。この単純な3つのルールとは，(1) 分離（separation）：他の鳥との距離を保って飛ぶ (2) 整列（alignment）：群れの平均的な方向に飛ぶ (3) 凝集（cohesion）：群れの平均的な位置に向かって飛ぶ，というものである（図2）[7]。

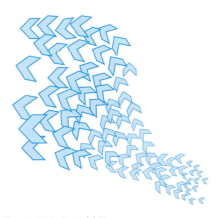

図1　ムクドリの群れに見られる創発
ムクドリはあたかも意思を持った1つの生き物のように整然とした群れをつくって飛ぶことがある。これは複雑適応系では創発と呼ばれる現象である。

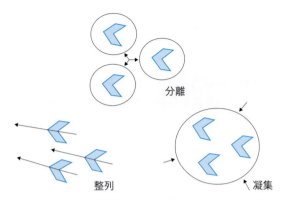

図2 ムクドリの群れを形成する3つの単純なルール
全体としては1つの整然とした群れを形成しているように見えるが，個々のムクドリが従っているのは分離（他の鳥との距離を保って飛ぶ），整列（群れの平均的な方向に飛ぶ），凝集（群れの平均的な位置に向かって飛ぶ）という3つの単純なルールにすぎない。

■本例のポリファーマシー発生要因を複雑適応系の観点から考える

　本例をとりまく状況を複雑適応系であると考えた場合，個々の構成要素は，処方を行った3つの医療機関の4名の医師ということになる。さらに実際に調剤したり服用したり助言したりした調剤薬局，患者・家族，筆者も構成要素とみなすことができる。そのかかわり度合からは，処方を行った医師が積極的構成要素，その他を消極的構成要素とみなすことができる。

　群れをなして飛んでいる鳥に見られるような少数の単純なルールを本例の構成要素にあてはめて考えると，以下の3つのルールがあるのではないかと思われる。(1)対応ルール：医師は患者の訴えがあれば何らかの対応を行う(2)裁量ルール：個々の構成要素は自分の裁量の範囲で行動する(3)省エネルール：個々の構成要素はなるべく時間も手間も節約しようとする。

　ここで，(1)の対応ルールとしての医師の具体的行動で比較的多いのは，新たな種類の薬剤を増やす，薬剤の量を増やす，別の薬剤に切り替える，という行動である。薬剤の量を減らす，薬剤を中止する，という行動も見られることがあるが，(2)の裁量ルールがあるので，あくまでも自分の処方した薬に限られる。他医の処方した薬を減らしたり中止したりするということは裁量外と感じられているようである。また，(3)の省エネルールに従えば，薬剤有害事象を疑って医師がお薬手帳をチェックすることもあまり行われない。以上の少数の単純なルールのもとで薬が増えてしまったのではないかと思われる。

　以下，個々の構成要素がどのように少数の単純なルールに従って行動したかを具体的に振り返ってみる。まず，積極的構成要素である4医師の行動を確認する。

・A病院内科医：前医から引き継いで降圧剤と抗パーキンソン病薬を処方し

ている。特に患者・家族から新たな訴えがなかったので，処方はそのまま継続した。
- A病院泌尿器科医は過活動膀胱と排尿障害の薬を処方する。おそらくベタニス®を服用していても頻尿の訴えが続くので，裁量内のベシケア®に変更したものと思われる。しかし，前立腺癌の薬は裁量外なので処方していない。
- B内科クリニック院長は「暴言が始まった」という娘の訴えに対して認知症を考えて新たに抑肝散加陳皮半夏やメマリーを処方し，その後，メマリー®を増やしたり中止したりグラマリール®を開始したりした。これらはB内科クリニック院長の裁量内である。しかし，降圧剤，抗パーキンソン病薬，泌尿器科薬を処方したり中止したりすることは裁量外なのでしていない。また，省エネルールから薬全体をチェックすることもしていなかったのではないかと思われる。
- C病院泌尿器科医はA病院泌尿器科から引き継いで過活動膀胱，排尿障害，前立腺癌の薬の処方を行っている。患者の暴言については，娘から聞かされていなかったのか，特に何らかの対応はしていない。

本例については，それぞれの医療機関，それぞれの診療科の医師が最善と思われる処方を行った結果がポリファーマシーとなり，それが背景となって薬剤有害事象を招いたのである。

さらに消極的構成要素である調剤薬局，患者・家族，筆者にまで範囲を拡げて具体的行動を確認する。

- 調剤薬局はすべての処方薬を調剤する。個々の医師に疑義照会することはあるが，服薬中止を患者に直接アドバイスするのは裁量外と考えて行っていなかった。またお薬手帳は，毎回の処方をシールにして手帳に貼るだけのものであり，全体がひと目でわかるようなものではなかった。これは省エネルールに従ったものと思われる。
- 患者・家族については，娘が排尿障害や過活動膀胱についてA病院とC病院の泌尿器科医に相談し，暴言についてB内科クリニックに相談したが，暴言についてA病院の内科医やA病院とC病院の泌尿器科医に相談することはしていなかったようである。また，処方された薬は真面目に服用していた。これらは裁量内の事として行われたものと思われる。また処方全体を把握することもしていなかったのは，省エネルールに従ったものと思われる。
- 筆者は薬剤有害事象発生の段階では関わっていなかった。

以上，繰り返しになるが，悪意ある1人の人間の行動によって薬剤有害事象が起こったというよりは，多数の構成要素の善意の行動の総和が薬剤有害事象をもたらしたと考えるべきである。

■本例における薬剤有害事象はなぜ解決したのか

　半年もの間，暴言が続いていたが，その原因が薬剤有害事象によるものではないかという考えがもたらされた瞬間，この問題は解決に向かうことになった。以下，筆者，調剤薬局，患者・家族の行動を示す。

- **筆者**：暴言があるという娘の訴えに対して薬剤有害事象ではないかという考えを示し，薬一覧表を作成するよう娘に指示した。
- **調剤薬局**：娘を通じて薬剤有害事象の可能性を聞いた結果，医師に疑義照会するという裁量ルールに縛られることなく，患者・家族に「ベシケア®で精神神経症状が出ることがある」と，アドバイスをした。
- **患者・家族**：薬剤有害事象ではないかと筆者に言われてからは，薬剤師のアドバイスをもとに，裁量ルールに縛られることなく自己判断でベシケア®を中止した。また，省エネルールに縛られることなく最大22種類に及ぶ処方薬の一覧表を作成した。

　これらを要約すると，まず「薬剤有害事象ではないか」という情報がもたらされ，それによって問題が解決に向かい始めた。そして，それまでは消極的構成要素であった調剤薬局と患者・家族が積極的構成要素としての役割を果たすこととなった。その結果，調剤薬局や患者・家族が少数単純ルールに縛られることなく行動したのが薬剤有害事象の解決につながったといえる。そもそも少数単純ルールは強制力を持つものではなく，構成要素が何となく従っている曖昧なルールに過ぎない。特に裁量ルールについては，ルールを破ったというよりも，裁量範囲を拡大して行動したとみなした方が良いかもしれない。

　要約すれば，外部から有用な情報がもたらされたこと，積極的構成要素が拡大したこと，裁量範囲が拡大したこと，の3点によって解決に至ったのである。

■ポリファーマシーの予防はいかに行うべきか

　本例で示したように，ポリファーマシーは薬剤有害事象の危険因子である。ポリファーマシーを背景とする薬剤有害事象が起こってからこれを解決しようとするよりも，ポリファーマシーの発生をできるだけ抑えることによって薬剤有害事象を予防する方が効果的であるのは言うまでもない。すでに厚生労働省は医療費削減目的とはいえ，薬剤総合評価調整加算や薬剤総合評価調整管理料という形でポリファーマシーの規制にかかっている。とはいえ，診療報酬の調整によって処方薬制限を行うのはあまり効果的とは思えない。というのは，医療機関や調剤薬局への経済的インセンティブは経営者には効果があるかもしれないが，現場で働いている人間には関心のないことだからである。むしろ，先に述べた少数単純なルールを利用してポリファーマシーにならないように誘導すべきである。

また，本例において従来型の事例調査を行って再発予防策を示された場合，「泌尿器科医が抗コリン薬の副作用を知っておくべきである」「医療機関の間の連携を密にすべきである」「薬剤師が気軽に医師に疑義照会のできる関係をつくっておくべきである」など，実効性に欠ける総論的なものが並べられることが懸念される。ましてや背景となったポリファーマシーに言及されるかどうか，はなはだ疑問である。

　筆者が考えるポリファーマシーの予防であるが，まず医師，薬剤師，患者・家族など，複雑適応系における構成要素全員がポリファーマシーの危険性を知ることが第一歩である。特に，多くの薬剤を処方しがちな医師はこのことを知っておかなくてはならない。そして，できるだけ処方薬剤数を減らした簡素な治療の方が薬剤有害事象を発生させにくく，発生したとしても対処しやすいことも知っておくべきである。

　さらに処方する医師だけでなく，調剤薬局や患者・家族も積極的に診療の意思決定にかかわることが望ましい。本例においても薬剤有害事象の解決に至ったのは調剤薬局と患者・家族の働きが大きい。すなわち複雑適応系における積極的構成要素の拡大が重要である。

　さらに少数単純ルールをうまく利用することが大切である。特に本例においては構成要素の裁量の拡大が薬剤有害事象の解決につながっている。薬剤師の積極的なアドバイスと患者・家族による薬一覧表の作成，そしてやや行き過ぎ感はあるが自己判断による薬剤の中断である。

　処方を行っている医師にとっての裁量の拡大は，他医の処方に対しても積極的に発言することであろう。そのためには処方全体を把握できるようなお薬手帳があることが望ましい。現在の見にくいお薬手帳では他医の処方を見る気にもならず，おそらく4人の医師とも2年弱で22種類の処方がされていたことや，同時に12種類の内服薬をのんでいたことを知らなかったものと思われる。全体が見えれば薬を増やすことには慎重になり，他医の処方をチェックすることも容易になる。また，新たな症状が発生した時に，「薬剤による有害事象ではないか」という簡単な示唆を患者・家族に行うだけで本例のように解決に向かうことも期待できる。

　そのほかにも少数単純ルールを利用した予防策の提案を期待したい。もちろん省エネルールは厳然として存在しているので，いかなる対策をとるにしても現場の人間が多くの時間とエネルギーを使うことは避けるべきである。むしろ時間や手間を省く方向に誘導されれば現場の人間は喜んで協力してくれるはずである。

おわりに

　複雑適応系の考え方を用いてその発生要因，解決法，予防策を講ずるべきであることを述べた。筆者の経験した薬剤有害事象の1例を紹介したが，そ

の背景にはポリファーマシーがあるものと考える。いかなる症状に対しても，その原因として薬剤有害事象を鑑別診断にあげておくべきである。脳神経外科外来では頭痛やふらつき，記憶障害などに薬剤有害事象が多い印象を持っている。有害事象を起こしている薬剤を中止するだけで問題が解決するので，ぜひとも見逃したくない原因である。また，ポリファーマシー対策に，もう少し使いやすいお薬手帳が望まれる。技術的な挑戦はあまりないので科学者の興味をひくことは難しいかもしれないが，より使いやすくより有用なお薬手帳をデザインすることもまた挑戦しがいのある1つの科学分野であると考える。

> **Point**
> ・医療を複雑適応系ととらえると，複数医療機関の相互作用における少数単純ルールの存在が，ポリファーマシーの原因となっていることが考えられる。したがって，ポリファーマシーの予防・解決にはこのメカニズムを理解することが重要である。
> ・他の多くの医療関連問題についても医療を複雑適応系ととらえると，システムの振る舞いを改善するためのアプローチを見い出すことが可能になると考えられる。

参考文献

1) 矢吹拓．多剤服用について考えよう！"ポリファーマシー"を知っていますか？ レジデントノート 2016；17：2929-2936．
2) 厚生労働省保険局医療課．平成28年度調剤報酬改定及び薬剤関連の診療報酬改定の概要．（厚生労働省ホームページ）http://www.mhlw.go.jp/file/06-Seisakujouhou-12400000-Hokenkyoku/0000116338.pdf
3) Onder G, et al. Development and validation of a score to assess risk of adverse drug reactions among in-hospital patients 65 years or older: The GerontoNet ADR risk score. Arch Intern Med, 2010; 170: 1142-1148.
4) 厚生労働省．平成26年（2014）社会医療診療行為別調査の概況．結果の概要（5）院外処方率（厚生労働省ホームページ）http://www.mhlw.go.jp/toukei/saikin/hw/sinryo/tyosa14/dl/ingai.pdf
5) Rob Robson. 第16章 レジリエント・ヘルスケア in「レジリエント・ヘルスケア（エリック・ホルナゲル，ジェフリー・ブレイスウェイト，ロバート・ウィアーズ（編著），中島和江（訳）」pp.223-238 大阪大学出版会；2015．
6) Jeffery Braithwaite, Robyn Clay-Williams, Peter Nugus and Jennifer Plumb. 第6章 複雑適応システムとしてのヘルスケア in「レジリエント・ヘルスケア（エリック・ホルナゲル，ジェフリー・ブレイスウェイト，ロバート・ウィアーズ（編著），中島和江（訳）」pp.69-90 大阪大学出版会；2015．
7) Craig Reynolds. Boids. Background and Update http://www.red3d.com/cwr/boids/

第9章 手術室における輸血手順の改定
—Work-As-Imagined と Work-As-Done を近づける

はじめに

輸血は多くの医療行為の中でも，最も信頼性・安全性が高いものの一つとされている。これは，過失による異型不適合輸血やそれによる死亡という最終的な事故発生率から算出された「失敗頻度」から医療安全を測定するという立場に基づいた評価である[1]。多大なる努力と投資の結果，英国，フランス，米国，日本などの先進国においては，異型輸血事故はほぼ同程度の10^{-5}〜10^{-6}レベルの低い水準に抑えられ，安全な輸血のための体制が整えられているが，過去10〜15年ほどは同様の水準で推移している[2,3]。これらの国々では国レベルの調査や組織の整備，ポリシー策定が行われており，日本でも厚生労働省の定める「輸血療法の実施に関する指針」により輸血療法の安全確保のための体制や手順が詳細に規定されている[4]。

一方，輸血が実際に行われている医療現場の状況は多様である。多くの輸血は予定的に平穏な状況下で行われているが，手術時の危機的出血や高エネルギー外傷の初期治療などの際には，救命のために完全な手順の遵守よりも迅速さが優先される状況も起こりうる（図1）。すなわち脅威のレベルに応じて人的・物的リソース（資源）を投入し，手順遵守と迅速さのトレードオフが行われる。輸血事故は，約半数が緊急時に発生していることが報告されており，このような状況下では日常行われている標準的な輸血手順をすべて

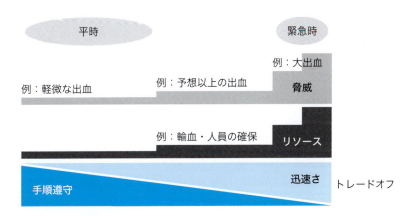

図1　手術室の動的状況

実施することは困難で，現場の状況に応じて医療者が判断し，一部の手順の簡略化が行われている。一方，迅速な輸血によって救命されている事例が多数あることは疑う余地がない。

2007年に日本麻酔科学会および日本輸血・細胞治療学会が作製した危機的出血への対応ガイドラインでは危機的出血の際は「コマンダー」を配置し，系統だった指揮命令下で多職種が連携しながら迅速な輸血を行うことが推奨されている。このガイドラインでは関連部局との連携の在り方や指揮系統についての記述があるが，細かい手順については各施設毎の運用に任されている。多様な状況すべてに適用できるルールを詳細に作成することは不可能であるし，過度にマニュアル化しようとすると，手順の意味を十分理解し，状況に合わせて必要な事柄を自ら判断して行動することができないような医療者を育ててしまうリスクがある。このように，輸血療法一つをとってみても，様々な擾乱と制約がある中で，目的を達するために必要なパフォーマンスの調整が行われていることがわかる。

実際の医療現場では事前に定められたルールに基づく行動（Work-As-Imagined：WAI）と，現場の状況に適応しながら実際に行っている行動（Work-As-Done：WAD）との間には差違があることがあり，時にそのギャップが医療安全上の課題となることがある。本稿では手術室で実際に行われている輸血手順（WAD）を理解し，院内の標準的手順（WAI）とのギャップとその理由について明らかにし，これを解消し安全かつ効率的に輸血業務を行う方法について検討する。

背景：輸血の確認手順とバーコードの導入

■標準的な輸血手順

厚生労働省の定める「輸血療法の実施に関する指針」では，確実な手順の遵守によって失敗をなくし，安全性を担保するという考え方に基づき，図2のように，実際に輸血を実施する際には，血液製剤の出庫時，準備時，実施時の3回に渡り，6つの項目をダブルチェックで照合することを定めている。多くの医療機関では，この指針に基づき院内の輸血手順を定め，実施している。このような標準的な輸血手順の制定と遵守は，予定的に行われる平時の輸血においては有効に機能していると考えらえる。しかし，3回の確認手順では全く同一の項目を確認することとされており，いずれも相当の時間を要するが，3回の確認手順間の差別化が明確ではないため，多くの現場の医療者はこれらの確認手順の意味の違いを必ずしも明確に理解していない。

この3回の確認手順をよくみると，図2に示すように，①と②の出庫時，準備時の確認は輸血の指示（オーダー）と製剤との照合のみで，患者確認は含まれていないことに気が付く。すなわち，非常に類似しているように見え

> **確認すべきタイミング・照合内容**
> 　①血液の受け渡し時（出庫時）……*指示と製剤の照合
> 　②輸血準備時……*指示と製剤の照合
> 　③輸血実施時……*指示と製剤と**患者**の照合
>
> **確認すべき項目**
> 　1）患者氏名　2）血液型　3）血液製剤番号　4）有効期限
> 　5）交差適合試験の検査結果　6）放射線照射の有無

図2　厚生労働省「輸血療法の実施に関する指針」（一部抜粋・*は筆者追記）

る3回の確認手順のうち，**患者と照合する手順は，輸血の実施直前にベッドサイドで実施する実施時確認の時（図2の③）だけなのである**。しかし，「輸血療法の実施に関する指針」には各手順の意味やその重要性の違いについては示されておらず，またそのような教育も十分に行われていないため，現場の医療者でもこのことを十分に理解している人は必ずしも多くない。一方，海外の輸血に関する指針等では，最終的なベッドサイドでの患者認証を特に強調して，安全な輸血のための必須のそして最後のステップであると記載しているものもある[5]。

■バーコードの導入

思い込みなどの人間に由来する間違い（ヒューマンエラー）による輸血事故を防ぐための方策として，バーコード認証システムによる照合が推奨され普及してきている。日本では2008年ごろから厚生労働省主導で医薬品へのバーコード表示の導入が推進され，医療機関における誤認防止のための照合システムにも応用されてきた。バーコードシステムは医薬品の取り違えを半減することが報告されており，事故防止に役立っている[6]。一方，医療機能評価機構の安全情報では，バーコードシステムが導入されていても正しく利用されていないために起きた8件の輸血事故が詳細に報告されており[7]，バーコード認証が広く用いられる時代になってもベッドサイドでの確認不足によるエラーが発生していることが報告されている[8]。これらの事故の発生状況を見ると，バーコードシステムを利用するタイミングや場所が誤っている場合，バーコードシステム自体の判定（×や△のマークが出る）を信用しなかった場合に事故が起きている。また，バーコードシステムは比較的安価であるという利点はあるものの，光学系認証システムであり，バーコード自体が目視できるような状態でなければ認証することができない。そのため，夜間，患者さんが就眠中に認証用のリストバンドにアクセスする必要があれば，明かりをつけたり，布団をめくったりする必要がある。このことは，患者，医療者双方にとってストレスであり，結果として本来は使用すべきでタイミングで，バーコードシステムが使用されないという課題がある。また，

清潔な覆布の下など目視不可能な場所にあるリストバンドにはアクセスすることはできない。

このように医療の現場においては，コンピューターによる確実性の高いシステムが導入されても，最終的にそれを使用する人間に依存する部分が存在し，ヒューマンエラーが起こる余地があるし，そのシステムが実際に使用する環境にそぐわなければ，適切に用いることができない場合もある（後述）ということを十分認識しておく必要がある。

また，バーコードシステムは多くの病院で支払い請求システムと連動している。実施時のバーコード認証が適切に実施されて初めて，投与した医薬品や輸血製剤のコスト請求ができるようになるシステムである。一方，実施時のバーコード認証が行われていなかった場合には，診療報酬請求の事務の担当者から看護師へ当該医薬品や血液製剤を実際に使用したかどうか，請求してよいかどうかについて確認の電話連絡が行われる。本来は患者同定と輸血製剤の照合のために導入されたシステムであるが，このように二重目的で利用されているため，診療報酬事務担当者からのフィードバックが発生することにより，医療者の一部にはバーコード認証を支払いのためのシステムであると誤解している者もいる。

■手術室における輸血

輸血は様々な場面で行われる。平時には定められた手順を守ることは難しくないが，例えば，手術室における輸血には様々な状況があり，想定される標準的な輸血手順の通りに行かない場合もある。特に，予想以上の出血が起こった場合には，医療者はその程度に応じて，手順の完全な遵守と，輸血のスピードとのトレードオフに迫られる。そのような危機的大出血の場合には，大量の輸血の準備や応援を要請して緊急チームを結成するなど，外部から人員投入や，場合によっては異型 O 型輸血を選択するなど供給スピードの加速，輸血部を通じて院外の輸血センターとの連携など，可能な限りのリソースを用いて「救命のための大量輸血」という目的を達成することが優先される。つまり，状況によって優先順位が変化するのである。このような場面では輸血以外の治療も同時に行われることが多く，個々のチームメンバーが優先順位を理解し，業務分担しながら刻々と変化する患者の状態に合わせて協調して働く必要がある。優れたチームはめまぐるしく変動する**状況をモニター**し，すこし先の状況を**予測**しながら，状況に即した必要な**対応をとる**ことができる。すなわちレジリエントな対応をとっているのである。そしてその経験から**学習**し，同じような事態が発生した時にはさらにスムーズに対応することができるのである。

手術室における輸血手順 〜WAIとWADのギャップ〜

　ある時，輸血部から手術室に出庫した自己血輸血製剤2バッグのうちの1バッグが未使用で輸血部へ返却された。この自己血バックは電子カルテ上では，輸血が実施済みと誤って入力されていたとのインシデントが報告された。このインシデントは，輸血実施時の確認の際に，バーコードによる認証が実施されず，目視のみで確認し，輸血が実施され，事後的にバーコードで処理した際に，間違って実際には未使用の製剤を選択してしまったために発生したと考えられ，輸血の実施手順が病院の標準的手順（WAI）とは異なっていることが示唆された。前述のように，バーコードによる認証はヒューマンエラーを防ぐことが期待され，特に手術室のような患者自身が名乗ることができない場面での患者確認には有効であると考えられるが，認証の行為自体は常に人が行っていることから，どのような状況でこのエラーが発生したのか確認した。

■現状の把握

　はじめに，当院の輸血実施時にどのように業務がおこなわれているか（すなわちWAD）を明らかにするため，医療安全部門のスタッフが病棟および手術室を訪問し，輸血実施状況の確認を行った。院内すべての部署で共通している手順として，輸血のオーダーは電子カルテシステムから診療科担当医が行い，オーダーに基づいて輸血部にて必要単位数を確保し，輸血検査（クロスマッチ検査）を実施後に患者用に割付し，輸血部内にある冷蔵庫で保存される。

1．手術室以外の部署における輸血手順（WAI）

　あらかじめオーダーされた血液製剤を実際使用する際には，まず，看護師（または医師）が輸血部へ電話連絡し，口頭で患者氏名および必要な血液製剤の種類と単位数を伝えて製剤請求（出庫依頼）を行う。輸血製剤を輸血部から出庫時する際には，輸血部技師と製剤を受け取りに来たスタッフ（看護師または看護助手）が電子カルテ上でオーダー内容と製剤を確認しバーコード認証を用いて，確認を行う（図3の①出庫時確認）。輸血製剤搬送後，病棟等で受け取った際は，準備時および実施時には看護師同士で確認を実施し，準備時には電子カルテ上のオーダーと製剤を（図3の②準備時確認），実施時にはそれらに加えてベッドサイドで患者のリストバンドを（図3の③実施時確認），バーコード認証している。これは病院の手順（WAI）に沿った方法で，多くの部署では平時にはこのように行われている。

2．手術室での輸血手順（WAD）

　一方，手術室の手順を確認してみると，血液製剤の出庫依頼時に，手術室

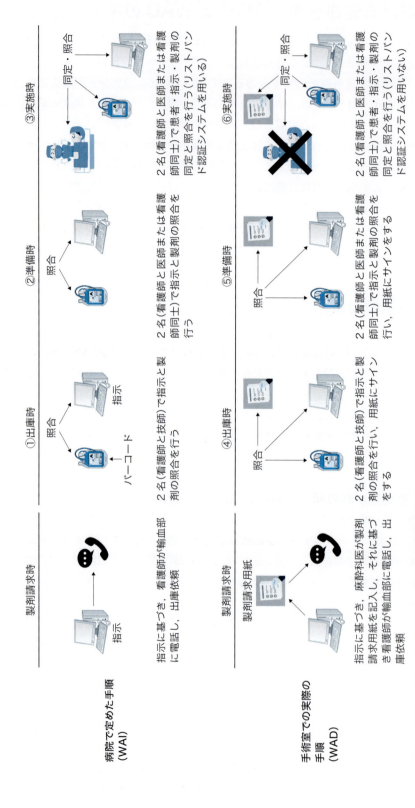

図3 病院で定めた輸血手順と手術室での輸血手順の違い

では独自に作成した「製剤請求用紙」に麻酔科医が必要事項を記入し，それに基づいて看護師が輸血部に電話連絡を行っていた。製剤請求用紙には患者氏名，ID，部屋番号，製剤種別，使用単位数等を記入しており，これらの情報は電子カルテから人の手で書き写して作成されていた。出庫時の確認は輸血部技師と手術室看護師とで実施し，他部署の場合と同様に電子カルテ上でオーダー内容と製剤とをバーコード認証を用いて確認することに加えて，製剤請求用紙に2名でサインを行っていた。準備時の確認は手術室に血液製剤を持ち込む際に実施され，同様にシステムによる認証に加えて製剤請求用紙を用いて麻酔科医師と看護師による念入りなダブルチェックによる確認作業が行われていた。その後，実際の投与までの間の状況により，赤血球製剤は一時的に手術室内の冷蔵庫に保管され，投与直前の実施時確認の際には麻酔科と看護師とで目視と読み合わせで確認されていたが，バーコードによる投与直前の認証の実施率は低かった。実際に現場で確認すると，バーコードが使用されない理由の一つとして，患者のリストバンドが術野にあり，実施時の認証に使用できないという現実的な問題点があることが判明した。このように，細部を観察すると，手術室においては，患者のリストバンドバーコードへのアクセスが悪く，患者認証が実施しにくい状況にあること，それに代わる方法として，現場の医療者が用紙を用いた方法で輸血時の確認が実施されていることなどのWADが行われていたことが確認できた。一方，医療安全部門や輸血部といった輸血の安全な実施を管理する側は，バーコードによる認証システムを導入した際に，手術部においても院内全体の標準的手順（WAI）が実施されるものと考えており，現場のかかえる現実的な問題点を十分に把握することができていなかった。

■ WAIとWADのギャップを埋める 〜課題解決のための話し合い〜

手術室における輸血時の認証方法に関する課題の解決のため，輸血部の技師及び医師，手術部看護師，麻酔科医師，医療安全部門の看護師及び医師の代表者で，輸血手順についての話し合いを行った。話し合いの過程で，職種や業務内容によって，重視している価値が異なり，また異なるメンタルモデルを持っていることが明らかになった。医療安全部門は，win-winとなる方法がないか調整役となるように努めた（図4）。

輸血部は限りある血液製剤というリソース（資源）を，安全かつ適正に使用するために病院に設けられている部門である。輸血部スタッフは過去の国内外の輸血事故事例の発生状況の情報や輸血の各手順の知識を有し，院内マニュアル策定に関わってきた。話し合いにおいては，実施時（投与直前）のリストバンドを用いたバーコード認証の重要性を認識し，強調してきた。また，当院の手術室の冷蔵庫は各部屋に配置されているが，当該手術以前の別患者の血液製剤が未使用で冷蔵庫に遺残している可能性はゼロではないこと

話し合いの視点　・win-win な方法はあるか
　　　　　　　・安全かつ効率的な手順のための本質はなにか

職種	主な意見	重視する Value
麻酔科医師	・用紙記入と準備時のダブルチェックで十分確認している。 ・その患者の血液製剤しか手術室には存在しない。 ・バーコード認証はなぜ必要か。 ・リストバンドはAライン入れるときは切っている。 ・効率よい手順でないと，実施できない	効率的手順
輸血部技師	・投与直前のバーコードが最重要。 ・2人でダブルチェックではなく，1人とバーコードでOK（輸血学会） ・バーコードは慣れれば手早く実施できる。 ・用紙は不要。 ・製剤使用状況は認証していれば電子カルテで確認できる。 ・手術室の冷蔵庫に前の人の輸血が残ってる可能性がゼロでない。	直前のバーコード認証
手術部看護師	・リストバンドは清潔覆布に覆われていることが多い。 ・用紙確認で，使った製剤を把握してるから安心。 ・どの製剤を使ったかわからないとコストが取れなくて困る。	製剤使用状況の把握

図4　手術室での輸血手順改定に向けた多職種での話し合い

から，いくら準備時の確認を念入りに実施しても，冷蔵庫から取り出した製剤について，実施直前の認証が必要と考えていた。電子カルテシステムと連動したバーコード認証では，患者のリストバンドと製剤のバーコードを認証することで，短時間で「製剤・指示・患者」の3点が認証できる。また，輸血学会の施設認定審査においても，認証システムを導入している病院においては，人と人によるダブルチェックの代わりに人と認証システムによるチェックが認められていることの情報提供があった。一方で，輸血部が実際に手術室の中で，麻酔科医や手術部看護師が日々どのように輸血を実施しているかを確認したことはなく，話し合いの中で実施時（投与直前）の3点認証の重要性が，手術室のスタッフにはこれまで必ずしも理解されていないことが明らかになった。

　麻酔科医は手術が円滑・安全に行われるように患者の呼吸循環等の全身管理を行うが，手術の流れを把握し，バイタルモニター等を監視し，その後の起こりうる事柄を予見しながら，投薬や輸血等を適切なタイミングで行う必要があり，常にマルチタスクを要求される。また，様々な状況に備えて全体像を把握した上で効率よく業務を進める必要があるが，安全な輸血確認の重要性については十分認識しており，輸血準備時の確認のための用紙の記入とダブルチェックにかなりの時間を割いていたが，3回の確認手順のうち，2番目の「準備時」を最も入念に行っていた。準備後に一旦手術室内の冷蔵庫

に保管することもあるが，冷蔵庫内に別患者の血液製剤が遺残している場合のリスクについてはあまり意識していなかった。また，患者のリストバンドは輸血が予定されているような侵襲性の高い手術の際には，橈骨動脈に留置する動脈圧ラインを挿入する際に切り離されていることも多かったが，その取扱いについてのルールは不明瞭で，認証には使用されていなかった。

手術室では輸血部で準備されている血液製剤の一部のみを出庫依頼することも多く，多種多様な業務を行っている手術室の外回り看護師にとっては，製剤請求の確認用紙を使用することで，製剤の請求や使用の状況の確認，把握が行いやすいというメリットがある。しかし，直接の指示ではないことから転記にかかる時間や転記間違いなども発生するリスクがあり，確認用紙が最終的な照合に用いられることには疑問であるとの意見があった。また，どの製剤が使用されたか把握することは外回り看護師にとって重要な業務であった。実施時のバーコード認証が行われていない製剤は，使用不使用の状況確認のため，輸血部門や医事課から手術部看護師に問い合わせが来ることになる。それらがインシデントとして報告されることで，対策をとることが求められ，その結果として，用紙を用いた過剰な確認手順が生み出されることにつながった。

話し合いの結果，短時間で最も重要な三点認証（製剤，指示，患者の確認）を行うことができる実施時のバーコード認証をもっとも重要な確認行為として位置づけ，用紙は廃止した。リストバンドは患者の認証に使用するため，手術安全チェックリストを用いて切り離しと再装着を行うこととした。また，製剤請求用紙の廃止と共に，製剤請求の連絡は麻酔科医が輸血部に直接行うこととし，業務整理を行った。

話し合いを繰り返すことで，多職種それぞれの立場での業務に関する「価値観"Value"」が明確化され，またそれらの重要性を認識することができた。また，職種により異なる知識を多職種で共有することで，安全で効率的な手順という共通の"Value"を見出すことで合意形成に近づくことができた。輸血という一つの業務に関わる多職種がそれぞれの役割や立場に基づく考えを持っていたが，話し合いの過程で，相互理解を深めることで互いの価値観を共有することが，課題解決に重要であると考えられた。

WADとWAIにギャップがある際には，なぜ，そのような状況が生じているか，現場の状況を細部まで詳細に観察し，全体の業務の中での最適化を図ることが重要である。WADとWAIは必ずしもどちらかが常に優れているとは限らない。細かいインシデント対策として過剰な確認手順を二重三重に追加し，各職種や部署が自身の裁量でできる範囲内の対策を講じることで，本質的には不要な複雑な手順が生まれることを認識する必要がある。

■改善状況アンケートによるフィードバックの重要性

これらの手順改定を実施後，3ヶ月後，1年後に麻酔科医および手術部看

護師にアンケート調査を行った。麻酔科医からは製剤請求用紙廃止によって業務手順が簡略化されたとの回答が多く，また，麻酔科医の自己評価によるバーコード認証実施率は3ヶ月後にも改善していたが，1年後にはほぼ100%となっており，用紙を廃止することで時間が短縮され，現場の麻酔科医にとって受け入れやすい手順であったことが判明した。一方，3ヶ月後のアンケートでは，看護師から「（複数ある製剤のうち）どの製剤をどのくらい麻酔科医が輸血部に出庫依頼したかわからず，製剤全体の使用状況の把握ができない」という声がみられ，確認用紙廃止により情報共有が困難になったことが明らかになった。そのため，麻酔科医へ，アンケート調査結果のフィードバックを行うと共に，血液製剤の出庫依頼状況について外回り看護師との情報共有の必要性について周知した。1年後には出庫依頼状況や製剤の使用情報に関する情報共有は改善し，より円滑に新手順が浸透していることが明らかになった。このように，手順を変更した際には実際に使用する現場のフィードバックを受けることで，よりよい手順に改善することができると考えられた。

■未解決の課題：現状とイノベーションの必要性

2019年9月から10月に群馬県合同輸血療法委員会において，2016年に輸血用血液製剤の供給があった県内146施設を対象にアンケート調査を実施し，111施設から回答を得た。そのうち，46施設に関しては手術室での輸血認証に関する調査についても回答が得られた。さらに，そのうち，輸血認証にリストバンドを使用している25施設への調査では，手術室での輸血に際して，リストバンドを切離して利用している施設が15施設（60%）であった。また，4施設（16%）では，手術時の確認用にバーコード認証を実施できる用紙等を準備し，使用していた。

リストバンドを切り離すことは本来的には安全上望ましくない。しかし，手首に装着されたリストバンドには術中アクセスできないことが多いことも事実である。しかし，いずれの方法も一長一短がある。このような問題は，バーコード認証を導入している多くの医療機関に存在すると思われ，光学認証システムであるバーコード認証の限界である。リストバンド問題の解決には非接触型の認証方法であるRFIDの導入など，何らかの新しい技術の開発（イノベーション）が必要であると考えられる。

現場をよくする医療安全

上手く行かなかったことを改善しようとして行った対策が，パッチあてのような部分的なものであると，何らかの対策をとったという満足感は得られるが，根本的な問題解決とはならない。このような解決方法が，かえって業務をより煩雑にしてしまう状況は，多くの医療現場で経験されている。ま

た，事故を防ごうとして医療業務を過度にマニュアル化すれば，マニュアルに従うことが常に正しいという硬直化した思考となり，マニュアルに書いていないことに対して柔軟に対応できなくなってしまうことが危惧される。過度にSafety-Iに基づいた医療安全を推し進めれば，現場の医療者が即応的に判断し行動するために必要な知識や能力の習得を妨げる可能性もある。より安全で質の高い医療の提供のためには，机上で考えられた仕事のやり方であるWAIと現場で実際に行われているWADを近づけ，両者の共通の価値に基づく実践的なルールを作成することが必要である。

　原因を個人のパフォーマンスの程度に求めるような近視眼的解決法ではなく，医療現場でどのように業務が行われているかを詳細にかつ広く観察することで，課題を見出し，より包括的な視点から対策を模索していく姿勢がこれからの医療安全の実践において大切である。

謝辞：当院手術部における輸血手順の改定に際して，麻酔科，輸血部，手術部のスタッフの皆様に感謝申し上げます。また，県内各病院への調査は群馬県合同輸血療法委員会で実施いただきました。

> **Point**
> ・現実の現場の状況に合わないルールを押し付けようとすると，部分最適化によって複雑な手順が生み出され，かえって別のリスクを生み出すことがある。
> ・課題解決に重要なことは，現場がどのように動いているかを詳細に確認し，部分でなく全体の業務が最適になるように調整をすることである。
> ・輸血システムを広くとらえ，そこにかかわる多職種の医療者間で，業務に関する価値観や優先事項を互いに理解することができるよう，コミュニケーションの場が必要である。

参考文献

1) Amalberti R, Auroy Y, Berwick D, Barach P. Five system barriers to achieving ultrasafe health care, 2005
2) Fujii Y, Shibata Y, et. al.. Consecutive national surveys of ABO-incompatible blood transfusion in Japan. Vox Sang; 2009.
3) Stainsby D, Russell J, Cohen H, Lilleyman J. Reducing adverse events in blood transfusion. Br J Haematol. 2005.
4) 厚生労働省．(2019年7月8日).
   参照先：https://www.mhlw.go.jp/new-info/kobetu/iyaku/kenketsugo/5tekisei3a.html
5) United Kingdom Blood Services 5th edition.: Handbook of Transfusion Medicine.
   参照先：www.tsoshop.co.uk, 2013
6) Poon GE, Keohane AC, et. al.. Effect of bar-code technology on the safety of medication administration. N Engl J Med. 2010.
7) 医療機能評価機構：医療機能評価機構　医療事故情報収集等事業　医療安全情報．
   参照先：医療機能評価機構：http://www.med-safe.jp/pdf/med-safe_110.pdf，2016年1月
8) Ahrens N, Pruss A, Kiesewetter H, Salama A. Failure of bedside ABO testing is still the most common cause of incorrect blood transfusion in the Barcode era. Transfus Apher Sci; 2005
9) エリック・ホルナゲル．Safety-I & Safety-II 安全マネジメントの過去と未来．海文堂；2015．

第10章 WAIとWADのギャップと調整に潜むリスク
―高濃度カリウム注射製剤の取り扱いに関する安全対策からの教訓

はじめに

　従来型の安全管理（Safety-I）では，規制当局や権威団体等が定めた規則や医療機関の安全マニュアルに記載されたルールが正しいという前提で，インシデントが発生した場合には，ルールからの逸脱を指摘し，マニュアル等を遵守することを医療者に教育，周知してきた。しかし，臨床のコンテクスト（環境，リソース，状況等）は複雑かつ多様であり，規制やマニュアルなどにより「規定された仕事のやり方（Work-As-Imagined，WAI）と実際の仕事のなされ方（Work-As-Done，WAD）の間には，しばしばギャップが見られる。先行的安全マネジメントであるSafety-IIでは，実際の仕事がどのように行われているのか（WAD）ということを重要視し，WAIとWADの間になぜギャップが生じているのかを理解し，このギャップを縮め，より仕事が効率的で安全に行われるような対策を講じる。本章では，高濃度カリウム注射製剤の投与に関する安全対策を例に，第三者機関から提言された安全対策（WAI）と臨床現場での実際のプラクティス（WAD）との間にあるギャップを明らかにする。また，WADに見られる医療者の「調整」とその理由を把握し，調整に内在するリスクを回避するための安全対策について検討する。

高濃度カリウム注射製剤の急速静注によるインシデント

　人体の水分は約3分の2が細胞内に分布し，約3分の1が細胞外に分布している。体内総カリウムの約98％は細胞内の水分に溶けており，細胞外液にはわずかしか存在しない。例えば，体重60kgの人では，細胞外液に存在するカリウムは約50mEqのみである。このような細胞内外のカリウム濃度勾配が，細胞の静止膜電位を形成しており，細胞の安定性に非常に重要である。従って，血清カリウム値が低下した場合は，心筋細胞膜の不安定化を防ぐために，場合によってはかなり迅速に，すなわち数分以内にカリウムを補充しなければならない。重度の心疾患患者では，カリウム補正の遅れが致死性不整脈を来たし，心停止に至る場合もある。

　一方，カリウム注射製剤を細胞外液である血管内に投与する際に，細胞外

液に大量に急速投与すると血清カリウム値が急上昇するが、もともと細胞外液のカリウムは少量しか存在しないため、その変化率が大きくなる。このことが心筋細胞膜の不安定化をもたらし、致死性不整脈を誘発する。従って、高濃度カリウム注射製剤は緩徐に（20 mEq/hr を超えない速度で）投与すべきであるとされている。しかし、2000 年代には、この高濃度カリウム注射製剤を「他の薬剤と取り違えて」、「急いでと言われたので」などの理由で急速静注したというインシデントが国内で多く経験された。これらの事故で使用された高濃度カリウム注射製剤には、高濃度塩化カリウム注射液、1アンプルが「20 mEq/20 mL」または「40 mEq/20 mL」の製剤（カリウムイオン濃度 1〜2 mEq/mL）や、リン酸二カリウム注射液「10 mEq/10 mL」などが含まれている。

わが国におけるこれまでの安全対策

　このような高濃度カリウム注射製剤の急速静脈注射による医療事故を防止するため、わが国ではこれまでさまざまな対策がとられてきた。高濃度塩化カリウム注射液が無色透明の生理食塩水や他の薬液と誤認されないように目立つ黄色に着色され、また、エラープルーフのデザインを有する製剤が開発された。現在、臨床現場でよく使用されているエラープルーフ・デザインのプレフィルドシリンジ型製剤は、専用針を用いて輸液バッグ内にカリウムを混注する使途のみを目的として開発され、三方活栓や他の注射針との接続ができず、急速静注が物理的に不可能な設計となっている。本製剤のカリウム濃度は、（10 mL 及び 20 mL 製剤ともに）1 mEq/mL であり、患者への投与濃度はカリウムイオン濃度として 40 mEq/L 以下とされているため、例えば、20 mL 製剤を 500 mL の基液で希釈すると、40 mEq/L の注射液が準備できる。

　事故防止策として日本医療機能評価機構認定病院患者安全推進協議会は、2003 年に「アンプル型高濃度カリウム製剤の病棟および外来在庫の廃止」を発出した。この中で、病棟および外来にアンプル型高濃度カリウム製剤の在庫を置かないこと、また、プレフィルドシリンジ型製剤を採用することが緊急提言された[1]。これは、一般病棟や外来の患者では、高濃度カリウム注射液を高濃度で投与する状況はほとんどないということを前提とし、使用頻度の稀なハイリスク医薬品に各部署で容易にアクセスすることができないようにすることで事故を防止しようとする、ヒューマンファクターズアプローチである。ただし、高濃度カリウム注射液が日常診療において必要となる手術部、集中治療部等の特定の部署においては、医薬品の保管管理方法やスタッフの教育等を徹底することを前提として、同剤の配置は認められていた。しかし、その後もアンプル型製剤を使用したケースで急速静注事故が発生したため、翌年には「例外なくすべての病棟および外来から」アンプル型

高濃度カリウム製剤を撤去するよう緊急提言が改訂された[2]。その後，これに関連した注意喚起が，厚生労働省医薬品・医療用具等安全性情報や医薬品医療機器総合機構（PMDA）医療安全情報等においても繰り返し行われてきた[3,4]。

医薬品添付文書においても投与濃度に関する追記が行われた。厚生省薬務局長通知（薬発第 507 号第一次再評価結果その 28，1988 年）では，電解質補正溶液としての塩化カリウム製剤（いわゆる，アンプル型高濃度カリウム製剤）に求められている添付文書記載事項は，「投与速度は 1 時間あたりカリウムとして 20 mEq を超えないこと」，「本剤は必ず希釈して使用すること」とあった。しかし，1998 年 4 月の改訂では，アンプル型塩化カリウム製剤の添付文書には，これらに加え，「カリウムイオン濃度として 40 mEq/L 以下に必ず希釈し，十分に混和した後に投与すること」という文言が記載された。なお，投与濃度に関する規制の根拠は，インタビューフォームによると「一般的に，輸液中のカリウム濃度が 40 mEq/L より高いと，投与の際にカリウムの血管刺激で血管痛を訴えるといわれている」とあり[5]，これは末梢静脈から投与する際に血管痛を来さないための注意事項と考えられるが，添付文書を文字どおり読むと，40 mEq/L 以下の濃度でしか投与してはならないと一般的に理解されると思われる。

つまり，医療安全に関係する規制当局や第三者機関等による WAI では，「すべての病棟や外来からアンプル型高濃度カリウム製剤が撤去され，カリウム補正が必要な時はプレフィルドシリンジ型製剤を使用することで，もしくは薬剤部でカリウム注射液を調製して必要部署に届けることで，高濃度カリウム注射製剤の急速静注による死亡事故は防ぐことができる」と考えているといえる。これらのルールに従うと，現場の医療者は，低カリウム血症の患者のカリウム値の補正は，プレフィルドシリンジ型製剤を基液に混注するか，もしくは薬剤部でアンプル型製剤を用いて輸液を調製することで，輸液中のカリウム濃度を 40 mEq/mL 以下に希釈したものを患者に投与しなければならないことになる。

急性期医療の現場における WAI と WAD のギャップ

このような規制当局や第三者機関等からの安全対策は，急性心筋梗塞，慢性心不全急性増悪，心臓移植待機患者など，重症心不全患者を扱う医療現場に困惑をもたらした。重症心不全患者では血清カリウム値を高めに維持しなければ致死的な不整脈を生じやすく，不整脈を生じた場合は，緊急でカリウム値を是正する必要がある。しかし，その際に輸液バッグにしか接続できないプレフィルドシリンジ型製剤を用いて，添付文書通りにカリウム濃度が 40 mEq/L 以下となるよう希釈し補正しようとすると，カリウムを 20 mEq 投与するために 500 mL も水分を負荷せざるを得なくなる。このような急速

大量輸液は，重症心不全患者や透析患者においては肺水腫を来たすリスクが非常に高く，とても容認，実施できるものではない。また，アンプル型高濃度カリウム製剤を用いる場合には，薬剤部で注射液を調製しその都度，病棟等に払い出すことが提言では求められている。しかし，高濃度カリウム注射液が必要になった時に，電子カルテでこれらをオーダーし，薬剤部で調製し，ICUに搬送するのでは，急ぐ投与に間に合わない。例えば，重症心不全患者を多く扱うある病院の集中治療部では，1日に約50本分に相当するアンプル型高濃度塩化カリウム注射液を必要としており，薬剤部から病棟への医薬品の搬送便は1日4回しかない。そのため急遽必要になった医薬品は部署のスタッフが，そこから遠く離れた薬剤部に薬を受け取りに行かなければならず，その間，当該部署では患者の治療やケアに支障を来す。このような事情から，重症心不全患者を治療する病院では，これまでは集中治療部等にアンプル型高濃度カリウム注射剤を定数配置し，必要時にそれを用い，高濃度の注射液を調製し，中心静脈から，カリウムイオンとして20 mEq/h以下の投与速度になるよう，精密持続ポンプを用いて持続静注してきた。これが実際に現場で行われてきたWADである。

　従って，「病院のすべての部署において，アンプル型高濃度カリウム製剤への容易なアクセスを制限する」という安全対策（WAI）が第三者機関から打ち出されたとたんに，「集中治療の現場で，高濃度カリウム注射液を速やかに入手・準備し，最低限の水分負荷で血清カリウム値を補正し，患者を治療・救命する」というプラクティス（WAD）との間に大きなギャップが生ずることになった。そして，このギャップを埋めるために，「病院ポリシーとしてアンプル型高濃度カリウム製剤の部署配置を認める」という対応をとるか，プレフィルド型製剤しか採用されていない病院では，現場の医療者が「プレフィルド型製剤を使って，何とかして高濃度カリウム注射液を調製する」といった変則的な工夫，すなわち調整（アジャストメント）を余儀なくされることになった（図1）[6]。

第三者機関の Work-As-Imagined（WAI）	医療現場の Work-As-Done（WAD）
・高濃度カリウム注射液による事故を全国の医療機関からなくすために ・一般化された臨床コンテクストやリソースから判断し ・高濃度カリウム注射液を患者エリアから排除するという方針を打ち出す	・患者の低カリウム血症を適切かつ迅速に補正することを責務として ・自分達の病院の臨床コンテクストとリソースに応じて ・高濃度カリウム注射液を迅速かつ効率的に入手する

両者のギャップが現場のスタッフによる調整で埋め合わされている

図1　高濃度カリウム注射液の使用に関する第三者機関のWAIと医療現場のWAD

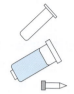

プレフィルド　　　別のシリンジ　　　　　プレフィルド　　　別のシリンジ
シリンジ型製剤　　　　　　　　　　　　シリンジ型製剤

方法 1
プレフィルドシリンジの先端に別の
シリンジの針を挿入し，中の薬液を
吸い出す

方法 2
プレフィルドシリンジの押し子を抜
いて別のシリンジの針を挿入し，中
の薬液を吸い出す

図2　高濃度カリウム注射液を調製するためのパフォーマンスの調整の例

　実際に，同機構の2回目の緊急提言から約2年後のアンケート調査（2006年から2007年にかけて実施）では[7]，有効回答930施設のうち，793施設（85％）は前述した緊急提言及びその改訂版を知っていると回答した。また，432施設（46％）でアンプル型高濃度塩化カリウム注射液が採用されており，そのうちの44％（188）の病院では，集中治療部，手術部，病棟等にアンプル型塩化カリウム注射液が配置されていることが明らかにされている。また，2017年の筆者らの調査によると，プレフィルドシリンジ型製剤を採用している病院の中には，集中治療部等でプレフィルド型製剤の注射液を別の注射器に吸い取って使用しているところが少なからずあり（**図2**），中にはその方法を病院の方針として承認しているところもある[8]。しかし，いずれの対応策も，いったん事故が起こると，アンプル型高濃度カリウム製剤を部署に定数配置していることや，プレフィルドシリンジ型製剤から注射液を抜き取って使用していたことはルール違反とされ，個人や医療機関の責任が問われることになりかねない。

アジャストメントに潜在するリスク

　このような懸念は現実となった。2015年に発出された医療事故情報収集等事業（日本医療機能評価機構）の医療安全情報において，プレフィルド型シリンジ製剤から別のシリンジに中身の高濃度カリウム液を吸い取り，誤って，静脈ラインの側管に接続し注入したというインシデント事例が紹介された[9]。すなわち，第三者機関のWAIにのっとり，プレフィルドシリンジ型製剤しか採用していなかったとしても，現場で薬剤をいったんシリンジに吸い上げてしまうと，急速静注事故が生じうるということが明らかになった。
　アンプル型製剤が簡単に手に入らない環境においてプレフィルド型製剤か

ら中身だけ吸い取ってなんとか高濃度カリウム液を調達しようとする行為は，パフォーマンスの調整（アジャストメント）の一つである．医療者は，患者に必要な医療を，効率的，かつ自分たちの権限や裁量の及ぶ範囲で必死に提供しようとする．これに伴う調整が日常業務において観察されることは決して珍しいことではなく，このような調整が存在するからこそ現場の業務は日々うまく遂行されている．しかし，これらの調整は，場合によってはリスクとなることがある．例えば，一旦薬液を吸い上げたシリンジは三方活栓や他の注射針と接続可能となるため，アンプル型製剤と同様に，急速静注のリスクが生じる．また，細いプレフィルドシリンジの先端へ注射針を差し込む際の針刺しや不潔操作のリスクも高まる．

高濃度カリウム製剤に関する海外の安全対策

　高濃度カリウム製剤の急速静注による死亡事故は海外においても同様に問題となっており，注意勧告と安全対策が行われてきた．米国のJCAHO (the Joint Commission for the Accreditation of Healthcare Organizations) の報告によれば，2年間に10件の高濃度塩化カリウム製剤の誤投与による死亡事故が米国国内で発生し，うち8件は病棟に配置された高濃度塩化カリウム製剤の原液静注あり，さらにその中の6件は剤型とラベルが酷似している他の薬剤，特に生理食塩水等と誤認して高濃度塩化カリウム製剤を急速静注したものであった[10]．カナダでは1993年から1996年の3年間に23件の高濃度塩化カリウム製剤誤投与事故が発生したが，その背景要因も米国と同様であった[11]．これに対して，JCAHOは1998年に下記のような対策を提言した[12]．本提言内容を病院認定評価時にチェックし，現場に周知したことで，米国内の塩化カリウム製剤のインシデントは減少した．

> **JCAHOの提言**
> ・病棟に高濃度塩化カリウム製剤[注]を配置しないこと
> ・塩化カリウム製剤の希釈は病棟でなく薬剤部で行い，市販の希釈済みカリウム製剤を使用するようにすること
> ・薬剤部が24時間対応でない場合や，クリティカル・ケアの現場で高濃度塩化カリウム製剤を配備しておく必要がある場合は，保管と使用に関するプロトコールを整備すること
> 　（注：JCAHOにおける高濃度塩化カリウム製剤とはカリウム濃度2 mEq/mL以上のものを指し，わが国では1 mEq/mLのものも2 mEq/mLのものも高濃度塩化カリウム製剤として扱われている）

　イギリスのNational Patient Safety Agency (NPSA) も，2002年に患者安全アラートを発行し，高濃度塩化カリウム製剤の急速静注による事故を防ぐための対策を提示したが，特筆すべき点は，最初に次の2点が明記されて

いることである[13]。わが国の推奨には，2番目の事項が全く考慮されていない。

> **NPSAのアラートに記載されている目的**
> 1. 高濃度カリウム製剤の誤投与により血清カリウム値が過剰に上昇するリスクを減らすこと
> 2. 治療の一環として，迅速なカリウム補正が必要な重症患者が，これまでと同じように遅滞なく治療を受けられるようにすること

　そのうえで，「高濃度カリウム製剤の配置は，薬剤部およびクリティカルケア・ユニットに限られるべき」とし，薬剤管理方法の改善や医療者への教育を行ったうえで，ICU，HCU，CCU，NICUなどのクリティカルケア・ユニットでは高濃度カリウム製剤を配置することを可能としている。また，臨床現場でアンプル製剤を使用しなくてよいように，適切な希釈点滴製剤（最大のカリウム濃度は20 mEq/50 mL）を購入し配置しておくよう勧めている。イギリスの病院の大半は，薬剤部にスタッフが24時間常駐しておらず，また，集中治療医も薬剤師も，「全ての病院の薬剤部で，いつでもカリウム希釈液が調製され速やかに現場に届けられる体制になっていないと思っている」という調査結果があり，NPSAの推奨はこのような現実を反映したものである。このような臨床現場の実情を踏まえた方針は，NHS Foundation Trustが運営する病院の"Intravenous Potassium Policy Edition 3"にも引き継がれ，クリティカルケア・ユニットの種類別に配置可能な高濃濃度カリウム注射製剤の種類を詳細に規定している[14]。

　オーストラリアでも2003年に同様のアラートが出されており，現在も各病院でアンプル型製剤が必要な部署では安全に与薬できるようプロトコールを整備し，塩化カリウム製剤を他剤と差別化して保管するよう求めている[15]。

WAIとWADのギャップをなくすための努力

　わが国における高濃度カリウム製剤の投与に関する安全対策は，決して十分に安全な状況になっていると評価することはできない。一般病棟においては引き続きアンプル型製剤の撤去やプレフィルドシリンジ製剤の使用を強く推進すべきである。一方，集中治療部などクリティカルケア・ユニットにおいては，諸外国のように安全対策や教育体制を整備した上でアンプル型製剤の利用を許可するなど，臨床現場の実情に即した緩急をつけた対策が必要であると考える。ヒューマンファクターズに基づく安全対策は，WAIではなく，WADにもとづいて行われるべきである[16]。

　また，わが国のアンプル型及びプレフィルドシリンジ型の高濃度塩化カリウム注射製剤の添付文書には，「40 mEq/L以下に必ず希釈して投与」するよう注意喚起されているが，中心静脈から高濃度で投与する方法も記載すべ

きである。下記は筆者の考える記載例である。この改訂の必要性については，日本循環器学会健保対策委員会，疑義解釈委員会でも議論されているが，実現に至っていない。

> **筆者の考える添付文書に記載すべき事項**
> 1. 末梢静脈から投与する際は，カリウムイオン濃度として 40 mEq/L 以下に必ず希釈し，十分に混和した後に投与すること。
> 2. 末梢静脈，中心静脈のいずれから投与する際も，決して急速静注してはならない。
> 3. 末梢静脈，中心静脈のいずれから投与する際も，投与速度はカリウムイオンとして 20 mEq/hr を超えないこと。

　以上，高濃度カリウム製剤投与に関して，薬理学的にも国際的知見からも正当な安全対策を進めるためには，規制当局や第三者機関等の推奨内容や添付文書を改訂することが必要であり，さらに現場の調整で帳尻合わせを強いるのではなく，より安全な新たな製剤や器材の開発が望まれる。

> **Point**
> ・規定された仕事のやり方（WAI）が，実際の仕事のやり方（WAD）と乖離していると，人々はパフォーマンスの調整を余儀なくされ，それは新たなリスクとなりうる。
> ・ヒューマンファクターズによる安全対策は，WAI に基づくのではなく，WAD をしっかり理解したうえで検討されなければならない。

参考文献

1) 公益財団法人日本医療機能評価機構認定病院患者安全推進協議会：緊急提言．アンプル型高濃度カリウム製剤の病棟および外来在庫の廃止・10％キシロカインの病棟および外来在庫の廃止．平成 15 年 12 月 18 日
https://www.psp-jq.jcqhc.or.jp/download/644?wpdmdl=644
2) 公益財団法人日本医療機能評価機構認定病院患者安全推進協議会：緊急提言（改訂版）．アンプル型高濃度カリウム製剤の病棟および外来在庫の廃止・10％キシロカインの病棟および外来在庫の廃止．平成 16 年 6 月 1 日
https://www.psp-jq.jcqhc.or.jp/download/656?wpdmdl=656
3) 厚生労働省医薬食品局．医薬品・医療用具等安全性情報 No.202．2004 年 6 月．
https://www.mhlw.go.jp/houdou/2004/06/h0624-2/index.html
4) 医薬品医療機器総合機構．医療安全情報 No.19．2010 年 9 月．https://www.pmda.go.jp/files/000144382.pdf
5) 医薬品インタビューフォーム補正用電解質液 KCL 補正液 1 mEq/mL．2014 年 9 月
https://www.otsukakj.jp/med_nutrition/dikj/upload/ykc_if.pdf
6) 中島和江．医療安全へのレジリエンス・エンジニアリングの適用．医療の質・安全学会誌　2016；11：422-426．
7) 認定病院患者安全推進協議会．「アンプル型高濃度カリウム製剤」に関するアンケート．患者安全推進ジャーナル　2007；19：78-81．
8) Uema A, Kitamura H, Nakajima K. Adaptive behavior of clinicians in response to an over-constrained patient safety policy on the administration of concentrated potassium chloride solutios. Safety Science. 2020; 121: 529-541.
9) 公益財団法人日本医療機能評価機構医療事故情報収集等事業医療安全情報 No.98．カリウム製剤の投与方法間

違い．2015 年 1 月
http://www.med-safe.jp/pdf/med-safe_98.pdf

10) The Joint Commission. Medication error prevention — potassium chloride. Sentinel Event Alert. 1998 Feb 27; (1): 1-2.

11) Medication Safety Alerts. David U and Sylvia Hyland. CJHP 2002; 55(4): 278-280

12) The Joint Commission. High-Alert Medications and Patient Safety. Sentinel Event Alert 1999 Nov 19; (11): 1-3.
https://www.jointcommission.org/assets/1/18/SEA_11.pdf

13) National Patient Safety Agency. Potassium solutions: risks to patients from errors occurring during intravenous administration. 2002 Oct 31.
http://www.nrls.npsa.nhs.uk/resources/?EntryId45=59882

14) Calderdale and Huddersfield. Intravenous Potassium Policy Edition 3.
http://www.formulary.cht.nhs.uk/pdf/_doc_files_etc/Hospital_Policies/Potassium/IV_Potassium_Policy_Jul_07.pdf

15) The Australian Commission on Safety and Quality in Health Care. Medication Alert 1. Oct. 2003.
https://www.safetyandquality.gov.au/sites/default/files/migrated/kcalertfinal1.pdf

16) Shorrock S, Williams C. Human factors & ergonomics in practice. Boca Raton: CRC Press; 2017.

第11章 レジリエンス・エンジニアリングの外科手術への展開
──外科手術チームのメンバー間の隠された相互作用

肺癌の外科治療の流れ

　外科診療は患者に合わせた個別化治療である。肺癌の治療は診療ガイドライン[1])を参考にしつつ患者の病態や臨床病期に応じて，外科手術，化学療法，放射線治療を組み合わせて行う。比較的早期に発見された肺癌の場合は，手術で切除することが第一選択となる。進行した切除不能な肺癌の場合には，手術以外の方法，つまり化学療法や放射線治療が中心となる。肺癌が切除可能かどうかは，術前の画像診断や検査所見などから検討される。患者の病状（基礎疾患の重症度，合併症の有無，年齢など）と病期から，根治性と術後合併症のリスクを勘案して術式が決定される。

　たとえば右上葉肺癌の手術においては，右上葉を切除するとともに縦隔のリンパ節を郭清しなければならない。手術は全身麻酔下に，病巣のある右側の側胸部を上にした体位で行われる。皮膚を10−15 cm切って行う開胸手術と，1−2 cm長の孔を3，4個あけて胸腔鏡や手術鉗子器具を挿入して行う胸腔鏡下手術がある。右側の肺は，上葉，中葉，下葉の3つに分かれ，右上葉に流入する肺動脈や肺静脈，右上葉の気管支を切離した後に，縦隔のリンパ節を郭清して，上葉切除＋縦隔リンパ節郭清が達成される。出血がなく肺からの空気漏れもないことを確認し，胸腔内に胸腔ドレーンを留置して，皮膚を閉創して手術の全行程が終了する。

　手術は外科医の知識と技術を用いて行われるが，術中には想定内のことも想定外のことも起こり得る。想定内のこととしては組織の癒着や出血などがある。手術ではこれらの状況に対応しながら操作を行い，術中の所見と手術の進捗に合わせて手術手順を臨機応変に変更したり調整したりして，腫瘍の完全切除を目指す。その対応の過程や結果においては，すべての症例の間に細かな違いがあるので，2度と同じ手術が行われることはない。術者は，患者の安全を第一に考えて術中・術後の合併症のリスク，得られる臓器機能温存効果，腫瘍の切除率による治療効果などのバランスを考えながら常に最善の方法を模索しつつ手術中の操作を進めていく。

レジリエンス・エンジニアリングの外科手術への展開

　前述したように，手術の進捗が時々刻々と変化する状況の中で，どうすれば的確に対処できるチーム作りができるのかを探求するのがレジリエンス・エンジニアリング[2-4]である。その前提として，チームの目標設定や手術の流れのイメージを外科手術に参加するメンバーが共有することが必要となる。しかし，実際にはメンバー間で目標や手術イメージにはズレがおこりがちである。このギャップをどのように埋めて，「同床異夢」から「同床同夢」とするかが効果的なチーム作りの要諦である。

　手術チームは，術者，麻酔科医，看護師，若手助手などの多職種で構成される。それぞれのイメージする望ましい手術は，完全な腫瘍摘出，安全な手術，スピーディーな手術など，立場によって異なってくる。各職種をタコに喩えてみると，それぞれのタコはタコツボ（英語でいうところのサイロ[silo]）の中に住んでいる。タコは他のタコツボの中には入ることができないので，その中がどうなっているか，想像はできてもお互いに分からないのが現実である。そこで，手術チームの中でも別々のタコツボに住むメンバー間で起こりがちな意識のギャップと，それをどのように埋めるべきかについて呼吸器外科医としての術者の視点から論じたい。

手術チームのメンバー構成と役割

　呼吸器外科における手術チームのメンバーは，術者の他に助手，清潔看護師，外回り看護師，麻酔科医で構成される。

　術者は手術の進行を指揮し，術中の主要な操作を行う。そのため，術前に手術の目標を立てて術式を決定し，全体の手順を考える。術中には手術が順調に進行しているか否かに注意を払い，また出血や低酸素血症などの合併症が起こった場合には即座に対処し，その時の状況によっては手術の中止や撤退を決定することもある。

　助手は若手の呼吸器外科医が務めることが多く，通常は2名前後が手術に入る。時には手術教育のために若手呼吸器外科医が術者として手術を担当し，ベテラン呼吸器外科医が助手を務めることもある。

　清潔看護師は器械出し看護師とも呼ばれ，術衣を着て手術に入り，術者や助手に指示された手術器械を手渡したり，使用して術野から戻ってきた器械に付着している血液を除去したり，すぐに使えるよう整理整頓したりする役割を持つ。術者も助手も術野から目を離さずに手術操作をしていることが多いので，清潔看護師は，手術の進行をよく把握し，言われた器械をタイミングよく手渡すことが求められる。また手術で使用する器械の組立てを行うこともある。このような器械には，呼吸器外科の場合，胸腔鏡，吸引装置，自動切離縫合器，電気メス，超音波凝固切開装置，フィブリン糊噴霧器，内視

鏡用手術用器具などがある。

外回り看護師は術衣を着ずに，術野の外から清潔看護師の補助を行う。不足している手術器械を追加で術野に出したり，室温を調整したり，輸血を準備したり，手術室の外との連絡を行ったりする。

麻酔科医は手術患者に麻酔をかけて鎮静と鎮痛を図るとともに，呼吸や血圧などの全身状態を管理する役割を持つ。また，出血などの緊急事態には，麻酔科医が輸血を行ったり緊急薬品の投与を行ったりして，患者の全身状態の安定をはからなくてはならない。

以上のような多職種が関わる手術において，ベテラン術者と麻酔科医，ベテラン術者と清潔看護師，ベテラン術者と若手助手との相互関係において，それぞれの職種の視点でよくあるギャップの例を提示し，そのギャップをすり合わせるための方法，隠された相互作用を，明らかにしていきたい。以下，術者としての筆者の推測する各職種とのギャップについて述べる。

ベテラン術者と麻酔科医との考え方のギャップ

術者が手術を行うにあたって優先すべきこととして考えているのは以下の順となる。
①安全な手術を行い，合併症なく患者を手術室の外に帰す。
②悪性腫瘍の完全切除など，治癒を目指した手術の目標を達成する。
③できれば短時間の手術で，患者にも手術チームのメンバーにも負担をかけない。

このような安全性，目的達成，速さの3つを高いレベルで統合することが重要である。患者安全が最優先ではあるが，それが唯一の目標ではない。もし患者安全が唯一無二の目標なら，そもそも手術をしなければ良いことである。合併症が起こったり患者の生命が危険にさらされることは皆無になるが，逆に治せるものが治せなくなってしまう。また，安全を重視しすぎる余り，不十分な腫瘍切除のまま撤退するのも術者の本意ではない。したがって，安全かつ完全な腫瘍切除を行うことができたとすれば，多少時間がかかってもそれは許容範囲と考える。もちろん，安全かつ完全な切除を迅速に行うことができれば申し分ない。

一方，麻酔科医にとっても患者の安全が最優先であるのは言うまでもない。しかし麻酔科医としても働いていたときの筆者は，悪性腫瘍を完全切除できたか否か，すなわち手術目標を達成できたか否かにはあまり関心がなく，短時間の手術こそ上手な手術と考えてしまいがちであった。麻酔科医は1日2〜3例の麻酔を担当することもあり，手術が予定通りに終われば，それだけ患者に与える身体的負荷も少なく，余裕をもって次に控える麻酔導入を始められるからである。

術者が手術を短時間で終えようと操作が粗雑になると，かえって出血など

で時間がかかってしまう。また，腫瘍の取り残しもあってはならないことである。たとえ時間がかかっても，手術の成否に関わる重要な箇所は確実に行うことを目標とし，血管を剥離する際に出血させないように愛護的に扱い，完全な摘出を心掛けるべきである。一方，麻酔科医が短時間手術こそ望ましい手術と考えるとすれば，その間に考え方のギャップが生まれるのは必然である。

そこで麻酔科医との考え方のギャップを埋めるために，術者の行うべきことを以下に示す。
①何があっても優先順位を変えないという鉄の心を持つ。
②手術の進行状況をリアルタイムで麻酔科医に報告し，たとえば時間をかけて慎重に剥離をしているところだとか，止血に難渋して輸血がいるかもしれない状況だとかを，麻酔科医を含めた手術チーム全体で共有する。
③麻酔科医を「麻酔科の先生」ではなく，「○○先生」と名前で呼ぶ。
これらが手術をスムーズに進めるための鍵となる。

ベテラン術者と清潔看護師の考え方のギャップ

術者にとって最も好ましいのは清潔看護師が手術の手順を理解し，いちいち説明しなくても必要な手術器械が手渡され，スムーズに手術が進むことである。術者は手術中に必要な器械は，名前よりも絵や手に持つ感触の方が先に頭に浮かぶので，つい「あれをくれ」とか「これを出して」とか，曖昧な指示を出してしまいがちである。

また，術者にとって最も耐え難いことの1つに，必要な手術材料や手術器械が必要な時に準備されていない事態が発生することである。それでも他の手術室から探して持ってくることができれば何とかなるが，準備されているべき手術材料が院内の何処にもない場合は手術が中断されてしまう。院外から物品が届くまで待たなければならず，その待ち時間は無駄であり，場合によっては手術そのものを途中で中止せざるを得ないこともある。そのような時には術者が感情的になるのも，ある程度は理解できるところである。

一方，清潔看護師にとっても最優先事項は同じである。
①患者の安全が第一である。
とはいえ，外科医のイライラに接することがあれば，
②必要な器具をキチンと言葉で指示してほしい。「あれ」や「それ」ではわからない。
③いくら怒鳴っても無いものはどうしようもない。
などと感じているのではないかと思われる。

そこで術者の行うべきことは
①再び，鉄の心を持ち，何があっても感情的な言動に走らない。
②難局をうまく乗り切った過去を思い出す。

③助手，麻酔科医，看護師の知恵を借りて，入手可能なもので間に合わせる。
などである。

ベテラン術者と若手助手の考え方のギャップ

　通常は若い外科医が助手として手術に入り，ベテランの術者から技術を学び，次第に成長するのが理想の形である。ベテランの術者としても，若手がスムーズな助手をしてくれたら次は術者を任せてみよう，と心の中で思っている。ところが案に相違して若い外科医がうまく助手を務められない場合，術者は心の中でこのように考えてしまう。
①手が邪魔になってよく見えないぞ。しっかり持って引っ張ってくれ。
②一々言わなくてもやってくれよ。どうしてそんなことができないんだ？
③手術前にちゃんと勉強してきたのか。
などである。

　いちいちもっともではあるが，怒鳴ったからといって若手が急に上達するはずがない。今，目の前にいる若手の外科医に助手をやらせるしかないのである。

　一方，筆者自身も若い頃は助手を経験したが，
①私がすべきことを正確に言葉で指示してほしい。怒鳴られると萎縮してしまう。
②自分だって手術がうまくなりたい。
と考えていたことを思い出す。

　これら2人の外科医の考え方，ギャップを埋める方法として術者がすべきことは，
(1) 三たび，鉄の心を持つ。言い換えればアンガーマネジメントである
(2) 若手外科医の力量を見極めて，できる範囲での助手をさせる
(3) 助手のやるべきことを術者がやって見せる。手術中こそ最高の教育の機会と考えて助手に丁寧に教える
などである。

手術チームとして

　職種間のギャップを埋め，いかに「同床異夢」から「同床同夢」とするかが，効果的な手術チーム作りの要諦であるということは冒頭に述べた。

　ベテラン術者，麻酔科医，清潔看護師，若手助手のそれぞれの職種はそれぞれ異なる考え方を持っているので，ギャップが生じてしまうのは無理もない。しかしながら，スムーズに手術を進めるためには外科手術チームのメンバー間の隠された相互作用，すなわち，職種間のギャップを理解し，対応しなくてはならない。これがすなわちチーム作りであり，レジリエンスの実装

である[5]。

　さて，筆者は「手術がうまくいくために，重要と考えることを3つあげるとすれば？」という問いを多職種で構成される外科手術チームメンバーのベテラン術者，麻酔科医，清潔看護師，若手助手にインタビューしてみた。そうするとベテラン術者と若手助手はともに以下の3つをあげた。
①患者の安全
②手術目的の達成
③速い手術
である。
　一方，麻酔科医は，
①患者の安全
②疼痛の管理
③スムーズな手術の支援
をあげた。
　清潔看護師は，
①患者の安全
②手術の流れを読む
③術者の指示への素早い対応
をあげた。
　結局，外科手術チームメンバーは，全員が「患者の安全」を最も重要な要素と考えているのである。また，2番目，3番目に重要な要素はそれぞれに自分の職責を果たすというものであり，筆者が想像していたよりもプロ意識を持って仕事を行っていることが分かった。
　以上を総合的に考えると，手術チームメンバーがレジリエントな手術チームをうまく形成してパフォーマンスを上げるために必要とすることは，
①目標の優先順位をメンバー間で共有する。
②多職種間のギャップを理解し，言葉による明快なコミュニケーションを図る。
③術者を含めて全員が鉄の心を持つ。
④難局も即興で乗り切る。
であると考える。職種によって重要とする要素は異なるが，その実践は共通のものである。

一般の人たち（手術を受ける側）と手術チーム（手術を行う側）の考え方の違い

　最後に一般の人たちと手術チームの考え方の違いについて触れておきたい。一般人や患者・家族は，多職種からなる手術チームが術前に集まりカン

ファレンスで各症例についての手術法を時間をかけて検討していると想像しているのではなかろうか．しかし，ほとんどの場合，術前に助手が術者に手術法についての方針を尋ね，それに対して術者が二言三言簡単に答えて打合せを終えるだけである．肺癌自体の診断や治療方針については，放射線科医や呼吸器内科医も合同でカンファレンスを行うこともあるが，それは各症例に対する最適な治療方法が，放射線治療なのか化学療法なのか外科的治療なのか，といったことであり，手術の方法についての議論を行うわけではない．

また，一般の人たちや患者・家族は，手術後にも多職種が集まって各手術の結果について検討している，と期待しているかもしれない．残念ながら，それは理想論である．筆者はこれまで職種を超えた術後カンファレンスなどというものを経験したことはなく，せいぜい同じ外科医同士でカンファレンスを行い，短時間の議論をするくらいである．手術で思うように行かなかった点について，同じような状況を経験したことのある別の外科医が「自分の場合はこうして乗り切った．また，そのような苦境に陥らないために，あらかじめこうしていればよかった」と述べ，一同が「なるほど」と頷くというのがいつものパターンである．

このような中で職種を超えた検討を行うには，その場，つまり手術中に行う他はない．たとえば，新人が清潔看護師として手術についたとしよう．もし，その新人が色々な手術器械（胸腔鏡，吸引装置，自動切離縫合器，電気メス，超音波凝固切開装置，フィブリン糊噴霧器，内視鏡用手術用器具など）の扱いに習熟していない場合には，手術中の空き時間をみつけて，若手助手の外科医かベテラン看護師の指導の下，その場で組み立てや扱いを学び，練習させるべきである．手術後に時間をかけて練習するなどということを期待してはならない．次の手術でも同じところでつまづいてしまうだけである．一方，新人看護師は手術中にも色々なことを学び，その場で自分のものとする心構えをもって手術につかなくてはならない．そのような心の準備をして手術に臨めば，色々なことを効果的に学ぶことができるに違いない．

おわりに

このようなチームメンバー間の隠れたメッセージのやりとりを明らかにすることで徐々に手術チームのパフォーマンスが向上し，手術の安全性，目的の完遂，手術時間の短縮などが徐々に改善することが期待される．筆者は，今後のレジリエンス研究として，外科手術チームにおいてまだ存在する隠された相互作用を明らかにしていきながら，どうすれば手術チームが効率的に成長するかを探索したい．

> **Point**
> ・手術中のチームワークは，執刀医と他の手術チームメンバーとの相互作用を通じたダイナミックなプロセスである．
> ・擾乱と制約下でレジリエントなチームパフォーマンスを行うためには，チームメンバー間での目標の優先順位の共有，コミュニケーション，ストレスマネジメント，さらに即興的対応が必要である．
> ・手術チームを効果的に成長させるためには，①やりながら学ぶ，②学んだことをその場で実行する，③手術チームのメンバー全員がその心構えを持つ，ということが必要であると考える．

参考文献

1) 日本肺癌学会．肺癌診療ガイドライン2018年版　悪性胸膜中皮腫・胸腺腫瘍含む．金原出版；2018.
2) Hollnagel E, Leveson N, Woods DD, et al. レジリエンスエンジニアリング―概念と指針．日科技連出版社；2012.
3) Hollnagel E, Woods DD, Wreathall J, et al. 実践レジリエンスエンジニアリング―社会・技術システムおよび重安全システムへの実装の手引き．日科技連出版社；2014.
4) Hollnagel E, 他（著）中島和江（訳）．レジリエント・ヘルスケア―複雑適応システムを制御する．大阪大学出版会；2015.
5) エイミー・C・エドモンドソン．チームが機能するとはどういうことか．英治出版；2014.

第12章 日常業務の観察に基づきシリンジ改良を通じて行ったWAIとWADを近づけるチャレンジ

はじめに

　これまで医療安全は，報告された個々の失敗を分析して対策を立て業務計画に反映させ，ルール化することで進められてきた。このように策定された業務手順やルール（Work-As-Imagined, WAI）と実際の臨床現場における業務（Work-As-Done, WAD）との間には，しばしばギャップが生ずる。医療従事者は現場で調整（アジャストメント）を行ってこのギャップを解消し，業務を遂行している。WAIとWADのギャップが，現場での調整の範囲を超えた時エラーに繋がる。このギャップを極力少なくするには，日常臨床業務（everyday clinical work）を中心に観察することにより，医療をうまく運ばせる要因を明らかにし，スタッフと協同しシステムを改善する必要がある。

　ICU（intensive care unit）及びCCU（critical care unit）では重篤で刻々変化する患者の状態に対応して治療を行うため，多数のシリンジポンプを使用し，同時に複数の危険薬を時間的・量的に精密に投与する必要があり，一般病棟に比べると業務プロセスは大変複雑である。本稿では，SICU及びCCUにおける日常臨床業務，特に注射業務における調整を理解することにより，注射用シリンジの改変という安全対策を行ったプロセスを，次の3つの事項を中心に紹介する。日常業務の中でも最も頻繁に行われ，またそれ故にインシデントの主要な発生源である注射薬の投与について，日常の臨床業務を観察しWAIとWADとのギャップを把握した（WAIとWADのギャップの理解）。それに基づき，医療安全管理部が中心となり，現場のスタッフの声を反映させてWAIとWADとのギャップの一因と考えられる注射用シリンジの改変を医療機器メーカーに提案した（イノベーション）。さらに，新たに開発されたシリンジを臨床現場で用い，重篤な関連有害事象が起こる前に注射投薬におけるスタッフの負担軽減に成功した（影響と効果）。

背景

■注射薬のインシデントの状況

　当院におけるインシデント報告数は年々増加していたが，その主要な要素の割合は，処方・与薬 30％，ドレーン・チューブの使用管理が約 30％，次いで転倒転落約 15％で，大きな変化はない。インシデント報告は，投与薬剤の種類，量，調剤のそのもの，投与対象者，経路，投与タイミング，順番などの間違いで，これらがあらゆる部署で起こっていることを示している。医薬品の投与プロセスは，各々の病棟で，電子カルテに記載された指示に基づき，患者ごとにトレイを準備，注射薬剤を用意して，シリンジ，点滴ボトルや点滴バッグにそれぞれの薬剤を充填し，トレイに収納，患者氏名と薬剤名を紙やテープに手書きしてボトルやバッグに貼付，これらを指示と照合後，投与することで対応していた。

　介入（改変シリンジの導入）を始める前年度（X−1 年度）の病院全体のインシデント報告件数は 3661 件，このうち処方・与薬に関するものは約 30％（**図 1a**）で，その内訳は，病院全体で内服に関するものが約 43％，静脈注射 14％，皮下・筋肉注射および末梢静脈点滴がそれぞれ約 9％，中心静脈 6％であった。注射薬に関するインシデントのうちインスリンによるものが約 20％を占め，低血糖を引き起こすため影響度 3a 及び 2 に占める割合が多かった。

　一方，ICU・CCU での処方・与薬のインシデントは 64 件と病院全体の約 6.5％を占め（**図 1b**），院内全体の内訳と比べ静脈注射及び中心静脈注射の割合が多かった。ICU・CCU におけるインシデントは，患者の容態に関わる重篤な有害事象は生じていなかった。影響度の大きいインシデントは，むしろ一般病棟で生じていた。

■一般病棟おけるインシデントに注目した注射業務の観察

　当院で定期的に開催している多職種・多部門の医療スタッフが構成するインシデント評価部会が，これらのインシデントを解析する一方，医療安全管理部と看護部は，重篤な帰結に至る危険があるインシデントを報告した一般病棟の投薬・注射業務を重点的に巡視した。その観察では，概ね決められた薬剤投与手順どおり行っていたものの，準備の段階では，誤った薬剤選択，調剤の誤り，別な患者の指示薬剤を用意するなどの誤りを認めた。また手書きでの記載に依存していたため，紙やテープへ記載する際の誤転記，手書きの字の判読困難，判読誤り，紙やテープの紛失・脱落などを認めた。またインスリン用シリンジにように小さいシリンジ上には書けないため，用時調整すべきところ予め充填して準備してしまい内容の確認が不能となるインシデ

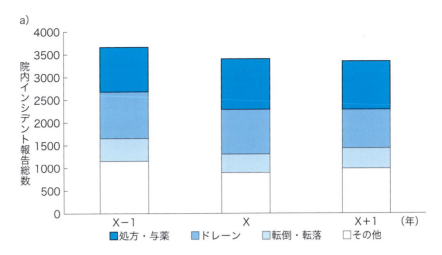
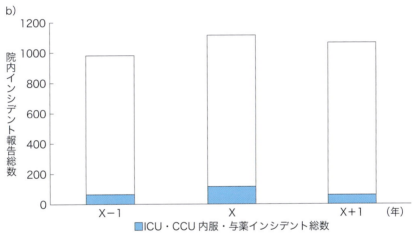
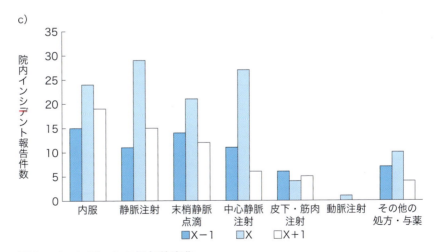

図1 インシデントの経年的変化
a) インシデント総数に処方・与薬インシデントの占める割合の変化，b) 院内内服・与薬インシデント総数に占める ICU・CCU の割合の変化，c) ICU・CCU における処方・与薬に係るインシデントの経年的変化。

ントが発生していた。

　実際に薬剤投与する際，用意された薬剤が対象とする患者に用意されたことを確認する方法も，忙しい現場で多くは点滴のボトルやバッグの上に直接マジックで手書きする方法がとられ，見間違い，誤転記の原因になっていた。指示画面を印刷した紙を用いても，思い込みによる読み違いや，忙しいと薬剤名・量・経路・患者名の確認を飛ばして投与し，インシデントに結びつくことが判明した。行程を確認する方法についても，大凡の取り決めはあっても病棟ごとに必ずしも統一されていなかったり，方法が不十分であったため，誰が準備し，誰が確認し，誰が施行したのか確認できなかったり，あるいは時間に追われ記載されず，薬剤投与の行程を遡って確認ができないケースがあった。

■一般病棟のインシデントに基づく病院ルールの改訂（WAI）

　そこで，これらの結果に対応するため，エラーが起きにくい環境整備，守りやすい行程・手順のルール，省力，遡って検証可能な薬剤投与システムを策定することを目標に，医療安全管理部，看護部，薬剤部，医療情報部で検討した。

　準備：中断の多い病棟業務を行う看護スタッフが，電子カルテで出された指示を見て必要な薬品を薬剤部に払い出しを請求するのでは業務の量的・時間的な負荷が大きく，かつ間違いも少なくならないことから，事前に指示が出された薬剤については，薬剤部が可能な限り患者ごとに調剤・薬剤準備を行い，病棟に払い出すこととした。

　確認：正確かつ容易に指示内容と準備薬剤を確認できるように，視認のみならず機械的に確認できるよう，電子カルテ情報を可能な限り利用可能なシステムの策定を企図した。電子カルテに入力された医師の指示を間違いなく受けるため，この指示を正確に参照するものがなければならない。電子カルテに入力されアップデートされた指示を表示しスタッフ全員が共有できる画面を選定し，これを病棟スタッフがプリントアウトして確認できるようにした。それまでテープに手書きしていたが，視認とPDA（Personal Digital Assistant）の両者で確認できるように，患者名，薬品名，用法・用量，確認・作成・実施者のサインする箇所，PDF用確認用バーコード等を表示する指示確認書と点滴ボトルやバッグに貼付するラベルを一体で診察する輸血・注射シート（図2）を導入することにした。

　全病棟統一の運用方法の策定：それまで院内で細部まで統一されていなかった注射業務の確認・実施方法を統一し，下記のように策定した。

　①薬剤準備と確認；印刷した注射ラベルをもとに，病棟スタッフ2人が患者名，薬品名，用法・用量をダブルチェックし，患者ごとのトレイに薬剤を用意，あるいは薬剤部から払い出された薬剤が指示通り用意されて

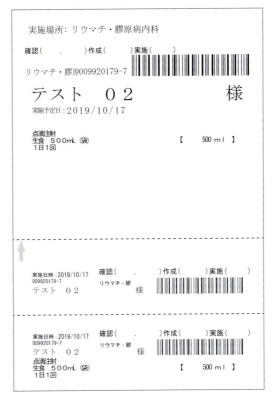

図2 注射ラベル（テスト印刷）
プリントアウトした注射ラベルは点線の部分でそれぞれ剥がすことができ，シリンジや点滴ボトルにあった大きさのシールを選択して貼付する。

いるかを確認しサイン。
②薬剤装塡と確認；用意された薬剤をボトルに注入，あるいはシリンジに充塡して注射シールをこれらに貼付し，用意したスタッフがサイン。
③薬剤投与前の確認と注射実施；患者に投与する際には注射実施者が，目視に加えボトルやシリンジに貼付されたシールをPDAで確認し患者に注射しサイン。

この運用方法を各病棟の教育責任担当スタッフに教育し，各々の病棟スタッフに伝達するとともに，院内全体の講習会を開き，スタッフ全員に教育した。

■病院ルール改訂後のインシデント発生状況

注射ラベル導入をはじめとする注射のルールを導入した翌年度の当院全体のインシデント報告件数は3399件と前年度に比べ軽度に減少したものの，処方・与薬のインシデントが割合も実数も増加した（図1a）。

誤投与防止を目的に患者・薬剤の確認用に作成された輸血・注射シートと注射ラベルは一般病棟では大きな問題なく導入使用され，処方・与薬のインシデントのうち静脈注射に関するインシデントは減少した。一方，静脈注射

以外のインシデント数が増加し，その中でもインスリンにかかわるものが22.1％あり，低血糖を惹き起したため影響度3a及び2に占める割合が多かった。

ICU・CCUでの処方・与薬のインシデントは，新ルール導入前に比べ約81％増加し，院内インシデント増加分の約4割を占めた。静脈注射に関するインシデントが病院全体では減少したのに対し，ICU/CCUでは静脈注射ならびに中心静脈にかかわる事例が，それぞれ約164％増加，末梢静脈点滴も導入前に比べ約50％増加し，それぞれ病院全体の増加分の約5割と2割を占めた。

ICU・CCUにおける注射業務の観察によるWAIとWADのギャップ

■ICU・CCUにおいて注射業務の観察を始めたきっかけ

ICU・CCUでは重篤な有害事象には至る事例の報告はなかったものの，これらの部署に類似する業務を行っている循環器病棟で，持続注入用に希釈した超速効型インスリン製剤をワンショットで静注した事例が発生し，病院全体の各部署から組織される審議委員会にかけて本例の分析を行った。その結果，その要因として①持続注射薬と時間注射薬を一緒に用意して持参したこと，②患者の点滴ルートが9つと多く持続注射の確認に時間がかかったこと，③PDAで氏名，IDを確認したが，内容まで確認しなかったこと，④持続用シリンジとワンショット用の注射器が同じであったことなどが挙げられ，これらが重なってインシデント発生につながったものと推定された。すなわち，PDAを用いても完全な確認には至らない場合があることが明らかになった。同時に多種類の注射を管理する現場では安全のための確認が必要であるものの，それ自体に多くの時間がかかると，スタッフに時間的にも肉体的にも大きな負荷となり，どこかで手間を省く調整が行われ，インシデントの発生に繋がり得ることになる。ICU・CCU・循環器病棟の状況は一般の病棟と大きく異なるところが多々あり，一般の病棟の現状を想定して立案された注射事故防止策が，急性期病棟や救急外来では有用とは限らず，反って新たなインシデント発生の要因になりかねないことが示唆された。

さらに，年度のインシデントの集計の結果，注射に関するインシデント数が倍増したため，医療安全管理部（当院における医療安全管理担当部署）では事態は切迫していると判断し，医療事故防止対策運用ワーキンググループを組織し，ICU・CCUを含む院内各部署における日々の注射業務を観察した。ICU・CCUなど急性期医療を担う部署では，時々刻々状態が変化する重篤な患者の生体情報を常にモニターしながら，その変化に応じて同時に多種類の薬剤を，シリンジポンプを使用して経静脈的に微調整しながら精密に

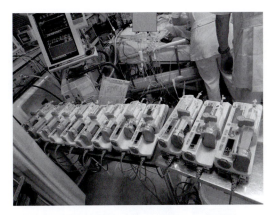

図3 ICUにおける点滴と持続注入の現状（対策施行前）
一人の患者に同時に複数の点滴と持続注入が並行して行われている。

投与することが日常業務として行われている。中心静脈ラインに接続され投与される薬剤は6～10種類に及び，それぞれ独立した持続静注ポンプにより注入されている（図3）。

■新たなルールにより生じた現場での調整（アジャストメント）

　ICU・CCUでは何台もシリンジポンプを並列して使用するため，上から一目で薬剤の種類や注入量や残量の確認が可能である必要がある。ICU・CCUでは新ルールに則り，患者氏名，薬剤名，用量，投与月日，時間注入量を確認するため，薬剤を充填したシリンジの目盛りが視認できるように注射ラベルを貼付していた（図4a）。しかし上から見ると目盛りは確認できるが，ラベルは患者名がようやく見える程度で，薬剤名，容量などの必須の上を読み取れないため，上から見てこれらの情報をすぐ確認できるようテープに手書きしシリンジポンプの上面に貼付していた。ラベルで患者氏名，薬剤名，用量，投与月日，時間注入量を確認するためには，スタッフは角度を90度変えて真横から見る必要があった（図4b）。またバーコードがシリンジ抑えのアームに隠れてしまい，シリンジポンプ装着後にはPDAによる確認ができなかった。

　注射ラベルを上から見て目視できるようにシリンジに貼るとシリンジの目盛を覆って注入量も残量も確認できず，しかもシリンジの彎曲のため薬剤名が視認しにくくなり，薬剤名をテープに手書きしてシリンジポンプ上面に貼付していた（図4c）。残量・目盛を確認するには，スタッフは見る角度を90度変えて真横から見なければならなかった。

　20 mL以下の容量の小さなシリンジの場合目盛りと注射ラベルの両者の視認性を確保するため，ラベルをシリンジに直交して貼付する現場での調整も

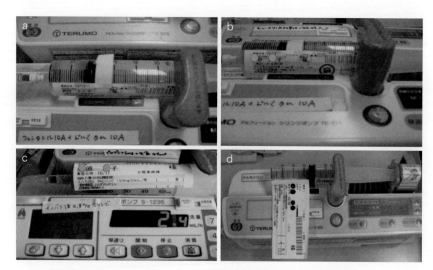

図4 シリンジの目盛りと貼付した注射ラベル印刷内容の視認性
a．シリンジポンプ上面からの像：シリンジの目盛りはよく見え注入量の確認はできるが注射ラベルの印刷内容は名前がかろうじて見える程度である。
b．シリンジポンプ側面からの像：注射ラベルの印刷内容は確認で来るが，シリンジの目盛りは見えにくい。
c．注射ラベル印刷内容の視認性を優先したラベル貼付例
d．容量の小さなシリンジへの注射ラベル貼付（医療現場での調整例）

見られた（図4d）。これとてもラベルのシリンジへの接着面積が小さいため剥がれることがあった。また，20 mL以下のシリンジで静脈注射する際には，注射ラベルが大きすぎるので注射ラベルの余白を切らないとシリンジの長軸に沿って貼ることができない。そのため，余白を切る必要があった。その際誤ってバーコードをきってしまい，PDA認証ができないケースが報告された。また小さなシリンジに貼られたラベル上のバーコードは彎曲のためPDAでの読み取りが容易にはできなかった。そこでICUのスタッフは，PDA確認用に注射ラベルをシリンジポンプの側面に貼ったうえ，容易に目視確認できるよう薬剤名・量などの情報をビニールテープに手書きしてシリンジポンプの上面に貼付するなどの調整をしていた。

　これらの現象は，現場のスタッフが多重なタスクをこなし時間的に切迫する中，真面目に確認のルールを守ろうとした結果の調整であるが，余分な作業を増やし多忙な医療現場の業務を更に煩雑にし，本来目的とした守りやすい行程・手順のルール，省力の目的から大きく解離しているばかりでなく，現場のスタッフに負担を強いてリスクを増大させる結果となっていた。

　ICUや手術室における薬剤に関するインシデントを院内ニュースやリスクマネジャー会議で周知し意見を求めた。ICUの看護スタッフから，ICUや救急病棟での医療現場の現状と注射に関する新しいルールが合わないことの指摘と現状打開・改善に関する協力の申し出があった。

WAIとWADのギャップを近づけるためのイノベーション

■3つの側面からの検討

そこで，医療安全管理部が中心となり，ICU・CCU，メディカルエンジニアリング部門，薬剤部，医療情報部のスタッフ，看護部，事務部門に働きかけ，共同で現状の問題点の共通理解と改善策の策定を目的とする協議を開始，①注射ラベルの改訂，②医療器材（シリンジ，シリンジポンプ）の見直しや開発，③輸液管理システムの開発の項目を立てて検討した。

① ラベルの改訂の改訂：i) 名前，注射内容等の必須情報，バーコードが全て確認できるようにバーコードの印刷位置を変更，ii) 確認不要情報の削除（病棟名等），iii) 注射ラベルの形状変更（スタッフがハサミで切らなくても小さいシリンジに貼付できるような切れ込みを入れる），iv) バーコードからQRコードへの変更など，注射ラベルの内容，およびレイアウトの変更が提案された。i) とii) の提案は実行されたが，iii) は切れ込みのところから捲れてプリンターが詰まることへの懸念が業者から示され，実現しなかった。iv) のQRコードへの変換は，病院全体のシステム改変が必要となり，医療情報部門・病院事務部門から予算の面で否決され，実現できなかった。

② 医療器材（シリンジ，シリンジポンプ）の見直しや開発：シリンジポンプの改変に関しては，医療安全管理部とメディカルエンジニア部門は，シリンジを自由な角度で装着・固定できるようなシリンジポンプの開発をメーカーに打診したが，これに応じるメーカーは全くなかった。シリンジの改変については，シリンジ上の目盛を90度程度ずらして印刷し，薬剤確認シールをシリンジに貼付してシリンジポンプに装着しても目盛もシール上の印字も容易に視認できる試作案がICUの医療スタッフと安全管理部から共同して出された。医療安全管理が窓口となり，目盛を90度ずらして印刷するシリンジ試作品を医療器材メーカーに提案し，その試作品作成・提供をもとめ，臨床での実証研究を提案した。

③ 輸液管理システムの開発：医療安全管理部で，電子カルテとシリンジポンプを連動させ，電子カルテに入力された指示を直接シリンジポンプに出力，シリンジポンプ上の電子パネル画面に確認事項を表示，確認後注入を行い，この注入した情報を電子カルテにフィードバックしてモニターする統合的な輸液管理システムを提案したが，これに応じるメーカーは現れなかった。

■シリンジの共同研究・開発

医療安全管理が窓口となり，目盛を90度ずらして印刷するシリンジ試作品を医療器材メーカーに提案し，その試作品作成・提供にNIPRO株式会社のみ応じた。医療安全管理部は，評価のバイアスを回避し，科学的な検証を

行う事を目的とするため，同社と共同研究の形式をとり，本シリンジの共同開発することを計画した。

　NIPRO株式会社は，福島県立医科大学附属病院医療安全管理部からの目盛を90度ずらして印刷するシリンジの提案に基づき，試作品を作成しこれを福島医大附属病院に提供（図5b），福島医大附属病院ではICU，同院附属病院看護部が評価者と共同研究に参加し，試作したシリンジの提供を受け，このシリンジの臨床的有用性を従来型のシリンジと比較することにより検討することとした。研究計画（「シリンジの目盛り位置等の変更品による視認性向上についての研究」研究責任者；橋本重厚）を看護部と検討しながら医療安全管理部が立案し，学内共同研究倫理申請を行った。

　シリンジの試作を依頼する際には，メーカーの技術者に対し，病院で発生した注射に関するインシデント報告の内容と現場スタッフの調整の現状に基づき，注射ラベルを貼付してもシリンジの目盛りを確認できるように，シリンジポンプの目盛りを印刷する角度を約90度変えることを提案し，これに沿ったシリンジを試作・提供を受けた。

　従来型と試作シリンジにおける注射ラベルとシリンジ目盛りの視認性を比較検討する目的で，ICUスタッフ23名を評価者とし，試作シリンジの試験的導入前後6週間において，シール上に印字された薬剤名と患者氏名の確認に要した時間とアンケート（見やすさの5段階評価）を指標とする調査を行った。導入前1547本，導入後1322本のシリンジが使用され，1本あたりの確認時間は平均$9.39±3.36$秒から$7.04±3.00$秒（平均値±標準偏差，$p<0.01$）に短縮，アンケート方式による注射ラベル貼付時のシリンジ目盛り線，目盛り数字，ラベル上の患者氏名，薬剤名の視認性評価も，20 mL，30 mL，及び50 mL用シリンジのすべてで改善した。図6に20 mLシリンジにおける結果を示す。

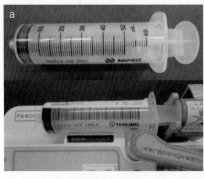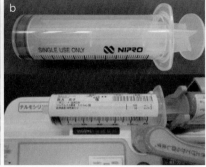

図5　目盛り印刷面を変更したシリンジに貼付した注射ラベルの上面からの視認性比較
　　　a；従来型，b；改良型

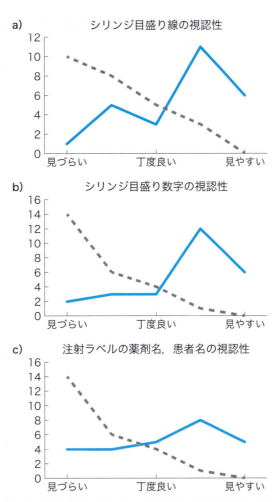

図6 シリンジポンプ装着時のシリンジ目盛り及び注射ラベルの視認性の5段階評価による比較（破線：従来型シリンジ，実線：改良型シリンジ）

新しいシリンジ導入の影響と効果

　当院全体のインシデント報告のうち，新シリンジ導入後，処方・与薬に関するものが，1115/3399件（32.8％）から1066/3343件（31.8％）に減少した（図1a）。

　処方・与薬関するもののうち，静脈注射，皮下筋肉，末梢静脈点滴および中心静脈のいずれも注射にかかわるインシデントがそれぞれ約10％減少した。

　注射薬に関するインシデント数は病院全体で461件から413件と約10％減少し，その内訳は血糖降下注射製剤（インスリン・その他）が102件から90件（−11.8％）に，循環器薬29件から14件（−51.7％）に，抗凝固薬21件から6件（−71.4％）に減少，抗菌薬は39件から40件と不変，抗腫瘍薬に関するインシデントは23件から37件（＋60.9％）に増加した。

ICU・CCU での処方・与薬のインシデントは，新しいシリンジ導入後 116 件から 62 件と約 47%減少した（図 1b）。皮下・筋肉注射のインシデントはほとんど変わらなかったが，静脈注射は，末梢静脈点滴および中心静脈に関するものがそれぞれ約 50%減少し，いずれも病院全体の減少より上回っていた（図 1c）。手書きテープ使用による調整の必要はなくなった。

考察

　現場スタッフの提案から目盛りの印刷面を約 90 度ずらしシリンジポンプに装着し視認性を改善した新たなシリンジの導入により，院内全体の注射に係るインシデントが減少したが，その中でも特に日常業務が特に複雑で時間的に切迫し変化に富む ICU・CCU において注射に係るインシデントを劇的に減少させることができたことは目的に合致するものである。

　失敗に着目しその解析から対策を立てる場合，それぞれの事例が医療システム全体を代表するものであれば，その対策は普遍的なものになるかもしれない。しかし，医療現場を見れば，担当する部署毎にその業務の内容とそれに対応する時間的，空間的，物質的，あるいは人的な構成が大きく異なる。したがって，個々の失敗を見て対策を立ててもその状況にのみ対応し，普遍的な対策にすることは困難であろう。この度の一連の経験により，我々はインシデント報告に基づく臨床現場の想定によって策定した業務手順（WAI）が，この想定に合わない，あるいは想定外の領域の実際の臨床活動（WAD）においてスタッフに余計な調整を強い，負担を増すことでリスクを増大させることを学んだ。このことは失敗に注目して対策を立てても，必ずしもシステムの安全性を高めることができない限界を示している。

　日常の臨床業務のごく一部分を占めるに過ぎないインシデント報告により医療活動の全般を把握しようとすることからもっと視点を広げ，日々の日常医療活動に注目し，現場のスタッフが如何にうまく仕事が運ぶように工夫（調整）しているかを詳細に観察し，その理由を考察することにより，WAI と WAD のギャップを見つけ，先々に起こりうることを予測し，これに備えることがシステムの安全を高めるのに必要である。WAI と WAD のギャップを埋め，この両者を近づける工夫が医療現場の先端で働くスタッフの負担を軽減し，日常の臨床業務を円滑に進め，うまくいくことを増やすことにつながる。そうすることにより医療現場のスタッフが患者とその家族により良質な医療を提供することを可能にし，医療システムをより安全なものに変えることができると考える。

　すなわち，失敗のみに着目することから脱却し，多くが上手く進行している日常の臨床業務の観察とそこからの学習によって得られた知見に基づき，未然に起こりうることを予測して成功が増えるように対策を立て，その結果をモニタリングして医療機関がどのような状況においても求められるタスク

を果たす能力を高めることが安全の基本である。このためには細目まで定めたルールを作るより，医療現場のスタッフをサポートし柔軟な対応力を発揮・向上させる取り組みが必要である。

　今回我々は，院内のリソースを十分に活用することは勿論であるが，自施設で解決できないときには不足している部分を広く社会に求め，もし未だその解決に必要なものが存在しない時には新たに生み出す努力が必要であることをこの経験から学んだ。日常多くの医療業務をうまく運ばせる努力を継続する現場スタッフとの協働が WAI と WAD を近づけ，より柔軟であらゆる場面で求められるタスクを継続的に果たして行ける医療を構築のための一助となることを期待して本報告を行った。

おわりに

　今回我々は，最も頻繁に行われる日常業務の一つである注射を観察し，WAI と WAD のギャップを把握，調整の背景を理解し，現場の意見を医療機器の改良に結び付けることにより，WAI と WAD を近づけるチャレンジを行った。更に現場のスタッフの意見をきき，これをもとに医療機器メーカーと連携して視認性の良い注射用シリンジを新たに共同開発し，業務し易い環境をつくることにより，注射という日常頻繁に行われる医療行為の安全性を高めることができた。インシデントに着目してルールを策定する方法の限界を認識し，日常業務において多くスタッフが行っている調整の詳細な観察に基づき WAI と WAD を近づけることにより，成功を増やすシステムに導くことが可能であると思われる。

> **Point**
> ・日常臨床業務を理解するために現場を観察する際には，「手順からの逸脱」を見つけるよりも，「どのような調整が行われているのか」ということに着眼すると，新たな地平が見えてくる。
> ・インシデントの発生に対して「Dos'（やるべきこと）と Don'ts（やってはいけないこと）」をマニュアルに追加するのではなく，現場のスタッフが「仕事をやりやすくなる」方法を検討することが必要である。
> ・臨床現場の状況（コンテクスト）は部署によって異なっており，「one-size-fits-all（1つのやり方をすべてに適用すること）」の安全対策は，現場でさまざまな調整（変動）を生むことになり，これらの変動が相互作用を通じて，望ましくないアウトカムにつながる可能性があるので，注意を要する。

第13章 救急医療現場における動的で適応的なチームパフォーマンス

　複雑適応系である医療の中でも，特に救急医療現場は，マンパワーやベッド状況，治療に許された時間などの制約の中，刻々と変化する患者の病態に対して複数の医療職種（各科医師，看護師，放射線技師，検査技師，救急救命士，ソーシャルワーカーなど），患者や患者家族などが相互に関係，影響しあいながら，時には社会的・外的な要素も加わるなど取り巻く環境も含めて総合的な状況判断と，それに基づく柔軟な対応が求められる。

　救急医療チームが日々実践しているパフォーマンスに注目し，チームが動的な状況に適応して柔軟に対応することを可能にしている要素を検討した。

救急医療に見られる擾乱と制約下でのさまざまな調整

■限られたベッドを有効に活用する

　筆者の勤務する高度救命救急センターは，救急隊からの応需要請には絶対に断らないことをモットーに毎年約98％の応需率を達成している。地域救急医療の「最後の砦」として機能するためには，救急科のみならず各科の医師や看護師，放射線技師，検査技師，輸血部など関連各部署のスタッフ確保や，施設や診療材料など多くのリソースを整えておく必要がある。中でも，日々の診療で努力を強いられるのが空床の確保である。当救命センターでは，救命ICU（EICU：Emergency Intensive Care Unit）12床，ハイケアユニット（SDU：Step Down Unit）8床，一般病床27床を擁している。一日平均入院症例数は約4件ではあるが，0件の日もあれば10件の日もある。地域救急医療のセーフティーネットとして機能するためには，限られたリソースであるベッドのコントロールを行い，常に入院可能な病床を確保することが日々の重要な仕事となる。

1．日常のベッドコントロール

　その日の病床移動ならびにEICUからの退室候補者は，毎朝行われるベッドコントロールのためのミーティングで決定される。ベッドコントロールミーティングは，EICUで実施している多職種連携カンファレンスでの治療方針決定後に，当番の病棟調整医師と診療各グループ代表医師，救命セン

ターの各病棟（EICU，SDU，一般病床）看護師が集まって行われる。基本的には，気道管理の状況，人工呼吸器装着の有無，循環作動薬の必要性などとあわせ，必要なモニタリング，ルート類などによってEICUからの退室が可能かを判断し，少なくとも2〜3床程度の空床をEICUに作るようにしている。

2. ベッド確保困難時の調整

重症入院患者が増えてくるとEICUの空床確保がしばしば困難になってくる。その時の対応で鍵を握るのがSDU（4：1の看護体制）の運用である。EICUの空床が確保できない場合に，SDUをいかに弾力的にバッファーとして運用できるかがベッド確保の鍵となってくる。

もちろん，EICU管理が望ましい症例が12例入院していれば，無理に患者を退室させて空床を作ることはしていない。しかし，満床という理由で救急隊からの応需要請を断わらないようにしている。そのために次のような運用を行っている。

ベッドコントロールをEICUが単独で入退室基準に厳密に従って行うと，EICU全12床満床のため不応需という事態が比較的簡単に発生してしまう。しかし，EICUとSDUが連携して計20床の集中治療系病棟と考え，相対的な管理必要度により1位から20位までの優先順位をつけて，上位1位から12位をEICU，13位から20位をSDUとしてベッドコントロールすることで，12床だと窮屈な管理を強いられるところが，柔軟な運用が可能となる。それでも空床の確保が難しい場合には，通常は救命センターとは別に定時手術後や院内重症患者の管理を行っているGeneral ICU（GICU）へ収容依頼を考慮する。症例の選択にあたっては，重症度のみならず，当該患者に必要とする処置がGICUにおいて慣れたものであるかなど，総合的に評価を行っている。しかし，どうしても病床が確保できないと判断されるときには，新規救急応需症例に対して初期治療実施後に，地域の他の医療機関へ転送を依頼する。

■外傷初期診療における調整

当直帯に交通外傷で救急搬送された患者に対する重症外傷初期診療という，時間的制約の中での診療の展開を例に挙げる。

1. 応需要請と受入準備

救急隊からの情報では，30歳代男性，バイク走行中にトラックと接触した交通外傷で，意識レベルJCS II-30と意識障害を認めているが他のバイタルサインは安定しており，到着まで10分ということであった。初期診療チームが招集され，ブリーフィングでは救急隊からの情報を伝えたうえで，外傷初期診療の手順に則って先ずはプライマリ・サーベイで生理学的徴候を

評価し，必要であれば蘇生処置を行って，なるべく早く頭部 CT に向かいたいとの方針を共有し，診療の役割分担を行った。

2. プライマリ・サーベイ（第一印象と ABCDE アプローチ）[2)]

第一印象では意識障害を認め重症感ありと判断し，ただちに生理学的徴候の評価と蘇生に移行した。気道（A），呼吸（B），循環（C），体温（E）は安定していると判断したが，意識障害（D）が遷延しているため気管挿管下に人工呼吸を行う方針とした。放射線技師に胸部・骨盤ポータブルレントゲン撮影を依頼し，同時に「レントゲン確認後，速やかに頭部 CT に向かう予定です。」と伝えた。

3. 初期診療中の容体変化

気管挿管を実施した頃から，血圧低下と頻脈傾向が認められるようになり，レントゲン撮影で骨盤骨折の存在が判明した。骨盤骨折に伴う出血性ショック（循環（C）の異常）と判断すると，頭部 CT よりも循環（C）の安定化すなわち止血術が最優先となる。「頭部 CT を一度キャンセルします。TAE（経カテーテル動脈塞栓術）を優先します。」放射線技師を含むチームメンバーに方針変更を伝えた。

4. TAE までにできること

オンコールの放射線科医に連絡をしたところ，病院到着まで約 20 分とのこと。その間に大腿動脈から TAE 用のシースを挿入する。輸血を開始して血圧と脈拍は維持できている。この先，TAE の時間を最小限にとどめ，可及的速やかに頭部外傷の評価と治療にうつりたい。放射線科医が到着するまでにできることはないのか？「頭部単純 CT と体幹造影 CT に行きましょう。」さらなる方針変更をチームに伝えた。外傷初期診療ガイドラインでは「CT は死のトンネル」すなわち出血性ショックで止血が完成していない時には禁忌とされており，優先順位は止血術の TAE であることは明確である[2)]。しかし，本症例において緊急手術が必要になる頭部外傷の可能性を考えた時に，TAE の時間を最小限にするためには，容体が許せば TAE 開始前に造影 CT 検査で活動性出血がある部位を同定することで，大幅な時間短縮につながる。頭部単純 CT は短時間で撮影できるので同時に撮影してしまうことは可能である。ここで CT を選択する条件は，CT 実施中のリスクを想定し，対応方法を準備のうえ，厳重なモニタリングのもとで行うということになる。骨盤固定専用具を用いたうえで，厳重なモニタリングのもと輸血を継続しながら頭部単純 CT と体幹造影 CT を施行し，その後血管撮影室に移動した。頭部単純 CT では急性硬膜下血腫を認め，脳腫脹も認める。開頭血腫除去術の適応である。体幹造影 CT では骨盤骨折の部位と一致した部位に造影剤の血管外漏出を伴う後腹膜血腫を認めた。

5. TAE から開頭血腫除去術へ

　到着した放射線科医と体幹造影 CT の画像上で出血性ショックの出血源となっている骨盤部の責任血管を確認し，頭部に手術適応となる急性硬膜下血腫が存在することから，可及的速やかに TAE を終了して開頭血腫除去術へむかう方針を共有した．循環動態とあわせて瞳孔所見を注意深くモニタリングしながら TAE を実施した．放射線科医は時間を要する責任血管の超選択的な TAE ではなく，比較的短時間で終了する責任血管上流からの TAE を実施して終了とし，開頭手術目的で手術室へ入室となった．術後 EICU に入室した患者は，その後の経過中に数回の手術を受けながらも一命を取り止め，リハビリテーション目的で転院となった．

6. 想定，注意深い観察，コミュニケーションに基づく柔軟な意思決定

　救急医療の現場においては，当初の想定とは異なるシナリオで初期診療が進む．患者の状態とそれに伴い必要となるリソースはダイナミックに変化し，かつ時間的制限がかかってくる．当初共有した方針とは違うことになっても，現時点で最良と考えられる方針をチームメンバーに示すことが重要であると考える．もし，いつまでも最初の方針に固執していたら，患者の救命にはつながらなかった可能性がある．一方，柔軟な意思決定は大事であるが，やみくもに方針が変われば，チームメンバーからの信頼は得られなくなってしまう．チームメンバーが納得したうえで方針の変更を受け入れることが重要であるが，それを支えるのは，目標の共有と筋書き通りに進まない事態の想定，注意深い観察，それに基づく病態の解釈とそれらのダイナミックな変化を共有するためのコミュニケーションということになる．日頃の診療におけるディブリーフィングにおいて，ガイドライン等の決まった方針を確認することに加えて，多くのオプションを議論することは，不確実な医療現場において状況に動的に適応するチームの動きを俯瞰的に理解して共有する場となることから，現場でのコミュニケーションを助け，柔軟な意思決定を支援することにつながることが期待できる．

7. 線形アルゴリズムとエキスパートオピニオン？　どこまで自由が許されるのか？

　外傷初期診療のアルゴリズムでは，プライマリ・サーベイである ABCDE アプローチで，まず生理学的徴候の安定化を図る．もし循環が不安定な場合は，止血術（本症例では TAE）を先に選択して循環の安定化を優先する．したがって大学や専門医の試験であれば，本症例での CT 選択のタイミングは不正解になる．実際に本症例において CT を TAE 後に実施したとしても，初期診療としては問題がなかったと評されるであろうし，重症外傷の診療経験が浅いチームにとっては，CT を先に選択することはやはり危険な方

針といえる。では慣れたチームであれば、ガイドラインやアルゴリズムなど無視をしてもよいのだろうか？　見方をかえて言えば、線形アルゴリズムは専門チームの医療行為を制限してしまっているのだろうか？

　重要な点は、ガイドラインやアルゴリズムの存在が、重篤で複雑な症例の対応においても医療チームにとっての道標になっているということである。チームリーダの経験が浅い場合にはなおさらであるが、たとえエキスパートであっても判断に困った時にはアルゴリズムに戻ればよい。また基本的な流れが共有されることで、最小限のコミュニケーションでチームの方向性は一致しやすくなる。アルゴリズムからのオプションとなるエキスパートオピニオンは、起こりうることを想定し、想定に対するモニタリングと対応できる準備を行った上でのオプション選択ということが必要条件となってくるであろう。アルゴリズムやガイドラインの存在は、医療者にとって非常に有用なものであることに間違いはない。

■初期治療室における緊急事態多数傷病者対応にみる調整

　筆者らの救命救急センターで救急搬送される患者を最初に受け入れる初期治療室では、同時に3名の重症患者対応が可能なベッドを配置している。日常から重症患者の同時対応を強いられる場面は経験しているが、局地災害などが発生し多数傷病者に同時対応を迫られる状況（patient surge）では、地域救急医療の最後の砦として、限られたリソース（スタッフ、場所、資機材）をどのように動員するか、臨機応変な対応がポイントとなる[3]。

1. 初期診療対応中の連絡

　平日18時30分、救命センター初期治療室には、脳卒中疑いの患者が転送されてきた。軽度の意識障害を認める以外は安定しており、当直チームによる初期診療が淡々と進んでいた。18時50分、消防局司令センターから高速道路上の交通事故により多数傷病者発生の一報が入る。複数の意識障害症例が発生しており、救出困難症例もあるとのことで、医療チームの現場派遣を要請され、医師2名と看護師1名のチームを現場に派遣した。

2. 多数傷病者受入準備

　情報は限定的であったものの、受入準備に取り掛かった。まず機材置き場として通常使用している場所を整理して、追加の初期診療スペースとした。また初期診療中の脳卒中疑い患者の検査を急いだ。救命ICU（EICU）の空床は2床であったため、通常は院内重症患者ならびに術後患者の管理を行っているGeneral ICU（GICU）に、外来脳卒中患者の受入と多数傷病者対応にあたって空床確保困難時のバックアップを依頼した。EICU空床確保にむけて、現時点での救命センター内ハイケアユニット（SDU）の状況を把握

し，EICU からの退室候補者のリストアップを EICU 看護師に依頼した．手術室には緊急手術の可能性について連絡を入れた．

次にスタッフを確保するため，救命センター医師，看護部，放射線部に帰宅していないスタッフの一時待機を依頼した．来るべき patient surge の状況に備え，初期治療室に手厚く医師を配置する準備を整え，最も不足することが予想された初期治療室看護師については，通常から応援に入る EICU と手術部に，看護部を通して応援を依頼し配置することとした．外傷に伴う意識障害症例が複数名いるとの情報から，脳神経外科ならびに麻酔科へ連絡，また緊急 TAE の可能性を考え放射線科医師に待機を依頼した．

3．予期せぬ患者の収容

19 時 10 分（一報から 20 分後），救急隊からのホットラインが鳴る．「70 歳代男性，意識障害，ショック」の応需依頼は，誰もがいよいよ事故現場からの応需要請だと疑わなかった．しかしその電話は事故現場からではなく別件であった．

すぐさま作戦の修正を行う必要があると判断した．この患者に関しては，初期治療室で必要最低限の評価と緊急処置のみを実施し，通常は初期治療室で実施しているような診察や処置，検査はすべて EICU に入室した後に実施することとした．すなわち EICU を 5 ベッド目の初期診療スペースとする方針とした．あわせてスタッフ配置を再考し，外科チームは初期治療室に残す形で EICU での初期診療チームを編成し，初期治療室での応援を準備していた EICU 看護師も EICU に戻した．また，EICU 看護師に依頼してあった退室候補者リストをもとに，空床確保を具体的に進めることとした．

4．EICU の 3 床確保

EICU は日勤帯から準夜帯に移行したばかりで，日勤の看護師 12 名と準夜勤務 6 名が稼働可能であった．通常の ICU 業務に加え，意識障害・ショック患者の初期診療，空床確保のため ICU 退室患者の準備，これから搬送される外傷症例入室の準備に追われることとなった．

EICU の空床は，ショック患者が入室したため 1 床のみとなった．追加で 3 床の空床を確保するために，退室候補者の優先順位を決定しなければならなかった．EICU 入院中 11 患者のうち，人工呼吸器を離脱し自然気道の患者が 3 例で，うち 2 例が抜管直後の患者，1 例が頸髄損傷に伴い呼吸様式が不安定な腹式呼吸をしている患者であった．人工呼吸器装着患者の管理は SDU でも可能ではあるものの，通常は ICU で管理をしたい．ここで人工呼吸器装着の有無を基準として，自然気道で呼吸をしている 3 名を SDU に退室させるのかが問題となった．自然気道ではあるものの頸髄損傷の患者は呼吸状態が不安定であり，可能であれば ICU で経過観察をしたい．一方，心肺停止蘇生後の患者は，人工呼吸器が装着されてはいるが昏睡状態で体動が

見られず，DNAR の方針となっており，家族に説明ができるのであれば退室には適していると考えることもできる。通常，個々の患者について 100 点満点の管理を狙うことは当然であるが，時に全体としてなるべく高得点を目指すために，個々の患者については及第点を保ちながら 100 点満点の管理には目をつぶることを選択する必要がでてくる。

5. 多数傷病者到着

19 時 40 分にトリアージ赤の傷病者が最初に到着し初期診療が開始された。5 分後にもう 1 名トリアージ赤の傷病者が，さらに 5 分後にトリアージ黄の傷病者が搬送され，その 12 分後に現場派遣医療チームとともにトリアージ黒の傷病者が到着した。初期治療室における収容患者の全体配置と動線，医療ガス配管などを考慮した上で，トリアージ黒の傷病者対応は臨時に設けた初期診療スペースで実施し，他の 3 名の傷病者は通常の初期診療スペースで対応した。診療マニュアル上は医師，看護師で 5〜7 名のチームで対応することにしているが，ブリーフィングの中で全体のリーダー医師を配置し，4 か所の処置ベッドに少人数のチームを分散して配置する方針とした。少人数チーム毎にリーダーを指名し，個々の症例に関しては外傷初期診療プロトコールに沿って診療を進めるも，検査や治療方針決定などにおける優先順位は全体のリーダーが初期治療室全体をモニタリングの上で決定することを確認して診療にあたった。

6. ディブリーフィング

今回のように災害対応やチーム医療の観点から示唆に富むと考えられた患者に関しては，多方面からの情報（救急隊，救急科医師，初期治療室看護師，EICU 看護師，放射線部，手術室）を収集し，可能な限り早いタイミングで，多職種合同でのディブリーフィングを実施している。本例では現場派遣医療チームの現場活動，救命センター初期治療室での対応の 2 つの場面をメインに，EICU や手術室での動きを同期させる形で実施した。

事故現場ならびに初期治療室の見取り図に，人形やミニカーなどの玩具，現場写真，ビデオ画像を利用しながら，まずはリーダーを務めたスタッフから何が起こったのかを時系列に沿って説明し，参加者で場面を再共有する。全体の進行役は，参加者がなるべく対応の全体像を俯瞰的にみることができるように促す必要がある。俯瞰してみることで，自分の部署以外にも関係各部署の独自の動きやそれぞれの連携も含めて考えることが容易となり，それぞれが関与しあっていることも意識できる。組織全体が良い対応をするために各部署が自律的に行うと良いであろうオプションのアイディアが生まれ，次回以降につながることが期待できる。

今回のケースを俯瞰的にとらえると，救急医療チームは患者の容体と診療の質，医療側リソースという複雑なトレードオフを通して動的に多目的最適

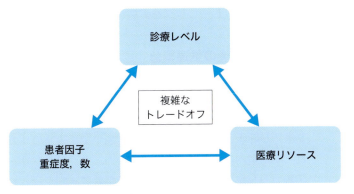

図1 救急チームの多目的最適化
救急チームの多目的最適化を目指した動きは，医療リソースと患者数や重症度，診療レベルといった複数のトレードオフと捉えることができる。最初は医療リソースと患者側因子のバランスから，大雑把な見積（coarse approximation）を適応し，救命を目的とした診療を目指す。その後再評価と再配置を繰り返しながら，微調整（fine adjustment）を繰り返すことで，専門性も踏まえた診療にシフトしていく。

化を計っていることがわかる。まずは多くの応援を集め大雑把な役割分担で及第点を目指す管理から始まり，再評価と役割の再配置を繰り返して微調整を行うことで，状況に適応させ診療の質を向上させていく（図1）。このとき，トップダウンではなく，各自がチーム内でのつながりを保ちながら，目の前の情報をもとに自律的に全体の目標をめざして動く。そのようなチームの動きが柔軟な対応につながっていることが考えられ，ディブリーフィングでの議論とチームでの共通認識の形成が，さらなるチームのレジリエンス向上につながっていくものと考えている。

WAIとWADをすり合わせる方法

振返ってみると筆者自身がWAIとWADをすり合わせる方法を考えるきっかけとなったのは，初めてシミュレーターを使用したトレーニングに触れた心肺蘇生の講習会（ICLS；Immediate Cardiac Life Support）を受講した時であった。シミュレーターを使用し，シナリオでのシミュレーションを併用したプログラムは当時としては斬新で，非常に多くのことを学んだと感じた一方，講習会のままを自分の病院の臨床現場に適応するには，もう少し工夫を加える必要があるのではと考えていた。

■実際の臨床現場を使ったシミュレーショントレーニング（in situ simulation）

気道確保困難症例への対応は，麻酔科や救急科などで非常に重要である。特に輪状甲状膜穿刺・切開は速やかな判断と確実な技術が要求される手技で，麻酔科ではシミュレーションセンターにある頸部マネキンを使用し，外

科的気道確保トレーニングを実施していた。

1. 全身麻酔後の気道緊急

　平日午後，全身麻酔を終了した患者は覚醒良好で抜管後も問題なく経過し，病棟の看護師とともに手術室から病棟へ帰室しようとしていた。病棟へのエレベーターを待っていた時に，突然，患者が両手を首にあて窒息のサインを示し呼吸困難を訴えた。患者は急いで手術室のリカバリールームに戻され，手術室内にドクターコールがかかった。リカバリールームには気道確保困難カートが準備されており，輪状甲状膜穿刺キットも装備されていた。対応した麻酔科医は喉頭痙攣による気道緊急を疑い，輪状甲状膜穿刺の適応と判断し，看護師に商品名で穿刺キットの準備を指示した。しかし，看護師は穿刺キットを見つけることができなかった。麻酔科医達は穿刺キットがカートにないことに疑問を抱いたが，時間的猶予がないため輪状甲状膜切開を選択し，患者は一命をとりとめた。

2. あるべき物を見つけることができなかった理由

　速やかに穿刺から切開へと方針を変更したことは素晴らしい判断であった。しかし，なぜ輪状甲状膜穿刺キットがカートになかったのか。あらためて確認すると穿刺キットはきちんとカートにのせられていたことがわかった。ではなぜ看護師は見つけることができなかったのか。麻酔科医が指示したキットと，カートに準備されていたキットは商品名が異なっていた。この麻酔科医は外部の研修会で外科的気道確保手技の講習を受けており，以前勤務していた病院で準備されていた商品名をとっさに指示していたことがわかった。

3. 緊急事態はトレーニングルームではなく現場で起きている

　その後のディブリーフィングで「気道確保困難カート」についても，「DAMカート」，「Difficult airwayカート」など様々な呼び方がされていることもわかった。今回のケースが，もし「気道確保困難カート」を配置していたリカバリールームではなく，それ以外の場所で起こっていたら，カートの名称が違うために準備していたカートすら届かなかった可能性がある。チームのメンバーはガイドラインで示されている戦略を同じように認識していたにも関わらず，共通言語を使えなかったために意思が伝わらなかったのである。

　翻って，初めてシミュレーショントレーニングを受講した時に感じていた「もう少しの工夫」とは何かを考えた時，講習会の会場だけではなく，実際の臨床現場で自分達が実際に使用している資機材を使用して，実際にチームを組むスタッフ達と一緒にトレーニングが出来れば良いのではないかと考えるに至った。

現在，手術室では定期的に様々なシナリオでシミュレーショントレーニングを実施しており，院内各部署でも同様に臨床現場でのシミュレーショントレーニングを実施してきた（in situ simulation）。臨床現場でシミュレーターを使用し，実際に勤務する多職種のメンバーが参加して，実際に使用する医療資機材を使うことで，共通言語の理解，ガイドラインやアルゴリズム（WAI）の確認に加えて，実際の緊急事態に対する対応をどのように展開していくか（WAD）に関して具体的にイメージすることの重要性を意識する文化が醸成されてきている[4]。

> **手術室緊急事態シミュレーショントレーニング**
> ・開催時期：1月4日午前（仕事始め）定時手術はクローズ
> ・参加者：手術室看護師，麻酔科医師，外科系各科医師，臨床工学技士，輸血部，安全管理室など
> ・シナリオ：予期せぬ大量出血，気道緊急（CICV：Cannot Intubate, Cannot Ventilate　挿管困難・換気困難），アナフィラキシー，大地震対応など

■通常業務においてWAIとWADをすり合わせる　—熱傷症例の包交処置

　重症熱傷患者の包交処置は，医師，看護師を中心とした多人数のチームが，気管チューブや人工呼吸回路，中心静脈カテーテル，接続されている循環作動薬，胃管，尿道カテーテル，モニター類などに細心の注意を払いながら，室温を高めに設定した環境の中で感染防御のガウンを身にまとい行う医療者にとって負担が大きい処置である。創部の状況によっては，準備していなかった追加処置が必要になると，しばしば長い時間を要してしまうこともある。通常業務における処置マニュアルのみでの業務に限界を感じていた当科看護師が，問題解決のために行った工夫を紹介する。

1．日常業務における問題意識と解決への模索
　EICU看護師にとって，熱傷症例の包交処置をいかに乗り切るかということは大きな課題であった。熱傷処置マニュアルは存在するものの，処置のすべてがマニュアル通り順調に進むことは稀であり，準備していたもの以外の必要物品や処置が生じただけでも現場は簡単に混乱に陥る。結果として処置に時間を要すると，熱傷患者は容易に体温低下を来してしまう。また現場が煩雑になることで，創部や処置物品における清潔と不潔の概念が曖昧になってしまう。ルート類やモニタリングへの配慮がおろそかになり，バイタルサインの変化を容易に見逃し，カテーテルトラブルも発生してしまう。いかに安全かつ効率良くこの処置を実施するかを考える上で，熱傷包交処置のデモンストレーションを実施することになった。

2. 部署内教育

　看護師チームが中心となって，熱傷包交処置のシナリオを作成し，デモンストレーションを実施することでイメージの共有を図った。EICUすべての看護師が交代でデモンストレーションを見学することとした。デモンストレーションは，熱傷包交処置の定型的な流れの理解，特に準備物品や全体の手順についての共通の理解を得るために有用であった。

　しかし，このような教育にもかかわらず，実際の熱傷包交処置は看護師達にとって満足が得られるレベルに達することはできなかった。特に予期せぬ創所見や出血などで定型的に処置が進まない場合，容易に混乱が生じてしまう。各スタッフが自ら進んで問題を処理しようとするために，複数のスタッフが同じことを実施したり，予定外処置の実施に注目が集まるため，全員がバイタルサインやライン類から目を離してしまうことが明らかになった。

3. 実際の包交処置のなされ方

　包交処置中に医師が植皮部の生着状況について話し始めると，全員の視線が植皮部に集中する。生着状況が予想と異なり医師が新たな軟膏処置の指示を出すと，軟膏やガーゼを渡していた介助看護師が，急いで準備されていない新たな軟膏を取りに室外へ出る。医師は詳細な所見を診察すべく新しいガーゼを手渡すように指示を出すが介助看護師がいない。そこで側臥位保持を手伝っていた看護師と頭部保持の介助をしていた看護師が同時に瞬間的に持ち場を離れ，ガーゼを渡す介助役を代わろうとする。体位を保持していた手が離れたため患者の体勢がぐらつくと同時に，もはやライン類に注意しているスタッフは皆無であり，動脈ラインが事故抜去されてしまった。

　特に手順通りに進まない時に現場が混乱していることの原因の一つとして，不明確な役割分担に注目し，チームパフォーマンス向上という視点を加えることとした。

4. 実臨床現場でのシミュレーション（in situ simulation）を組み込んだ教育プログラム

　部署内教育として，実施していたデモンストレーション内容を動画教材として作成し，事前学習資料ならびに復習用としていつでも参照できるものとした。動画教材での事前学習を修了した医師と看護師が参加し，実際のEICUベッドサイドで被覆材や洗浄用の水も本番同様に使用したシミュレーショントレーニングを実施した。実際の熱傷包交処置時には，チームでのブリーフィング，実際の包交処置手順，処置後のディブリーフィングまでを必ず実施する方針とし，シミュレーションプログラムでも実臨床と同じように準備段階からディブリーフィングまでを一連のトレーニングシナリオとした。特にブリーフィングおよびディブリーフィングについては，その内容と進め方についてのレクチャーを実施した。ブリーフィングでは，患者氏名と

感染症の有無，医療スタッフの役割分担と確認，モニタリング内容の確認，共有すべき事項や注意点の確認，包交処置手順，外回り介助者の確認を行うこととした．また，コマンダー看護師の役を作り，役割分担を明確にし全体を監督する役割を加えた．ディブリーフィングでは課題や改善点とあわせて，必ず良かった点を挙げるようにした．

実際の臨床現場と資機材を使用した in situ simulation を実施し，全体を俯瞰的にみる機会を得ることで，実臨床の場面につながる具体的なイメージとチームのパフォーマンスにおける自分自身の役割をとらえることが可能になり，結果として実臨床でのチーム力向上につながっているものと考えている．

5．臨床での継続したフィードバック

実際の熱傷包交処置では，チェックリストで手順や物品の漏れがなくなるようにした．さらに熱傷包交シートと称する記録用紙を毎回コマンダー看護師が作成してデータを収集，次回以降の処置にフィードバックできるようにした．頻回に指摘される点（例えば患者の痛みに伴う包交処置継続の注意点と追加処置など）に関しては，シミュレーションプログラムにその内容をフィードバックし，トレーニングで習得できるように修正した．

6．日常業務においてマニュアルを超えたパフォーマンスを発揮するために

型どおりに進まない日常業務をいかに効率よく実施するかという臨床現場から生じた問題を解決するための工夫として，チームパフォーマンス向上にむけた取り組みを行い，ブリーフィングによる役割分担の明確化や共通理解の作成，コマンダー看護師による全体の監督が，個々のスタッフにおいてもチームメンバーのフォロワーシップにつながり，結果として処置時間短縮ならびにスタッフのストレス軽減につながっていると考えられた．実際の臨床場面でも常にフィードバックループを意識して，改善点に加えて良かった点についても次回につなげることと，データ蓄積のうえでトレーニングプログラムにもフィードバックを続けることが重要であろうと考えている．

■現場のアジャストメントに気付くために
―急性期脳梗塞症例への初期対応

当直帯に救急搬送された 60 歳代女性は，来院 1 時間前に突然の左片麻痺を発症していた．

1．診療科カンファレンスでの論点

救急隊からの応需要請連絡時から脳梗塞に対する血栓溶解療法の可能性を考慮し，初期評価と採血を速やかに実施したのちに来院 12 分で頭部 CT を撮影した．頭部 CT では出血性病変を認めず，脳梗塞に対する血栓溶解療法

の適応と判断し，禁忌項目除外のため採血結果を待つこととなった．採血結果を待つ時間に頭部 MRI が可能と判断した当直医師が，当直放射線技師に連絡したところオンコールでの対応となった．当直医師は MRI 機器の立ち上げに要する時間が必要と考えて放射線部からの連絡を待つこととし，結局 MRI がスタートしたのは，来院 1 時間 5 分後となった．MRI 施行後，t-PA の投与を開始し ICU に入室となった．翌日の診療科カンファレンスでは，CT から MRI までの時間（53 分）とそれに伴い t-PA 投与開始が遅れた可能性が指摘された．

2. 多職種でのディブリーフィングで判明した現場のアジャストメント

救急初期治療室看護師と放射線技師と合同で振り返ると，本ケースに関する見方は少々違ってきた．ちょうど頭部 CT の撮影を終え，当直放射線技師が CT 画像を処理していたタイミングで，循環器科から胸痛，急性冠症候群疑いの患者を救急車で応需した情報が放射線技師に入っていた．限られたスタッフで当直している放射線技師は発症 1 時間 30 分未満の脳梗塞患者と，これから来院する急性冠症候群患者の緊急度を考え，オンコールで待機中の放射線技師に緊急登院を依頼したうえで，先に緊急心臓カテーテル治療の準備を行っていた．

脳梗塞に対する血栓溶解療法も急性冠症候群に対する心臓カテーテル治療も，双方とも時間との勝負である．脳梗塞患者に対する血栓溶解療法は，早期に投与することが望ましいが，ガイドライン上は 4.5 時間以内とされている．また MRI は必須の検査ではない．血栓溶解療法の判断に必要な採血結果がでるまでに時間を要することも考えれば，速やかに MRI を実施しても検査結果を待つことになる．一方，心臓カテーテル治療の準備を優先すれば，心臓治療までの時間短縮が見込まれ，かつ脳梗塞患者についても十分ガイドライン上の推奨時間内に治療を開始できることが予想できるため，放射線技師は救急外来全体にとってのベストにつながるものと判断し，アジャストメントを行っていたのである．

3. 病院という医療チームとしてのベストを求めて（全体最適化）

個々の診療科がそれぞれのケースを振り返ると，特に自分たちが専門としている当該疾患のガイドラインをイメージして議論が進む．しかし，多職種で救急外来全体を俯瞰して振り返ってみると，その舞台裏には救急外来全体にとってのベスト，すなわち組織全体としての最善策を考えた現場スタッフの調整が行われていたケースであった．

■ブリーフィングの役割

救急医療の現場はタイムプレッシャーの中で患者側因子や医療側因子が

様々に作用し，ガイドラインやアルゴリズムなどのいわゆる WAI 通りに進むことは極めて少ない。医療チームは患者救命という目的のために，ガイドラインやアルゴリズムなどをベースとしつつも状況に応じたアジャストメントを加えながら臨床を上手く展開している。リスクが高いケースや危機的な状況ほどレジリエンスを発揮する必要があり，ダイナミックなアジャストメントが必要になるが，当然リーダー判断上のアジャストメントだけでは不十分で，チーム全体がリーダー判断とアジャストメントを共有して連動する必要がある。そのためにはチーム内でのノンテクニカルスキルが重要と考えられ，ブリーフィングはチームがノンテクニカルスキルを発揮するために大きな役割を果たすと考えている。

当科では救急初期診療時に必ずブリーフィングを実施するようにしており，初期治療室の診療ベッド上にラミネートされたブリーフィングチェックリストが置かれ，チェックリストを診療ベッドから動かさないと診療が開始できないようにしている。チェックリストにはブリーフィングで確認すべき事項が箇条書きであげられているが，その中でも特に重要となるのが，チームのゴールと当面の具体的目標を共有し，最初の役割分担を行うことである。またブリーフィング自体がチーム内コミュニケーションの第一歩としての役割があると考える。最初の役割分担でゴールにむけてのスタートポジションを決め，走る方向と最初のチェックポイントを共有できれば，秩序を持って走り始めることが可能となる。またチーム内コミュニケーションが確立されていれば，途中のアジャストメントや役割変化といった経路や走り方の変更に対しても，チーム全体で目標を共有できていることで，比較的スムースに適応できるであろう。

■効果的なディブリーフィング方法の模索

ディブリーフィングに最も期待するところは，今後にむけて活かすべきポイントを得ることである。そのためにはイレギュラーなイベントが起きた時にいかにレジリエントな対応をできるか，すなわち対応の幅を広げられるか，適切なアジャストメント方法の選択肢を多く持つことができるかが重要である。であるからこそ，ここで学ぶべき選択肢は，上手くいった点や建設的アイディアであることが望まれる[5]。

1. チームパフォーマンスに焦点をあてる

多職種でのディブリーフィングで振返る際には，チームパフォーマンスに焦点を当てるようにしている。臨床の各場面における目標は，傷病者の救命や患者に不都合が生じないためのスムースな処置進行である。そのためには，個々のスタッフのパフォーマンスも大切ではあるが，少しでもマクロの視点に立って「チーム」のパフォーマンスに注目することが重要と考える。コミュニケーションや状況認識，相互支援などのノンテクニカルスキルが，

ダイナミックに変化する臨床場面でのアジャストメントにチーム全体が連動できるポイントであると考える。「個人」のパフォーマンスについて振返ること，必要に応じてフィードバックを受けることは重要であるが，全体で行う必要性は高くない。多くの医師や看護師は自分のパフォーマンスについて上手くいかなかったことに気付いている。またフィードバックを受けるという文化に慣れていない医療従事者は多い。従ってもし個人のパフォーマンスに焦点を当てるのであれば，慎重な言葉選びが必要となってくる。一方で，若手スタッフでは個人のパフォーマンスに関するフィードバックを求めている者も増えてきており，日々の細かな臨床の場面毎にフィードバックを行ったり受けたりする文化を根付かせることも必要になるかもしれない。

2. ディブリーフィングのタイミング

日々の臨床におけるディブリーフィングは，なるべく時間が経過しないうちに実施することが望ましいと考える。一方，大きなイベントとなったケースについてチーム全体を振り返る場合，全体像を把握する必要があるため，多方面から情報を収集するため一定の時間を要するが，それでもなるべく速やかに実施することが望ましい。

3. 状況を共有し俯瞰的に捉える

可能であればビデオ画像などの視覚・聴覚的にイメージを取り戻せるものがあると効果的である。前述の多数傷病者発生交通外傷ケースでは，事故現場ならびに初期治療室の見取り図に人形やミニカーなどの玩具，現場写真，ビデオ画像も利用した。イメージを再現するコンテンツを使用しながら，実際に活動したリーダーが全体の流れを時系列に説明するところから開始し，ストーリーを再共有する。これらの工夫は，ディブリーフィング参加者が一連のイベントを俯瞰的にとらえることの手助けになると考えられる。

4. 次回へつなげるためにプラスの選択肢を多く持ち帰る

一連のストーリー展開の中で，リーダーに意見を求めるような形式で開始し，全体から議論を引き出すようにする。実際には上手くいかなかったと気になっている点から議論が開始されることが多い。しかしディブリーフィングの本来的な目標は次回の臨床に活かすための選択肢を得ることである。今後イレギュラーなイベントにも対応できるために，多くの建設的で具体的な選択肢を得ることが重要であると考えられ，それは1つの結論に集束させる必要もない。数多くの上手くいった点や建設的なアイディアを最終的に共有できるように全体の発言や議論を促進することが重要である。

おわりに

　ダイナミックに変化する患者の容態や現場の状況への対応が求められる救急医療現場では，ガイドラインなどの標準手順（WAI）をベースに，人や場所，物，時間などのリソースをアジャストメントしながら診療（WAD）を行っている。診療現場でのブリーフィングやディブリーフィング，シミュレーショントレーニングを活用したオプションの検討などは，救急チームの「collective learning」の機会となっている。そこでは，物事が良い方向に向かうことを後押しするアジャストメントが確認され，パフォーマンスのオプションが増え，チームメンバー間の信頼感が強固になることを通じて，時間的制約の中で柔軟なパフォーマンスを可能にしているものと考えられる。

> **Point**
> - さまざまな擾乱に対して，リソース（マンパワー，もの，場所，時間，情報等）の制約のもとで対応するには，いきなり100点満点の管理を目指すのではなく，まず coarse approximation（大雑把な見積で及第点を目指し，再評価と役割の再配置を繰り返す fine adjustment（微調整）によって精度をあげていくことが，動的で適応的なシステムの動きにつながる。
> - 計画されたシミュレーショントレーニングや勉強会のみならず，日々の診療現場におけるディブリーフィングを積み重ねることが，チームや組織にとっての学習の機会となり，チームの柔軟な対応を可能にする。

参考文献

1) エリック・ホルナゲル，ジェフリー・ブレイスウェイト，ロバート・ウィアーズ（編著）　中島和江（訳）．レジリエント・ヘルスケア　複雑適応系を制御する．大阪大学出版会；2015．
2) 一般社団法人日本外傷学会，一般社団法人日本救急医学会　監修：改訂第4版外傷初期診療ガイドライン　第1章初期診療総論　p1-25．へるす出版；2012．
3) 中村京太．救急医療現場におけるWAIとWAD．医療の質・安全学会誌　2016；11（Supplement）：p151．
4) 中村京太．院内におけるシミュレーション教育に関する最近の状況と課題．患者安全推進ジャーナル　2016，46：p66-68．
5) Littlewood KE, Szyld D. Debriefing. (Edited by Palaganas JC, Maxworthy JC, Epps CA, et al.. Defining Excellence in Simulation Programs, Chapter 8.2, p558-572. Wolters Kluwer; 2015.

第14章 シミュレーション訓練を通じて，日常診療業務のうまくいっていることから学ぶ

はじめに

医療安全について現在広く知られている考え方は，他の産業の従来の考え方を取り入れて，「安全とは有害事象のない状態であり，良くない結果にはそれに対応する良くない背景・原因があるので，その背景・原因を探し出し，取り除くことで安全にする」，というものである。

しかし，弾力的な適応を重視するレジリエンス・エンジニアリング[1]では，このような従来の考え方をSafety-I：後追い型安全管理（reactive safety management）と呼び，日常業務活動の一部だけの情報しか活用していない不十分さがあることを指摘している[2,3]。レジリエント（resilient）という言葉は，物の性質として弾力的で柔軟ということであり，ゴムのボールに力が加わる場面をイメージすると分かりやすい。レジリエントの反対語は脆弱（brittle）であり，硬くてもろくて砕けやすい卵の殻が代表例である。

■医療は複雑適応系

医療は，様々な機能や当事者の相互関係・変動（ゆらぎ）・調整により成り立っており，全体の挙動を部分要素の加算・重ね合せからは導きだせない非線型の特性を持った，複雑適応系（Complex Adaptive System，CAS）である[2]。このような相互関係や変動・調整があることは，安定性を高める場合と，不安定性を高める場合の両方があり，また良い方向に調整されて進

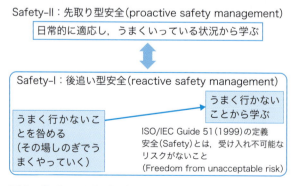

図1 Safety-I と Safety-II

む可能性だけでなく，良くない方向に調整されることも可能性としてはあり得る。このような複雑系においては，うまくいっていないことだけ見て短絡的にその背景・原因だけをかえると，うまくいっていたシステムをかえって損ねてしまう場合もある。

複雑系においては相互作用の連鎖的結合によって，新たなレベルの機能・構造が生まれる場合があり，創発（emergence）と呼ばれている。例えば，鳥の群れが全体として複雑な動きや形を示すのは，個々の鳥の相互作用から創発する現象であるが，そのルールによって直接・間接に一匹の鳥が群れ全体に影響を及ぼす。見方を変えると，安全な業務の動的状態が成立している場合においては，ひとつの部分的なルールの変更がその全体的状況を壊してしまう可能性があると考えられる。

また，日常業務の大部分はうまくいっていることであり，その中には，様々な機能の相互関係や変動・調整によって，危険性を未然に防いだり緩和したりする機構（fool-proof や fail-safe など）が含まれている（隠れている）場合がある。このような複雑系の特性を考慮して安全性を高めていくためには，様々な条件に適応できている動的状態を学びの対象とする，つまり，なんらかの不具合が起こる前にうまくいっていることから学ぶ，ということが必要であり，レジリエンス・エンジニアリングでは，この新たな考え方を Safety-II：先取り型安全管理（proactive safety management）と呼んでいる（図1）。

日常業務においてうまくいっていることを定着し更に良くしていくためには，うまくいっていることに気づき，あるは見つけ出し，それを学びにつなげていく，という行為を行うための技術を，業務実施者本人が備えていることが求められる。さらに，職場や学習環境の管理者については，当事者の気づきと学びを促し支援できる，ということが重要であり，そのためには広義のファシリテーション（facilitation，合意形成や相互理解の支援）の技術が有用である。

うまくいっていることから学ぶ例として，目標にむけてボールを投げる練習を考えると（図2），まず目標と周りの状況の概要を把握して（monitor），大まかに予測（anticipate）を行い，それに従って投げてみて，その結果の状況に基づいて自分の投げ方や，周りの環境の調整を行う（respond）（自分を調整する，周りを調整する，場合によっては目標を調整する，等），という方法が通常よく行われる。さらに，このような練習による，うまくいっていることの学習（learn）の過程は，想定外の状況など，別の条件において予測・実施する際の基礎として応用・活用できる。この流れは，レジリエンス・エンジニアリングにおいて，「広く概要を捉えてから深く分析する breadth before depth」といわれる順番に合致している。

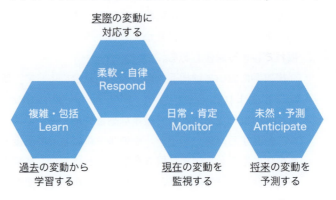

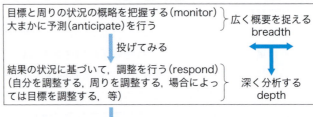

図2 広く概要を捉えてから深く分析する
(breadth before depth)

■シミュレーション訓練の利点と欠点

　医療においては，シミュレーション（simulation）訓練がこの練習・学習の過程に相当するものとして実施される。シミュレーションは，「患者をリスクに曝すことなく，ある臨床体験の全体または一部を再現することにより，時には役柄になりきって双方向的な行動を行わせる教育技術」であり，次のような特徴を持つ（出典：WHO 患者安全カリキュラムガイド多職種版）。

【利点】
・患者へのリスクがない
・多くのシナリオを利用できる（まれな危機的な状況も設定可）
・間違いが許され，その結果を知ることができる
・さまざまな対象者に，同じ条件で実施できる
・原因を設定できる
・実際の機器を使用して，使用者と機器の限界を体験できる

・チームワーク，リーダーシップ，コミュニケーションを学べる
・（患者の個人情報を含まない）記録をとることができる

　このような利点を活用することで，レジリエンス・エンジニアリングで重要とされる行為の調整を，うまくいくように何度でも安全に行うことができる。

　一方，シミュレーションを行う上では，次のような欠点への注意も重要である。

【欠点】
・シミュレーションを利用した学習環境では，現実の部分と仮想に過ぎない部分が混在している。
・学習者には現実でないことも現実とみなすよう指示されるため，混乱が生じることがある。

　シミュレーションの利点を活用し欠点を補い教育を実施していくためには，教育担当者が方法の特性を理解し十分な準備を行い，ブリーフィング（briefing 事前指示，打ち合わせ）において受講者がシミュレーションでの約束事を理解できるようにし，ロールプレイでの適宜の介入や，ディブリーフィング（debriefing 事後報告，振り返り）での適切な促しを行う必要がある。

　このような技術の訓練として，複数の医療機関の看護教育や医療安全の担当者を受講対象とし，「新人看護師への医療安全教育を企画し，実行するという状況設定で，教える側と教わる側の両方の役割でのロールプレイを行い，その体験を通じて教育方法やファシリテーションについて学ぶ」（＝教えることの実践によって，学び方も学ぶ），という研修プログラムを，2012年から2016年まで計10回実施してきた。

　本稿では，このシミュレーションプログラムを基に，(1) シミュレーション研修によってレジリエンス・エンジニアリングを身につけ日常診療での実践に結びつけること，(2) レジリエンス・エンジニアリングの考え方を活用してシミュレーション研修を有効に行っていくこと，の両面について考えていきたい。

シミュレーション研修プログラムの概要

　本稿で報告する研修は，テルモのシミュレーション施設（メディカルプラネックス）が開催している研修プログラムのひとつとして開発・実施したものである。日程は1回2日間，受講者は1回9人の定員とした。1グループ3人で3グループに分かれて，ファシリテーション担当グループ，新人看護師役グループ，ファシリテーション観察グループの役割をローテーションで行った（図3）。研修終了後，シナリオや評価事項リスト，講義資料，シ

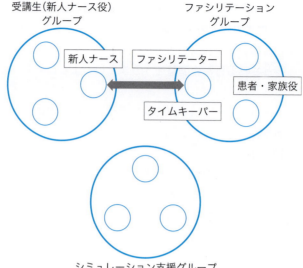

図3 ロールプレイにおける役割

ミュレーションを撮影したビデオ等を渡し，受講者の施設で，すぐに自由に使用できるようにした。

研修スケジュール（図4）は，2日目に多重負荷シナリオのシミュレーションをファシリテーターとして実施するために，1日目にその準備を行う，という流れとした。通常のシミュレーション研修は，（1）ブリーフィング（briefing 事前指示，打ち合わせ）→（2）ロールプレイ実行→（3）ディブリーフィング（debriefing 事後報告，振り返り）の3段階であるが，この研修では，「ロールプレイを実行するファシリテーター」という役割のロールプレイ，という2重構造となっているため，上記（1）（2）（3）の前後にプログラム全体のブリーフィングとディブリーフィングを入れて，図4の流れ図のような5段階の進行とした。また，ファシリテーションを行うための研修であるが，ファシリテーションを実施する側だけでなく，ファシリテーションを受ける側の役割もローテーションで行う（図3）ため，教える立場・学ぶ立場の両方向からファシリテーションについての技術を学ぶことになっている。

■1日目前半のプログラム

1日目は，まず前半に講義として，医療安全，シミュレーション，ファシリテーションの総論と，non-technical skill（専門技術を補完する社会的・認知的能力，非専門的技能）のひとつであるSBAR形式による伝達（状況 Situation「何が起こったか」，背景 Background「起こる前の経緯」，評価 Assessment「問題は何か」，提案 Recommendation「どうして欲しい，

1日目のスケジュール

▶講義 10:00-12:00
　医療安全，シミュレーション，ファシリテーションの総論，
　柔軟にうまく適応している部分から肯定的に学ぶ，という考え方
　（レジリエンス・エンジニアリングにおける Safety-II）の紹介

▶小演習 12:10-12:40
　短いビデオを見てその中の事象について SBAR 形式で報告を行い，それをもとにしたディブリーフィング（振り返り）の中でファシリテーションを実施

▶シナリオシミュレーションの準備 13:40-17:20
　新人への医療安全のシミュレーション教育を企画するという設定で，シナリオをもとに実施の手順を考え，評価項目を設定

2日目のスケジュール

▶シナリオシミュレーションの実施（役割をローテンションする）9:10-15:10
　ファシリテーター役：新人看護師役が多重課題のシミュレーションから学ぶことができるように，ブリーフィング，シミュレーション，ディブリーフィングを進行
　新人看護師役：課題に実際に対応し，それを通じて教育を受ける，という立場も体験
　サポート担当：患者役，医師役，タイムキーパー，記録係り，等

▶プログラム全体のディブリーフィング 15:25-16:45
　シミュレーション教育とファシリテーション全体の振り返り

▶プログラムの評価（構造・プロセスと，成果）16:45-17:00
　プログラム終了後の受講者へのアンケート
　1．満足度（教材・教育体制の有効性）
　2．達成度（受講者自身の学習目標達成の状況）

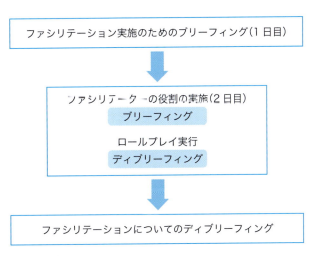

図4　研修のスケジュール

どうしたい」）や，日常的に柔軟にうまく適応してうまくいっている部分から肯定的に学ぶ，というレジリエンス・エンジニアリングにおけるSafety-IIの考え方を紹介している。

　ファシリテーションの方法としては，肯定的な学びにつなげるために，1日目の講義の中で，映像で見る診療参加型臨床実習のビデオ教材によって，(1)「良かった点と悪かった点」ではなく，「良かった点と，改善したら更にパフォーマンスが良くなりうる点」を聞く，(2) 今後の改善方法を学習者自身に考えさせる，(3) ヒントを用い，持っている知識を段階的に引き出しながら正解に近づけさせる，という事例の動画を提示している。

　良い点に着目した評価法としては，Plus-Delta評価法（図5）も紹介している。プラス（良いこと）として「うまくいっていることは何か」，デルタ（差）として「何が変わればより良くなるか」をそれぞれ考えて，Tチャート（対比図）として整理する，という方法である。

　また，複数の研修参加者の相互作用（レジリエンス・エンジニアリングで機能共鳴と呼ぶもののひとつと考えることができる）を，良い方向に向けるための方法としてGAS法（図5）を，悪い方向に向かわないよう気をつけるべき点として集団思考（groupthink）の落とし穴を，それぞれ紹介している。GAS法は，ファシリテーションの過程，特にディブリーフィングにおいて，情報を集める（gather），分析する（analyze），まとめる（summarize）の3段階を考え，それぞれについて目標とそのための実際の行為を提示したものである。

　集団思考の落とし穴としては，複数の参加者の相互作用が悪い方向に向かう場合の次のようなパターン（社会的手抜き，感情的対立，声高少数者の影響，集団圧力・同調行動，集団愚考）を列挙し，ファシリテーションを行う上でこれらのことを認識し回避することの重要性を示した。

　これらの講義に続き，小演習として，短いビデオを見てその中の事象について Non-Technical Skill（非専門的技能）のひとつであるSBAR形式による伝達を実施する，というロールプレイを行い，それをもとにしたディブリーフィング（振り返り）の中で，講義において学んだファシリテーションを実施してみる，という実習を行う。これは本稿の「はじめに」の段落のボール投げの例で述べた，「大まかに把握・予測して投げてみて」，そこから調整しながら学ぶ，という流れを目指したものである。

■1日目後半のプログラム

　1日目の後半は，2日目のシナリオ・シミュレーションの準備として，新人看護師への医療安全のシミュレーション教育を企画するという設定で，シナリオをもとに実施の手順（ファシリテーターとして想定される行為 Work-As-Imagined，WAI）を考え，評価項目の設定を行う。新人看護師の学習の目的・目標としては，研修目的「業務中断・多重課題などのハイリスクな状

プラス・デルタ（＋Δ）評価（Plus-Delta evaluation）

評価方法の例

	＋（プラス Plus） うまくいっていることは何か What is going well?	Δ（デルタ Delta） 何が変わればより良くなるか What might be changed for improvement?
研修	この研修で，自分が学ぶことを助けてくれたのは何か？	この研修で何が変われば，自分はより良く学ぶことができるか？
学習者	この研修の中で自分自身が何をしたことが学びにつながったか？	この研修で自分が何をすればよりよく学ぶことができるか？

GAS 法（GAS method）

	ゴール	行動
G：集める (Gather)	傾聴により，参加者が自分たちの行動をどのように把握しているかを理解する。	・チームのリーダーから全体の経過を聞く。 ・チームのメンバーからの情報で明確化と補足を行う。
A：分析する (Analyze)	学習者が自分の行動を思い返して分析することを手助けする。	・出来事の記録を見直す。 ・観察したことを報告する。 ・思考の過程を明らかにするような質問をする。 ・思い返しを促しその方向性を調整する。
S：まとめる (Summarize)	学んだ内容を明らかにし見直すことを手助けする。	・重要な振り返り事項の全体像を明示する。 ・総括的なコメントを行う。

図5　ファシリテーションの手法

況下で，適正な判断により，優先順位を考え，安全な看護の実践ができる」，研修目標「安全に配慮した適正な判断により，優先順位の選択ができる」「状況に応じ，報告や連絡，相談をすることができる」とした。

　この準備の段階において，新人看護師がこの研修目標を達成することを促すために，ブリーフィングにおいてどのような情報が理解されるべきか，ロールプレイの中で，どのような負荷がかかればよいのか，どのような介入をすれば良いのか，また，ディブリーフィング（振り返り）においてどのようなことに気づき学ぶように進行するか，を検討する。単純な技術についてのシナリオの場合は答え合わせによる評価・採点が可能であるが，多重負荷

のシナリオの中での行為は，判断が必要とされるものであり，判断の背景や根拠を引き出すような振り返りを行う必要がある。

そのために，シナリオ内で，特に多重負荷がかかった状況で，新人看護師役がどのような対応をすると想定されるか（新人看護師役の想定される行為 Work-As-Imagined）について，実際の臨床の場で新人看護師が行う可能性のある行為を，ある程度の幅をもって予想（anticipate）しておき，状況変化を把握（monitor）し，それに応じて対応（respond）する必要がある。想定される行為を考えるためには，教育を行う側が診療業務として「普段行っていること」を思い起こし，それを学習対象の基として新人看護師への教育を行うことになる。また，ファシリテーションを限られた時間内に行うという設定において，何を盛り込み，何を切り捨てるかのトレードオフ（trade-off）の判断が求められる状況となるため，新人看護師が学習目標を達成できるようにする，という目的に基づいて，ロールプレイやディブリーフィングで取り上げる事項の優先順位を考えておく必要がある。

■2 日目のプログラム

2 日目に，シナリオ・シミュレーションを，役割をローテーションしながら実施する。ファシリテーター役の際は，新人看護師役が多重負荷課題のシミュレーションから研修目標に沿って学習できるように，ブリーフィング，シミュレーション，ディブリーフィングを進行する。新人看護師役の際は，課題に実際に対応し，それを通じて教育を受ける，という立場も体験する。また，ファシリテーター役と新人看護師役以外は，ロールプレイのサポート担当として，患者役，医師役，タイムキーパー，記録係り，等も行い，ファシリテーションの実施状況の観察も行った。

シミュレーションの振り返り（ディブリーフィング）では，ファシリテーター役が，シミュレーション実施者（新人看護師役），実施者以外の新人看護師グループの参加者，ファシリテーショングループで患者役や家族役の担当者，等から意見や感想を引き出し，学びにつなげるようにしている。この際に，実際のロールプレイの中で実施された行為（Work-As-Done, WAD）を振り返り確認し，想定される行為（Work-As-Imagined, WAI）として前日の事前準備において考えていた内容と対比して，差異を明確にしていく，という流れとなる。これは，必ずしもファシリテーターが想定していた行為が正解ということではなく，学習目標である多重負荷のうちどれを優先するかのトレードオフの判断や，どの時点でどのような連絡を行うかの判断を，その場の状況に応じて適切に行っているかどうか，そして，実際に良い結果をもたらしたことと，もし行ったならば良い結果をもたらすであろうことに気づくように促し，学びにつなげる，ということを目指した。

2 日目の最後に，プログラム全体のディブリーフィングとして，シミュレーション教育とファシリテーションの振り返りを行った。この段階におい

ては，ファシリテーターとして実施された行為（Work-As-Done, WAD）の確認と，想定される行為（Work-As-Imagined, WAI）との比較を行うが，この場合にも，研修目標の単純な○×評価ではなく，参加者全員による意見を集め，ファシリテーションの中で実際に良い結果をもたらしたことと，もし行ったならば良い結果をもたらすであろうことについて，具体的な行為の詳細に気づくように進行を行った。

研修プログラムの実施状況

新人看護師役にとって多重負荷がどれだけの負担となるかは，シナリオの内容だけでなく，ファシリテーターグループ（ファシリテーターと患者・家族役）の介入の仕方やタイミングによって大きく異なることが，新人看護師役が行うロールプレイの後のディブイーフィング（図4の流れ図の下から2番目の段階）によって示された。このことから，新人看護師役の能力に応じて負荷の程度を変えることが，ファシリテーターの技術として求められることが明らかとなった。

一方で，新人看護師がどのようなキャラクターを演じるかによって，ファシリテーターの対応の難しさが大きく変わることも，ファシリテーションについてのディブリーフィング（図4の流れ図の最後の段階）により明らかとなった。ロールプレイを行った新人看護師役への対応が難しい場合であっても，その1人だけでなく，新人看護師役グループの3人全員にとって学びの機会となるように，3人全員に問いかけを行い，できるだけ肯定的な意見を引き出すことが，ディブリーフィングの進行をスムーズにするために役立っていた。

研修プログラムの評価としては，プログラム終了後に，受講者へのアンケートを行い，満足度（教材・教育体制の有効性）と達成度（受講者自身の学習目標達成の状況）によって，研修の構造・プロセスと，成果を把握した。

これまで行ってきた10回の研修プログラムのうち，最初の4回の研修の評価結果を図6に示した。満足度に関して，シナリオ・シミュレーションの実習は，実施した4回すべてにおいて高い評価を得た。一方，1日目の講義については，1回目，2回目には，あまり高い評価を得られなかった。受講者の感想として，講義から演習につなぐことが難しい，との意見があった。そこで，3回目以降は，講義の直後に小演習としてSBAR形式の伝達の実施と振返りを体験する，ということを行った。これによって，講義と演習のつながりがよくなり，講義の満足度も向上した。コース全体については，実施したすべての回で，高い評価を得た。この中で，「スタッフの対応」と，「このコースを自施設の方に紹介したいか」の項目が，特に高く評価された。

達成度については，全ての項目で，「かなり当てはまる」から，「大体当てはまる」の評価を得た。自由記載では，「ファシリテーションについてロー

満足度（5段階評価）
⑤非常に当てはまる　④当てはまる　③どちらとも言えない　②あまり当てはまらない　①全く当てはまらない

		2012	2013		
		12/11	2/5	6/11	10/8
講義	講義「医療安全について」は理解できましたか？	3.6	3.7	3.8	4.1
	講義「シミュレーション教育・ファシリテーションについて」は理解できましたか？	4.0	4.0	3.8	4.3
小演習	演習「振り返り」はシナリオシミュレーション（2日目）の実施に役立ちましたか？			4.0	4.6
演習「シナリオシミュレーション」	グループディスカッションの実施方法の説明，実施中の指示は適切でしたか？	4.4	4.1	3.8	4.1
	シナリオシミュレーションの事例設定と課題内容に臨場感はありましたか？	4.3	4.4	4.0	4.0
コース全体	資料は分かりやすかったですか？	4.2	3.8	4.1	4.0
	コース全体について，どの程度満足しましたか？	4.4	4.3	4.5	4.3
	プログラムは期待通りのものでしたか？	4.0	3.7	4.3	4.3
	スタッフの対応について，どの程度満足していますか？	5.0	4.9	5.0	4.8
	このコースを自施設の方に薦めたいと思いますか？	4.8	4.0	4.3	4.6

図6　研修終了時のアンケートの結果

ルプレイによる体験から学ぶ良い機会であった」，「教育を受ける立場を経験することから学ぶことが多かった」，等の感想があった。

　本研修プログラムは，受講者の（1）満足度（教材・教育体制の有効性），（2）達成度（受講者自身の学習目標達成の状況）の両面において高い評価を得た。また，シミュレーションとファシリテーションについて，教える側・教わる側の両方の体験から学ぶ機会としての特色が示された。

おわりに

　本稿では，「ファシリテーションのロールプレイの中で，日常診療業務でうまくいっていることへの参加者相互の気づきを引出しそこから学ぶ」，というシミュレーション研修について報告した。この研修の参加者は個人であるが，「うまくいっていることから学ぶ」というレジリエンス・エンジニア

リングの考え方を広めていくことができるように，参加者が所属する組織・医療機関において研修の資料を自由に使ってよいということにしている。今後，受講者がこのプログラムで学んだことを各自の医療施設においてどのように活用していくか，受講者の所属する組織（医療機関）の安全にどのように役立つか，等についてのフォローアップを行っていきたいと考えている。

レジリエンスの評価について，今回は参加者の自由な自己評価をアンケート形式で集めて集計を行った。レジリエンスについての一般的な評価方法としては，いくつかの研究グループから論文報告が行われている。レジリエンス・エンジニアリングの提唱者のひとりであるHollnagel[4]は，レジリエンスのために必要な4つの能力（respond, monitor, learn, and anticipate）の状況評価ツールとしてレジリエンス分析評価グリッド（Resilience Analysis Grid/Resilience Assessment Grid, RAG）[5]を提案しており，産業界において活用されている[6]。また，Furnissらはレジリエンスについての論文のレビューに基づきResilience Markers Frameworkを提案し[7]，がん治療デイケア施設での活用について報告を行っている[8]。本研修においても，これらの報告を参考として評価方法を検討し，必要ならば新たに開発して運用・活用することが今後の課題である。

また本稿では，うまくいかないことに着目するSafety-I：後追い型安全管理（reactive safety management）と，うまくいっていることに着目するSafety-II：先取り型安全管理（proactive safety management）との対比の構造を示したが，Safety-IIが成り立っている（つまり，物事がうまくいっている）状況は，危険がない状況であり，Safety-Iも成り立つことになるため，広い意味ではSafety-IIはSafety-Iを含んでいる（Hollnagelは，Safety-IIという考え方に関連して，安全を達成することについてSafety-Synthesisという用語の使用を提案している[9]）。Safety-IとSafety-IIとはお互いに補い合うものであり（図7），シミュレーション研修においても，この二つを統合したかたちで「うまくいくことから学ぶ」ということを学べるように，今後もプログラムを開発し実施していきたい。

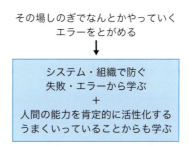

図7 医療における安全への認識

> **Column** アプリシエイティブ・インクワイアリー（Appreciative Inquiry）

アプリシエイティブ・インクワイアリー（Appreciative Inquiry: AI）は，良い点や望ましい姿に着目した組織や経営の改革・管理の方法・考え方であり，米国ケース・ウエスタン・リザーブ大学（Case Western Reserve University）のデービッド・クーパーライダー（David L. Cooperrider）らにより提唱されている[10]。

組織や経営の改革・管理としてよくおこなわれる方法は，悪いところ・問題点を認識してその部分を改善または除去するという解決策（problem solving）である。一方，アプリシエイティブ・インクワイアリーでは，個別の問題点ではなく組織やシステム全体（wholeness）を対象とした進歩や変革（improvement, transformation）のために，ポジティブな観点・考え方に基づいて，良い点やうまく行っている点（Positive Core），望ましい姿，目標，夢を見つけて共有し，その実現に向けてデザインし実行する [4-D サイクル：発見 Discover → 夢 Dream → 設計 Design → 実行 Destiny →（発見 Discover に戻る）] [11]。うまくいっていることへの着目や全体の重視という面において，アプリシエイティブ・インクワイアリーの考え方や方法には，レジリエンス・エンジニアリングの Safety-II の観点と共通する部分がある。

アプリシエイティブ・インクワイアリーにおける Appreciative と Inquiry という単語の使われ方・意味合いについては，語源に基づいて考えると分かりやすい。

appreciative ＝ ap（← ad，接頭辞「〜の方向に」）＋ prec（←ラテン語 prehendere，フランス語 prendre（過去分詞 pris），つかむ，捕まえる，取る，把握する，認める，評価する）＋ iat（e）（動詞化接尾辞）＋ ive（形容詞化接尾辞）

inquiry ＝ in（接頭辞「中に」）＋ quir（←ラテン語 quaerere，中期フランス語 quérir，探し求める，尋ねる，望む）＋ y（名詞化接尾辞）

アプリシエイティブ・インクワイアリー（Appreciative Inquiry）において，appreciative は「感謝の」という使い方の元の「価値を認めた，良さを理解した」（valuing, prizing, esteeming, and honoring）という意味であり，また，inquiry は一般的な「質問，調査」だけでなく深い「探求」を含めたもの（discovery, search, and systematic exploration, study）を指しており，Appreciative Inquiry という言葉としては，「良さ・価値・望ましいことを尋ね求めること」を表している[12]。なお，Appreciative Inquiry という用語の和訳は定まっていないため，アプリシエイティブ・インクワイアリーと片仮名で表記されることが多い。

クーパーライダーが，1980 年代にアプリシエイティブ・インクワイ

アリーの観点から経営コンサルティングを実施した事例として，運営がうまくいっていなかったホテルにおいて，そのホテルの問題点を見つけてそれを解決するのではなく，従業員を別の優良なホテルに連れて行って，それぞれの従業員が，うまくいっている状況を経験し，観察し，優良なホテルの従業員から実情を聞き，そこから沸き上がった発想を自分たちのホテルの運営に取り入れることで改革を実現した，ということが報告されている[13]。

アプリシエイティブ・インクワイアリーにおいて，インタビューでの問いかけや対話は，Positive Core（強み）を確認するために大きな役割を担っている。インタビューでは，良い点を聞き出すために，好奇心を持ち，心を開いた感嘆（なんて素晴らしい，大変興味深い，もっと教えてください，等）や聞いた言葉の反復・繰り返しも活用しながらの傾聴（active listening）を行うことが勧められている[14]。

> **Point**
> ・うまく行われていることに気づき，それを学びにつなげていくためのファシリテーションの技術や，日常診療のシナリオに基づくロールプレイ・シミュレーションを企画・実行・体験するというグループ研修の過程が，レジリエンス・エンジニアリングと親和性が高いことが確認された。
> ・「柔軟な対応」が引き出されるための前提となる手段・技術として，「良いことへの着目」を促すためのPlus-Delta評価法や，「多因子の相互作用による複雑性」を良い方向に向けるためのGAS法と「集団思考の落とし穴」への注意などを活用できた。
> ・役割りを交代して教育を受ける立場も経験し，その体験をグループとして共有しながら，「振り返りの仕方について振り返る」という過程において，参加者間の多様でポジティブな相互作用によって，学び方をより深く学ぶことができると考えられた。

謝辞：本稿の内容のうち，シミュレーション研修プログラムの1回目から4回目の実施状況については，第8回医療の質・安全学会学術集会（2013年11月24日）口演「シナリオ・シミュレーションによる医療安全研修の企画・実施・進行の体験を通じて，院内教育のファシリテーションについて学ぶロールプレイ・プログラムの開発：原田賢治（東京農工大学　保健管理センター），小林文枝（テルモ株式会社），星野早苗（テルモ株式会社）」として報告を行ったものであり，研修プログラムの開発・実施にご尽力頂いたテルモ株式会社のご関係の皆様に深く感謝致します。

参考文献

1) Hollnagel E, Leveson N, Woods DD（著） 北村 正晴（翻訳）．レジリエンスエンジニアリング―概念と指針．日科技連出版社；2012年．
2) 中島 和江（訳） Hollnagel E, Braithwaite J, Wears RL（編著）．レジリエント・ヘルスケア―複雑適応システムを制御する―．大阪大学出版会；2015年．
3) Resilient Health Care. https://resilienthealthcare.net/（2019年7月28日にURL確認）
4) Erik Hollnagel. http://erikhollnagel.com/index.html（2019年7月28日にURL確認）
5) Resilience Assessment Grid (RAG) http://erikhollnagel.com/ideas/resilience%20assessment%20grid.html（2019年7月28日にURL確認）
6) Ljunberg D, Lundh V (2013). Resilience Engineering within ATM - Development, adaption, and application of the Resilience Analysis Grid (RAG). University of Linköping, LiU-ITN-TEK-G--013/080--SE. http://www.diva-portal.org/smash/get/diva2:694400/FULLTEXT01.pdf（2019年7月28日にURL確認）
7) Furniss D, Back J, Blandford A, Hildebrandt M, Borberg H (2011). A Resilience Markers Framework for Small Teams. Reliability Engineering and System Safety. 96 (1). 2-20
8) Furniss D, Back J, Blandford A (2011). Proceedings of the fourth Resilience Engineering Symposium - Unwritten Rules For Safety And Performance In An Oncology Day Care Unit: Testing The Resilience Markers Framework - Presses des Mines. https://books.openedition.org/pressesmines/999（2019年7月28日にURL確認）
9) Safety Synthesis, The Future of Safety Management. (c) Erik Hollnagel, 2016. http://safetysynthesis.com/index.html（2019年7月28日にURL確認）
10) Cooperrider DL, & Srivastva S. Appreciative Inquiry in Organizational Life. Research in Organizational Change and Development, 1987; 1, 129-169.
11) Carter CA, Ruhe MC, Weyer S, Litaker D, Fry RE, Stange KC. An appreciative inquiry approach to practice improvement and transformative change in health care settings. Qual Manag Health Care. 2007 Jul-Sep; 16(3): 194-204.
12) Cooperrider DL, Whitney D. Appreciative Inquiry: A Positive Revolution in Change. San Francisco, CA: Berrett-Koehler Publishers; 2005
13) What is Appreciative Inquiry.mov - YouTube. https://www.youtube.com/watch?v=ZwGNZ63hj5k（2019年7月28日にURL確認）
14) How to Do An Appreciative Inquiry Interview. https://www.youtube.com/watch?v=8P2xVpH0uTI（2019年7月28日にURL確認）

第15章 レジリエンス・エンジニアリングの視点からみた精神科医療現場における「やりがい」と「げんかい」

精神科医療について

■精神科医療の将来

　精神科医療には何を求められているのか。この問いに対しての返答は立場（患者，患者家族，介護者，精神科医，精神科看護師，心理士，精神保健福祉士，精神科以外の医療関係者，高齢者，若年者，児童，教育者，政治家，保健所職員，行政職員など）や思想（信条，人生訓，政治的，宗教的など）を背景に，それぞれ存在すると想像できるが，まずは，将来起こりうる状況をもとに精神科医としての立場からの展望を述べたい。

　2013年9月，オックスフォード大学のMichael A Osborneが発表した論文が話題となった[1]。これはartificial intelligence（AI：人工知能，人工的にコンピュータ上などで人間と同様の知能を実現させようという試み，あるいはそのための一連の基礎技術のこと）を搭載したコンピュータやロボットに置き換えられる可能性のある職種を，機械学習の専門家の意見をもとに，702種の職種の中から順位づけされた研究である。その結果は今後10から20年程度で，米国の総雇用者の約50％の仕事が自動化される可能性があるというものであった。一方，AIに置き換えることが困難な職業として，レクリエーションセラピスト，緊急マネージメント責任者，メンタルヘルス・薬物乱用ソーシャルワーカー，スーパーバイザー（整備，設置，修理），聴覚訓練士などが挙げられた。この上位の中には医療関係の職業が多く記載されている。なかでもメンタルヘルスに関わる職種はレクリエーションセラピスト，メンタルヘルス・薬物乱用ソーシャルワーカー，心理学者・精神分析医，心理士・スクールカウンセラー，メンタルヘルスカウンセラーと，トップ25中5つを占めている。また，緊急時マネージメントや最前線でのスーパーバイザーといった，現場における管理・調節や，予測しがたい状況に対する判断を求められる業務もAIに置き換えることが難しい職種として挙げられている。

　この結果から，未来の人類が精神医療関係者に期待する能力は，コンピュータやロボットには解決できない，もしくは深い共感や洞察には至らないことが予想される心理的な面を解釈し，種々の問題を明らかにし，様々な

リソースを用いながら適時対応,解決していく能力であることが示唆される。また,精神科に属する医療者としての立場から再度鑑みてみると,少なくとも精神医療では,将来的には検査・診断・治療法といった知識や手技の獲得に重点をおいてきた,独立してパターン化された医療へのニーズは減少する可能性があると推察される。つまり,今後精神医療従事者は人間の心理や病理の専門家としての知識と手技はもちろん,個人としての特性,所属する文化圏の倫理観や価値観などの背景を活用し,さまざまな矛盾や変数を抱えた問題を現場主義的に対処する必要がある。また上記のような個人の問題解決だけではなく,個人と個人,個人と組織,組織と組織との間に有効な関係性を構築し,機能させるといったコミットメントという役割に,より重点が置かれるようになると推測できると思われる。

■精神科医療が抱える問題点

現在の精神科医療が果たしている役割は以前,例えば一世代前と比較すると,はるかに多様化し複雑になっている。にもかかわらず,精神科医療システムや精神医療従事者の認識は,それに十分に応じられる変化がなされていない部分がある。精神医療は現在,あらゆる年齢(幼児から高齢者),疾患(統合失調症,気分障害,認知症,発達障害,依存症,合併症など),病状(幻覚妄想,気分・感情の変動,衝動性の障害,睡眠障害,意識障害など),環境(貧困,犯罪被害,被災など)を対象に,様々な場面(総合病院精神科,リエゾン,単科精神科病院,外来,入院,産業医,保健所,学校,司法など)で,専門的な関わりが提供されている。これらを提供する個々の専門家・専門施設には,①従来重要視されていなかったような総合的できめ細かい医療,②各領域における進歩により増大・複雑化した知識,③今後もその知見を発展させるための研究,④後進の専門家を育成するための教育,⑤精神科知識の普及活動などを社会に提供することが求められている。

医療者としての理想はこれらの事項の全てを完璧に網羅し実践することであるが,残念ながら「完璧」は非常に困難であり,医療者の現場からすると嘆息せざるを得ないほど,理想からほど遠い現実がある。ただ,世界保健機関の精神保健部門長や世界精神医学会会長などを務めたNorman Sartoriusはその著書の中で,「医療を構成する心理社会的要素を考慮せねば,燃え尽き状態となる医療者を増やし,『医は仁術』の原点を忘れて医療サービスの効率と利益を追い求める現在の風潮という高価な代償を払わされることになるであろう」と述べている[2]。専門性の深化やニーズの多様化に伴い,治療者として可能な限り応えるという精神医療に携わる「やりがい」は増しているが,一方で「げんかい」も目立ってきていることが,本邦の精神科医療の実際ではなかろうか。

本章では筆者が勤務する関西医科大学総合医療センターの精神神経科病棟における難治症例治療と身体合併症治療を例に挙げ,現在の精神科医療者が

果たす役割と課題への取り組み方を検討したい

■当施設の現状

2016年4月現在，関西医科大学の分院である，関西医科大学総合医療センターには26診療科，477床あり，そのうち精神神経科病床は39床（全閉鎖病棟，うち隔離病床1床）あり，デイ・ケア室，作業療法室が併設されている。スタッフは医師数 約30名（後期研修医や非常勤医師を含む，うち救命科所属2名），心理士4名（研究補助も含む），精神保健福祉士3名，看護師約25名（13対1看護体制）で診療にあたっている。病棟のベッドが満床になることはないが，それは，患者間の関係や状態によるベッド配置，主治医の担当患者数の限界，看護スタッフの負担といった理由からであり，基本的には入院予約待ちが常に発生している状況である。また保護室は一室のみであるため，既に使用されている時には，当科通院患者であっても，激しい行動化を伴う精神症状を呈し隔離が必要と考えられるケースでは入院できないことがある。

難治症例の治療

大学病院に属する当科には，医院や一般精神科病院などでは施行できない検査や治療を目的として他院から紹介受診となる難治症例・診断困難症例が比較的多く，長期入院とならざるをえないことがある。本項では治療抵抗性統合失調症の治療を挙げるが，その特徴的な治療手段として電気痙攣療法（ECT）とクロザピンによる薬物療法がある。大阪府ではクロザピン等の薬物療法やECTによる専門的な治療で難治症例患者の精神症状を改善し，関係機関の連携により地域への移行を促進する働きかけが始まっている。特にクロザピンには重篤な副作用（白血球減少）の報告があるため，大阪府難治性精神疾患地域連携体制整備事業という事業で精神科病院と血液内科とのネットワーク構築が推奨されており，当科もその一翼を担っている。

当科でのECT導入の際には，複数名の当科医師による書類での適応判定会議，ECT前検査といった手順が整備されており，人権に配慮しつつより安全で確実なECTの実施を目指している。そのため当科での2014年度における1年間のECT実施数は2名と，実施症例数自体は多くない。クロザピン導入の際にも，各主治医と上級医・専門医など複数名の医師が相談して合議の上，適応判定を行うようになった。2009年1月から2015年12月までのクロザピン導入数は8名で，うち4名は現在も当院外来通院中である。

当院施行のECTについては，マンパワーや適応判定の際の身体的評価が問題となり，緊急性の高いニーズに対応しきれていないといった課題が生じている。またクロザピンについては，重篤な副作用が出現するリスクを抱えながら，入院下で導入を行ってはみたものの十分な精神病状の改善が得られず，自宅退院には至らなかったケースが続いているといった課題が生じている。

身体合併症の治療─他診療科との連携

　また当院は総合病院の精神科病床として，精神疾患と身体疾患を合併する患者の入院治療の受け入れを行っている。精神科的治療と身体科的治療の両方を必要とする病状の場合，精神科のない一般総合病院では精神科的治療が不足し，身体科のない精神科単科病院では身体科的治療が不足するため，精神科的リソースと身体科的リソースを共に有する病院での治療が不可欠となる。精神科病床を有する総合病院の数は限られるため，当院は地域医療に重要な役割を果たしていると言える。また当科病床の特徴は，当院救急救命センターと連携し，精神科合併症救急システムのバックアップとしての役割を担っていることである。

　従来，当院では精神科含め各科の時間外外来と救命救急科は独立して救急患者の対応を行っていた。しかし2014年4月から全ての救急搬送患者を，救命救急科が救命センターおよび救急外来で一括して対応することになった。この前後1年間の精神科病棟患者の変遷を比較したところ，救命救急科から当科への転科患者数は14名から50名と3.5倍になった。内訳は2013年度は14名全例が自殺企図（うち9名（65％）が高所落下）で，2014年度は50件中28件が自殺企図（うち12名（46％）が過量服薬，6名（21％）が高所落下）だった。他に救命システムの変化で生じた当科病棟の変化としては，身体合併症（特にせん妄，高アンモニア血症）患者数の増加，診断病名ではF1コード（過量服薬）・F4コード（神経症圏）患者数の増加，F2コード（統合失調症圏）患者数の減少，平均入院日数の減少が認められた。この平均入院日数が減少した理由については，①精神科への転科前に救命救急センター常駐の精神科医師が治療を，精神保健福祉士が環境調整を開始していること，②過量服薬患者の多くに既にかかりつけ医療機関があるため，早期の外来治療・自宅退院につなげることができたこと，③高所落下患者数（運動器リハビリテーションが必要で入院が長期化する傾向がある）が減少したこと，が挙げられる。またこの2014年には救急救命科以外の一般身体科（最多は消化器内科）と連携する必要のあった身体合併症患者数も増加している。

　一般的に入院が必要な身体合併症患者には医療機器や身体治療のための点滴・コード類があるため，基本的に精神科病棟では患者の安全管理のため個室管理が必要となる。また身体疾患治療のための人工呼吸器，輸液，モニターの管理や外科的処置が必要なケースでは，より多くの看護力を必要とする。前述の理由から地域（主に北河内）では当院でしか治療困難と考えられる身体疾患合併患者の入院依頼が集中していることもあり，当科病棟の身体治療ユニット数，マンパワーが限界に達し，身体科からの身体合併症患者の受け入れ要請があるにも関わらず，それに十分には対応できず，身体科病棟でのリエゾン・コンサルテーション対応や他院への転院を依頼せざるをえないという課題が生じている。

また身体合併症の治療に関しては，精神疾患に対するスティグマの存在についてどうしても述べなければならない。前述のSartoriusは，一般身体科領域への限定的なメンタルヘルスケアの導入にはスティグマや精神障害者のイメージに関係している可能性を指摘している。同氏はプライマリケア医療機関が精神疾患を有する患者の治療を行う際の，精神疾患を有さない患者からの抵抗の存在についても述べている[2]。これは当院当科だけの特徴ではなく，人権問題に関わってくる本邦の医療体制の重要な課題であると考えられる。実際，一般身体疾患患者の病状に影響する心理社会的な因子を患者自身，もしくは医療従事者が否認，忌避することで的確な治療に至らないケースや，精神疾患患者が一般身体科疾患に罹患した際に適切な医療が受けられないケースがままある。特に精神科医がいない医療機関では，精神疾患患者への治療や対応に苦慮すると，その経験からその後は精神疾患患者の受け入れを避ける方針をとることがある。このような理由からも精神科病床を有する総合病院である当院には身体疾患と精神疾患の合併患者への対応が強く求められており，また上記のような，社会的な問題によって適切な医療がそれを必要としている患者に届かないという状況を是正していくための根本的な取り組みも必要とされている。

■レジリエンス・エンジニアリングへの期待

　前項で示した，現在の精神科医療の問題は決して珍しいものではなく，あらゆる専門機関に多かれ少なかれ認められるものである。医療者は通常想定されていないような条件下でも要求された動作を継続し，一定以上の成果を上げなければなければならない。例えば，スタッフの急な病欠，欠勤，パソコンなどの設備の不具合，震災を含む天災，病院施設の改修，診療報酬改定といった，あらゆる変化に柔軟に適応し，業務を果たす必要があり，手順の見直し，組織改革，チームワークの改善，勤務意欲の鼓舞など考えうる，あらゆる対策をとってきた。しかしこれらは経験則に基づくものが多く，的外れな対策による中心業務や組織の崩壊やバーンアウトの発生が指摘されてきた。そのため著者ら医療者は，従来の因果信条に基づいた，「失敗から学ぶ」組織の運営では，限界が生じつつあることに気づきだしつつある。インシデントレポートのような，失敗事例の集積は，リスクを避けるという意味ではある程度の成果を挙げる。しかしあまりに局所的であるため，長期的には中心的業務，安全，作業負荷がリソース（人的，金銭的，空間的，時間的）を奪い合うという構図になり，結果そのどこかにいわゆる「医療ミス」，当事者のバーンアウト，事業縮小，組織の破産などといった破綻が生じるのである。

　これらの局所的なアプローチに対し，ヘルスケアを複雑適応システムと捉え，そのシステムの機能自体を全体的に調整するアプローチの仕方の一つにレジリエンス・エンジニアリングがある。今回著者らはこの概念が今後の精神科医療の未来を照らす灯台としての役割を果たしうるか検討を行った。

レジリエンス・エンジニアリングを用いてどのようなアプローチが可能か

■レジリエンスとは

　レジリエンスとは重要な概念であるので，まずは心理・精神医学的な視点からレジリエンスについて簡単に述べたい。

　レジリエンスは，もとは物理学の用語である。ある物体に力が加えられた後，再び元の形状に戻るさまを意味する。最近では，政治，経済的な概念としても広がってきているが，最も多くは心理学の分野で使われてきた経緯がある。「心理・精神面で高いレジリエンスを持つ」ということは，極度のストレスに直面した際，一時的には悲哀的な反応をみせ，活動性や生活能力が落ちることがあっても，次第に新しい環境や精神的負荷に適応し，元の状態まで回復し，もしくは精神的に成長することができる能力を意味する[3]。個人がレジリエンスを獲得する具体的な方法としては，自分の衝動をコントロールする，問題の原因を分析する，他の人に共感する，自分の能力を信じる，現実的な楽観主義を維持する，他の人や機会に手を差し出すといったものが挙げられる[4]。

　生物学的な視点からみると，自律神経系，視床下部-下垂体-副腎系といった内分泌，側坐核，扁桃体や前頭葉といった脳部位との関与が挙げられている。ドパミン，セロトニンといった神経伝達物質は，気分・感情に直接作用するものであり，遺伝子レベルで影響を及ぼす塩基多型との関わりも注目されている。このような概念が広まった一つの契機としては，米国において，兵役，虐待，9.11といったトラウマ下で，レジリエンスを発揮したトラウマ・サバイバーにおける研究が行われたことがあり，本邦では教育の分野などを中心に発展してきている。レジリエンス自体は健常者を対象に発展してきた分野であるが，疾患を対象とする精神科分野への導入も進んできており，マインドフルネスといった新しい世代の精神療法の発展などと共に治療上の有効性が注目されている[5]。

■レジリエンス・エンジニアリング

　本書のメイントピックであるレジリエンス・エンジニアリングで最も重視される課題として，「変動する条件下で成功を実現することを目的とした，プロセスのコントロールを実現する」というものがある[6]。この変動とその対応のために，著者らが用いたレジリエンス・エンジニアリングの5つの方略を，下記にまとめる。

1. レジリエンス・ヘルスケアのための4つのポテンシャル

　Erik Hollnagelはレジリエンスを実行するための4つの本質的な能力，い

わゆる4つのポテンシャルを挙げている。すなわち，① Responding（現在直面している状況に対処する能力），② Monitoring（直近に発生しつつある事象を監視する能力），③ Anticipating（未来の脅威と好機を予見する能力），④ Learning（過去の失敗・成功双方から学習する能力），が必要であり，かつ，これら4つの要素全てに十分な時間を費やすことはできないので，優先順位をつけなければならない，と述べている[7]。

2. ETTO理論

上記の優先順位に関連してHollnagelはEfficacy（効率）とThoroughness（完璧さ）のトレードオフをETTO理論として説明した[8]。これは「人の行動にはすべて，常に完璧さと効率のバランス，つまりトレードオフが求められる」というものである。特に時間的な面から考えると，最大限あるいは最適な状態で効率性を確保し，かつできる限りの完璧さを達成するためには必要なアイデアとなる。

3. エラーマージン

ヘルスケアは変化し続ける，制御しがたい動的なシステムである。CookとRasmussenは安全業務境界線という，Unacceptable workload（業務上のパフォーマンス），Economic failure（効率に向かわせる経済性），Acceptable performance（許容可能な安全性）の三つ巴の境界線を描いた図によって，ヘルスケアシステムにおける典型的な業務の力関係を説明している。彼らは，安全文化には業務が行われている地点と境界線の位置関係の正確な把握が必要であると述べている[9]。従来の医療の現場では効率と完璧さの両者の達成を目指すことも多いが，実際には十分な時間やマンパワー，経済的余裕はない。この三者の重心点を意識しながら，また自らが動かなくても，周りの状況でこの重心点は変動することを意識していく必要がある。

4. ステイシーのマトリックス

複合適応システムとなる医療現場で，どのような思惑をもとに判断を下すのか，一助として，ステイシーのマトリックスが挙げられる[10]。これは，組織で物事を進めていく際に，Agreement（同意）とCertainty（確信）を2つの座標軸として，5つの領域に分け，自分たちの考えがどの領域に存在するのか，そしてその領域はどのような特徴を持っているのか，ということを示したものである。詳しくは成書を参照されたいが，興味深い点として，「同意」や「確信」がともに高いゾーン1は過去のデータを集めて未来を予想する方法を使う典型的なゾーンであるが，イノベーティブなアイデアが生まれてくるのは実はゾーン5であり，Stancyはこの広い中央エリアを「複雑ゾーン」と，他の人は，「the edge of chaos（混沌の縁）」と呼んでいる。このゾーンは「同意」や「確信」が両者とも中等度のレベルを示し，

領域が広く,「無秩序」と「秩序」の領域の間に位置付けられている。典型的なマネージメントが役に立つ領域ではないが,とても創造的で,新しい方法を作り出すブレークダウンが生じるゾーンである。ビジネススクールでは,この領域の重要性を教えることは少なく,確実な治療が優先される医療の現場でも意識はゾーン1に集中しがちだと考えるが,逆にゾーン1のみでは治療の発展性を自ら狭めてしまうことが往々にしてありうる。このステイシーのマトリックスを利用することで,直感的に行っていたが,自分達の選択した方法がどのような考えに基づいたものであるのかを確認できる。彼らは,このマトリックスを通して,組織のマネージャーやリーダーに,複雑適応システムの文脈ではアプローチも多様であることを分かってもらう必要があると述べている。

5. ネゴシエーション・ストラテジー

　総合病院である当科における診療間連携,地域連携は円滑な医療や医局運営に非常に重要なものである。人員,診療空間,時間,予算,患者数といった自組織に有益なものを奪い合い,過労働,経済的困窮といった有害なものを押し付け合うといった関係性になってはならない。よりよい連携関係の構築のためには,win-winとなる交渉が非常に重要であり,Roy J Lewikiは交渉相手との関係性によって交渉戦術を変化させることの重要性をネゴシエーション・ストラテジーという概念を用いて述べている[11]。かれらはrelation（関係性）とoutcome（結果）といった二つの軸をもとに,これらを重視するか否かによって,Avoiding（回避的）戦略,Accommodating（協調的）戦略,Competitive（競争的）戦略,Collaborative（協同生産的）戦略,Compromising（譲歩,妥協的）戦略と5つの戦略に分けている。Collaborative（協同生産的）な関係の構築が最良なのは明らかであるが,今までの組織間の関係性,心理的な葛藤（例えば上記した精神疾患に関わるスティグマ）などから,お互いの医療資源を取り引き材料とせざるを得なくなるといった「妥協的」な関係になったり,時には互いの主張をぶつけ合う「競争的」な交渉にならざるをえないこともある。

実際に応用してみる：
「リスクがある治療手段を避ける」のではなく

■ ECTと4つのポテンシャル

　ECTは統合失調症やうつ病,双極性障害,パーキンソン病といった神経疾患などに導入される治療法であり,自殺念慮や,精神症状から全身状態が悪化しているといった理由で早い治療効果が望まれる場合や,薬物療法で副作用が出現しやすい,薬物療法では十分な治療効果が得られない患者に適し

ている。現在本邦では麻酔科医と連携したうえで，全身麻酔での管理下で行う「無けいれん通電療法」が一般的であり，週に2-3回の頻度で，合計8-12回程度施行される。代表的な有害事象は終了後の軽い頭痛や筋肉の痛みなどで，麻酔の影響もあり治療直前の記憶や記憶力が一過性に失われることもある。しかし，多くの場合は治療終了後1ヶ月以内に回復し，長期的に知的な能力や記憶力に影響が認められることはなく，死亡事故は極めて稀である。また精神症状の変化として急な精神運動性興奮が生じることがある。

　ECTの適応疾患の一つにカタトニア（緊張病状態）がある。これは全身性筋緊張を伴う昏迷状態と精神病性の興奮状態が特徴の，長引くと致死性となる緊急治療を要する疾患である。これらに自律神経症状や発熱を伴うものは悪性カタトニアとよばれる。食事摂取ができず，ECT治療には4週間以上かかることから長期臥床となることがあり，激しい精神症状のため身体拘束が開始されることもある。このため精神科的な治療とともに，自律神経系の亢進や点滴による心循環器系への負荷，誤嚥性肺炎，塞栓，褥瘡，腎不全などに対する全身管理が必要となる[12]。精神科的な治療にはベンゾジアゼピン系薬剤（いわゆる抗不安薬や睡眠薬として使用される薬剤，筋弛緩作用がある）が使用されるが，無効であることがある。また，特に悪性カタトニアの場合，ベンゾジアゼピン系薬剤の副作用（筋弛緩による呼吸状態の悪化など）がよくみられる。そのため薬物療法を中止または終了し，その次の選択肢として，もしくは最初からECTが選択されることもある。しかし施設によっては，ECT自体にも前述の有害事象があること，麻酔科医の協力や全身麻酔用の機材・施設が不可欠であること，そもそもECT機材を所有していないことなどから，すぐにはECTを開始できないことがある。当院では10年以上前からECT治療が行われており，他施設から打診を受ける機会も多かったが，精神科病棟の事情や精神科医師のマンパワーの一時的な低下などから最近は積極的な受け入れはできない状態であった。

　ここで，著者らはHollnagelが提唱する4つのポテンシャル，つまり対処（現在），監視（直近），予見（未来），学習（過去）に基づき，実際の症例への対策とその考察を述べる。

対処　まずは，「Responding」，つまり現在の状況に対処することについては，目前で対応しなければならない対応と共に，後述の「Learning」「Anticipating」「Monitoring」を行ったことで整理された問題への並行的な対策を挙げる。まず，目の前の現実に現場で対処することであるが，緊急性があり当施設なら治療手段を有する患者が存在する，ということを最初に認識した。そのため早急に麻酔科，循環器科と連携を取りながらECT導入の相談を行う必要があった。更にECT導入前の準備段階や，ECT開始後にも併用することが予想される，安全かつ有効な治療法（ECTの効果を阻害するという報告のあるベンゾジアゼピン系薬剤の用量・使用期間，不測の不眠・不穏に対しての薬物療法・対応法）の適応選択や検討を評価が今現在すべき

こととなった。ECT 施行に伴う現実的に起こりうる有害事象として，最も危険度の高い手術室からの帰棟中の呼吸状態の急激な悪化に対しては，複数名の医師の同伴，パルスオキシメーターの装着，バックバルブマスクの携帯といった対策がとられた。これらは「learning」，つまり過去の失敗・成功双方から学習したことであり，当科のみならず ECT に対する数多くの報告を参考にした。世界的な学術書や本邦のガイドラインはもちろんだが，特に重視したのは，当院での実施例から学んだ教訓だった。発展的に Responding した具体策として，手術室から病棟への移動中のリスクの軽減のため，麻酔科医往診による精神科病棟内での ECT 施行への変更がある。そして実際に病棟で ECT を施行してみたところ，現在の精神科病棟の処置室の手狭さや機能性の悪さが判明した。そのため，現在は病棟直下の外来処置室に改築工事を行い，ECT 専用室を準備する準備をしている。

監視　「Monitoring」，つまり直近に発生しつつある事象を監視することについては，上記のような ECT による有害事象や精神運動性興奮が起こりうることを考慮した。そして実際にあった症例として，ある患者のカタトニアが最も悪化していた時期に，たまたま医師の長期休暇が重なり ECT 施行が不可能となった。このとき著者らは精神・身体的状態の急激な悪化を予防するため，若手医師から経験豊富な医師へと当直対応医を変更したり，救命科兼任医師へ身体状態を細やかに報告し指示を定期的に仰ぐといった監視するシステム作りを行った。

予見　また「Anticipating」，つまり未来の脅威と好機を予見することだが，身体的には長期臥床による合併症の可能性を考慮した。長期臥床に伴う合併症については，消化器内科や栄養課への栄養管理に関してのコンサルト，リハビリテーション科に身体的リハビリテーションに関してのコンサルト，血管外科への深部静脈血栓の検索の依頼などの対策を行った。そして精神科的には，ECT が有効であった場合の今後の維持の仕方や，無効だった場合の対処法について，ECT の効果の度合いによって変化する予後や対策を検討する必要があった。それぞれの場合を想定し，病棟主治医・上級医・精神保健福祉士の頻回の話し合いが行われた。これらの結果をもとに，救命科に前もって連絡しておき身体的緊急時に備えることや，家族の理解が治療上必須であることから，こまめに状態報告や病状説明を進めておくといった対策を行った（図 1）

クロザピン導入に関しての ETTO の法則

当科が取り組んでいる難治症例への治療法として，先述のクロザピンによる薬物療法があげられる。当院でのクロザピン導入には入院が必要であるが，クロザピンにより精神的病状が改善し，副作用もなく，治療継続に十分な経済的・時間的リソースがある場合には，順調に退院し外来治療に移行することができる。しかしなかには自宅退院できる程の病状改善は得られない

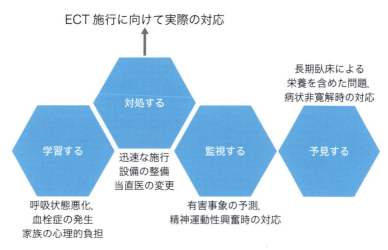

図1 ECT 施行に向けた備え

ケース，または社会的な理由からクロザピン治療が継続できないケース，他院への転院や有効でもクロザピンの終了が余儀なくされるケースなどが存在し，全ての症例で理想的な治療展開になるわけではない。

　無事退院となり外来治療に移行した場合には，その後も白血球減少症といった副作用が出現するおそれがあることから，頻回の通院（最長で2週間，短いと1週間や数日間隔）が必要で，患者や家族に大きな負担が生じる。この負担のためにクロザピン治療を継続できないこともある。またクロザピン処方には医師に特別な資格や施設基準を満たす必要があり，採用しない医療機関も存在するため，転院が必要となった際に，転院先の選択肢が少なくなり，転院時にクロザピン中止を余儀なくされることもある。導入時に担当する病棟主治医はこれらの可能性を全て考慮したうえで，患者・家族に説明し，導入の判断の矢面に立たされ苦悩することになる。

　この葛藤をETTOの法則の立場で考えると，クロザピンで精神状態を少しでも安定させるために，身体的な副作用を長期入院や頻回通院で管理・コントロールすることにはトレードオフが必要ということになる。患者や家族はクロザピンという薬剤を中心として生活しているわけではないため，患者がその人らしい生活を維持しながら行えるようある程度以上の効率性が要求される。クロザピンにより精神的病状がどこまで改善できるが，安全性をどこまで維持できるか，そのために患者・家族は金銭的・時間的・心理的にどこまで負担することが可能なのか，病院や施設はどこまで何を提供できるかを，整理する必要がある。その際にETTOの法則を意識して評価することで，問題点が明確になり，患者・家族・主治医・精神保険福祉士・病棟スタッフの間で共有して検討することが可能となり，結果的に患者により共感的で無理の少ない治療，ケア，社会サービスの提供が期待できると考えられる。

病棟におけるエラーマージン

　当科における，ECT とクロザピンに関しての課題として共通して言える点は，病棟を任される主治医，病棟の管理者，看護師，精神保健福祉士らの責任が自然に増大することである。これを Cook と Rasmussen の安全業務境界線[9]を用いて評価すると，まずは精神・身体管理の作業負荷の増大が指摘される。次に管理不安などから生じる安全確保に向けての反対方向のベクトルへの力動が組織レベルで生じる。医療者は基本的に，奉仕的な自己犠牲に富むメンタリティーを有するものが多いが，サルトリウスらは前述の通り[2]，医療を構成する心理社会的要素が考慮されない状況下で増加する医療者の燃え尽き状態に警鐘を鳴らしている。そしてこの力動とは別に効率へ向かわせる医療経済上の圧力（具体的には平均在院日数の短縮や医療費の抑制，人的資源の節約など）が常にかかってくる。日常的にエラーマージンを意識して，自らの属する医療体制が現在，安全業務境界線上のどのあたりに存在しているかを評価し続けることは，組織的なレジリエンスや安全意識を高める上で非常に重要となる。

■ステイシーのマトリックスとその実際

　新しい治療の導入に関しては，常にその有効性と安全性の確保が重要視される。ステイシーのマトリックスの視点からみた，治療者内（この場合は精神科医師内）での agreement（同意）と certainty（確信）はどのあたりを目指すのが良いのであろうか。行われる治療の大部分は，今までに厳密な治験や臨床試験を通ってきたものであり 2-6 で述べたゾーン1にあたるものがほとんどになるが，実際の現場では合併症の存在やそのほか未知の要因などが関連してくることがありえる。このような場合，意見は分かれることが多く，最終的には上級医や主治医の判断，および患者と家族との話し合いで決定されることが多い。ゾーン5に至るつもりがなくても，自然にその範囲内にあることは十分ありえることであり，この際の知見の集積が，今後のさらに安全で有効な治療法の開発などに繋がりうることは，頭に留めておかねばならないであろう。

■レジリエンスを維持するためのネゴシエーション・ストラテジー

　レジリエンスを強める重要な因子として，多様性の受容とグループ内や，別グループとの横の結びつきが挙げられる。たしかにコミュニケーション，相互理解を基にしたチーム医療の必要性は常に提唱され，その重要性は認識されている。しかし実際は実践されない場面も多い。これは，実はレジリエンスに頼りすぎると，長期的にみて失敗に終わることが本能的にわかっているからではないだろうか。組織的に4つのポテンシャル，すなわち，「対応」，「モニター」，「学習」，「想定」を行い続けるには多大な時間と労力が必

要となる．恒常的に少しずつでも回復可能なレベルを超えたレジリエンスを使い続けると，慢性的な消耗がおこり，ついには余裕がなくなり疲弊し組織自体が成り立たなくなる[5]．また，多グループによる共同治療は，責任の所在が分散されがちで，些細な手違いが積み重なって大きな負の結果を生み出すこともある．このような事態を避けるために，各自への負担が偏りすぎず，互いの関わりの度合いを正確に理解しあえる規模のネットワーク作りが，本当の意味でのレジリエンスをもった組織であり，その構築を心がけるべきであろう．

この時に有用なのがネゴシエーション・ストラテジーであり，relation（関係性）への興味とoutcome（結果）の二つの軸を評価することで，互いの関係性を認識しやすくなる．全ての対外的な対応をたった5つの戦略にするのはナンセンスであるが，自分が行っている交渉が互いにとってどのような意味を持つものなのかを把握することは，円滑なネットワーク構築に不可欠なものである．

現在行っている著者らの取り組みで大きなものは，病院内，地域内における適切なネットワーク作りである．最近では，救命救急科部長や，麻酔科部長との話し合いで，著者らが考えていることを伝え，相手の考えを伺える機会を設けるようにしている．また他の病院とも横のつながりを考え，特に近隣精神科関連病院とのネットワーク作りを行っている．当科は身体合併症管理に優れる一方，病床数が少なく隔離室は1つしかないといった特徴があるように，各施設にはそれぞれ特徴があり，それを生かした医療を提供している．何らかの会合のたびに挨拶をし，些細な情報を共有し，上記のような各施設の特徴を理解しあえる関係を目指し，情報提供のやり取りをスムーズにすることで患者紹介を円滑にしている．実務的には，地域の精神科単科病院では管理困難な身体疾患合併患者の当院への入院の積極的な受け入れを進めている．一方で当院の保護室が既に使用されているにも関わらず，保護室が必要な行動化の激しい患者の入院依頼があった場合，周辺の単科精神科病院に依頼している．

また単に当科の病棟に受け入れるだけではなく，当院身体科に紹介し加療して頂く算段を行うことや地域の行政に働きかけサービス利用に繋げることも当科の重要な役割であると考えている．身体疾患治療やサービス利用がいったん軌道に乗れば，当科の介入が必要なくなることも多く，その場合は施設間や患者と行政の間に，患者の生活に有益な働きのある関係が構築できたと捉えることもできる．このネットワーク形成は非常に重要なものであり，精神科分野の地域医療やスティグマへの根本的な対策を考えたときに，今後は多組織のネットワークを構築していく，このような取り組みへの需要が高まると考えられる（**図2**）．Rene Amalbertiは「医療の究極の目標であり評価を決めるものはアウトカムであってプロセスではない」と述べており[6]，著者らは従来competition（競争的）だったり，accommodating（協調

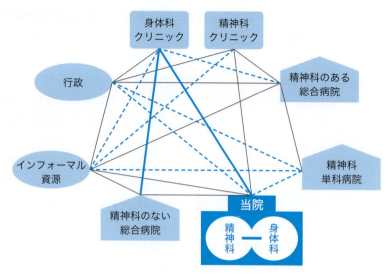

図2　病院内・地域内における適切なネットワークづくり

的）であった関わりを，今後は collaborative（共同生産的）な関わりに変えていくという取り組みを行っている。

Viktor E Frankl と「やりがい」と「げんかい」

　Viktor E Frankl は Adler，Freud らに師事し，医学を学んだユダヤ人の精神科医である。第二次世界大戦中の 1942 年に家族と共に強制収容所に収容され，父，母，妻はそこで死亡した。Frankl は一時悪名高いアウシュビッツ収容所に送られたが，その後テュルクハイムに移送され，1945 年 4 月にアメリカ軍によって解放された。彼はその体験をもとに「夜と霧」や「それでも人生にイエスと言う」といった世界的なベストセラーとなる書物を執筆，「ロゴセラピー」という精神療法を提唱しながら，1997 年 9 月 92 歳の長寿を全うした。これらの書籍を通してわかることは，懲罰，虐待，飢え，裏切り，伝染病，死，そして何より自尊心の徹底的な破壊，といった想像をはるかに超える壮絶な環境のなか，Frankl は，それまでの人生，特に彼の精神科医としての職務などを通して得たレジリエンスを見事に発揮し生き延びた。つまり Frankl は真のトラウマ・サバイバーであった。その彼が見いだした人生真理の中で，自らの人生の意味をみつける価値観として，「創造価値」「体験価値」「態度価値」の 3 つを挙げており，そのうちの「創造価値」に関して「自分に与えられた仕事にどれだけ最善をつくしているか」だけが重要である，と述べている[13]。彼のたどった人生から生み出されたこの真理は著者らにどのようなものを与えてくれるのか，鑑みてみるとレジリエンスの本質が改めて見えてくるのではあるまいか。

　図 3 で示すように医療は人による営みであり，現在進行形で存在する「現

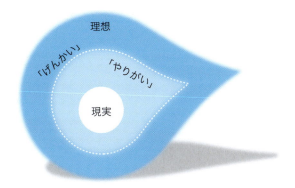

図3　医療における理想と現実

実」と，それを含んではるかに広い「理想」という枠組みが存在する。この枠組みの中で，ETTO理論やエラーマージンを基に色々な要素を考慮してみると「理想」をより狭めた範囲で「げんかい」が存在するのであろう。そしてこの「げんかい」の範囲内に「やりがい」（これはFranklの「創造価値」をより平易な言葉で表している）を感じる領域があり，このラインの内側で，しかし「現実」よりは少し距離をおいたエリアこそステイシーのマトリックスで出てきた「混沌の縁」と名付けられた最も創造的で魅力あるいくつかのゾーンと同じ範疇にあると定義できるのではなかろうか。

さいごに

「げんかい」の中に位置する「やりがい」こそ，現実的な挑戦であると同時にレジリエンスそのものを高めることになるのであろう。今後の医療の現場としては，これら「やりがい」と「げんかい」を意識しながら，レジリエンスの実践が，具体的には「他の集団と共同生産的に理想を持って仕事を行う」「自分の状況を分析しながら，今に対応する」といったことが，必要とされるであろう。そしてレジリエンス・エンジニアリングの理解と共有が新たな医療像を創造すると著者らは考えるのである。

> **Point**
> ・レジリエンス・エンジニアリングは，システムの局所最適化を図るのではなく，システムの機能自体を全体的に調整するアプローチである。
> ・レジリエンス・エンジニアリング理論は，さまざまな矛盾や変数を抱えた問題を現場主義的に柔軟に対処することが求められる精神科医療の，今後の未来を照らす灯台としての役割を果たしうる。
> ・個々の医療者のやりがいと地域の多組織のネットワーク形成は，「患者を中心とした」精神科医療システムのレジリエンスの源であると考えられる。

参考文献

1) Frey, Carl Benedikt, and Michael A Osborne. The future of employment: how susceptible are jobs to computerisation. Retrieved September 7: 2013.
2) Norman Sartorius，日本若手精神科医の会（JYPO）（翻訳）．アンチスティグマの精神医学―メンタルヘルスへの挑戦，金剛出版；2013．
3) Southwick SM，Charney DS（著），森下　愛（訳），西　大輔，森下博文（監訳）．レジリエンス：人生の危機を乗り越えるための科学と10の処方箋．岩崎学術出版社；2015．
4) 枝廣淳子．2 レジリエンスとは何か．2015．
5) 加藤寛．自然災害とPTSD（特別企画　PTSD――ストレスとこころ）――（さまざまなPTSD）．こころの科学　2006．(129)：61-65．
6) Hollnagel E，Woods DD，Wreathall J，Pariès J（著），北村　正晴，小松原　明哲（翻訳）．実践レジリエンスエンジニアリング―社会・技術システムおよび重安全システムへの実装の手引き．日科技連出版社；2014．
7) Hollnagel E，Braithwaite J，Wears RL（著），中島　和江（監修，翻訳）．レジリエント・ヘルスケア―複雑適応システムを制御する―．大阪大学出版会；2015．
8) Hollnagel E. The ETTO principle: efficiency-thoroughness trade-off: why things that go right sometimes go wrong, Ashgate Publishing, Ltd; 2009.
9) Cook R, and J Rasmussen. "Going solid": a model of system dynamics and consequences for patient safety. Quality and Safety in Health Care 2005. 14(2): 130-134.
10) Zimmerman, Brenda, Curt Lindberg, and Paul Plsek. Edge ware, Insights from complexity science of health care leaders. VHA. Inc, Irving, TX; 1998.
11) Lewicki, Roy J, Alexander Hiam, and Karen Wise Olander. Think before you speak: A complete guide to strategic negotiation, John Wiley & Sons; 1996.
12) 大久保善朗．カタトニア（緊張病）症候群の診断と治療．精神神經學雜誌＝Psychiatria et neurologia Japonica　2010．112（4）：396-401．
13) 祥彦，諸富．NHK「100分de名著」ブックス　フランクル　夜と霧．NHK出版；2013．

第16章 職員の力が組織の力
―レジリエント・ヘルスケアの実践に向けた組織化

はじめに

　社会福祉法人恩賜財団済生会は，日清・日露戦争の後に仕事を失った多くの生活困窮者に医療を与えることを目的として明治天皇によって設立された。107年の歴史があり，81病院，380施設，職員総数5万9,000人を有する世界一の非営利団体として，地域医療・保健事業，困窮者支援事業等を担う。福井県済生会（支部）では，刑務所からの出所者の就職支援，がん患者の就労支援，アイバンクの支援，性暴力被害者のワンストップセンターの運営等も行っている。自治体病院のように議会で予算の承認を得る必要がなく，独自のサービスを比較的自由に計画，実施できることが済生会の強みであり誇りである。

　福井県済生会病院は，460床，職員数約1,200名，外来患者数約1,200名/日の急性期総合病院である。北陸初の地域医療支援病院であり，福井県肝疾患診療連携拠点病院，がん診療拠点病院の役割も有する。さらに，米国心臓病協会（AHA）公認の国際トレーニングセンターとして認証を出せる国内唯一の病院である。いくつかの第三者評価（病院の質・経営の質・労働の質）を受けており，平成24年度には病院としては2番目に「日本経営品質賞」を受賞した。平成28年には福井労働局「働き方改革ベストプラクティス企業」に認定され，本領域には特に力を入れている。

変化の要求：ヘルスケアにおける擾乱

　過去40年の間に，医療者と患者の関係は変化した。患者の権利意識が強くなり医事紛争もまれではなくなった。治療に関する徹底的なインフォームドコンセントがない場合には，結果が悪いと大変な事態を招く可能性がある。また，高齢化により複数の疾患を有する患者や認知症の患者が増加し，本人の治療に留まらず，ケアを引き受ける家族や転院先との調整が必要となった。二人に一人はがんを経験するため，病名告知から緩和ケアまで繊細な対応も求められている。さらに，専門医制度の影響により，医師の偏在が指摘されている。電子カルテは機能的である一方，基本的に医師が発生源入力をしなければ業務が動かなくなるため，医師の負担は却って増大してい

る．圧倒的に高齢者が増える時代を迎え，看護師や介護士の不足が予測される．良い人材に多く集まってもらうためには「ワーク・ライフ・バランス」への取り組みを徹底的に検討しなければならない．医療のニーズが増えているにも関わらず，医療費抑制の圧力があることも頭の痛い問題である．包括払いでコストを下げ，早期に在宅医療へ移行することが求められ，地域連携の強化，病院の効率化が不可欠である（図1）．

様々な要求やニーズに応えることを重視し，先行的に患者にとって「必要となる病院」，「行きたくなる病院」を作っていく時代に入っている．単に資格のある職員を集めるだけでなく，良い人材を得るためには，労働環境，福利厚生を整え，組織に対する共感度，満足度を考える必要がある．もちろん医療安全と医療のアウトカムは一番大切である．しかし，地域に本当に必要な医療であるかどうか，地域の中で独自性を持って他施設と競合できるか，地域に対して社会貢献できる組織であるかどうかを併せて考えなければならない．診療報酬制度の変革に対応しながら，病院内の生産性を向上させ，絶対に潰れない財務体質を作る必要がある（図2）．これらの多くの課題に対応して生き残ることができる「変えていくマネジメント」，「レジリエントな組織作り」が急がれている．

新しい経営方針：人，組織，仕組み

当院では「方向性が一致し，自律した職員の養成」，「働きやすいフラットな組織による医療の実践」，「変わりやすい仕組みによる質の改善」の三つに

医療不信・高齢化・医療費抑制

患者さんの変化　　　　　　　　　　　　　　　　　　　　　　（物言わぬ顧客からもの言う顧客へ）
- 医療者・患者関係の変化（以前より情報ギャップ・コミュニケーション不足）
  貧富の二極化・Net情報の氾濫→患者意識の変化（過剰な期待，権利意識，不信感）
  クレーマー，病院ショッピング，医療費不払い，訴訟→徹底した説明・同意
- 高齢化：複数疾患合併・認知症→在院延長，意思疎通→退院・転院支援，家族への対応
- がん患者の増加：（告知・セカンドオピニオン～緩和ケア）→対応の繊細化・複雑化

職員の変化　　　　　　　　　　　　　　　　　　　　　　　　　（職員の疲弊・不足）
- 勤務医の偏在・不足・過重労働
  研修制度による偏在，電子カルテ入力，患者説明の増加→働き方改革の要求
- 看護師・介護職員の偏在，不足（7：1制度，少子化）→ワーク・ライフ・バランス

財務・機能の変化　　　　　　　　　　　　　　　　　　　　　　（生産性・地域ニーズ）
- 医療費削減の要求
  高齢化による患者増＋医療の高度化による国民医療費の自然増に反し社会保障費抑制方針
  継続的な診療報酬抑制策：DPC（包括払い）等による低コスト化
  地域包括ケアシステム構築：病床機能による差別化・減床，早期在宅誘導
  →機能分化と生産性向上：連携強化・病床転換・効率化（在院日数，紹介数，費用）

図1　最近の病院医療を取り巻く問題「多方面からの要求」

取り組んでいる。最初に着手したのは職員への対応である。医療サービスは，全て職員が現場で行っていることである。職員が患者と実際に接し，患者からの反応も職員がダイレクトに受け取っている。その現場における瞬間を大切にするという意味で，職員が一番大事である。経営陣はあくまでもこれをバックアップして，方向性がぶれないように管理をしていく。現場の職員が病院の「最大の力」，「最大の特色」であると考えて，変革の中心に据えた（図3）。

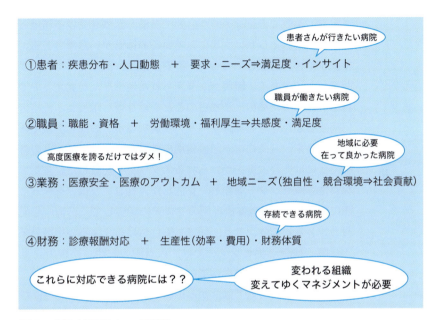

図2　病院が重視すべき要素

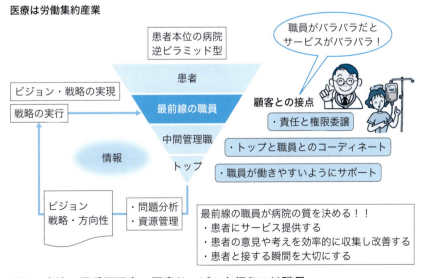

図3　病院の最重要要素：医療サービスを行うのは職員

■自律した職員作り：理念の浸透

「患者さんの立場で考える」が当院の理念であり職員の行動規範である。6つの基本方針を掲げ，職員にはこれらを記載したカードの携行を求め，毎朝唱和している。各診療科においても，週に1回，症例検討会の場で唱和しており，院内に浸透してきている。患者は病気の辛さだけではなく，精神的にも社会的にも様々な辛さや不自由，不安を抱えている。患者の立場で考える医療を提供しなければならない。安心で安全であることは当然のこと，正確で迅速，柔軟で適正な医療が必要である。医療を受ける環境も快適でなければならない。とりわけ大事にしているのは温かい医療である。職員に気軽に相談ができ，共感してもらい，不安が取れ，前向きになれるような病院の雰囲気が大切である。職員が，与えられた理念をただ覚えるのでなく，理解し自ら実践するために，これらのことを繰り返し院長から直接伝えている。

病院もまた理念を実践すべく，快適な環境・設備を提供できるよう努めている。外来改装時には，診療科別の外来から疾患・症状別の外来に変更し，中待合には気軽に声をかけられるスタッフを配置した。また，診療科横断的な女性診療センターを作り，女性しか入れないフロアを作った。新館建築の際には，1階を患者支援専用のフロアに変更して，苦情，心配事，医療費，セカンドオピニオンなど，何でも受け付ける「よろづ相談外来」を設けた。入退院・検査説明センターでは，入退院の説明，検査の説明を徹底的に行い，同時に同意書を取得している。集学的がん診療センター・支援室，肝疾患センター・支援室では，がん患者の就職支援を含めた様々な支援，公費負担制度の説明や肝疾患の情報提供等を行っている。看護外来では，在宅介護の技術指導等を行う。スターバックスコーヒーのコンセプトは「第三の場所」であり，家でもない，職場でもない，「私」になれる場所であると聞き，患者が「入院患者」ではなく「普通の自分」になれる場所の確保を目指して，院内に併設した。

■チーム作り：価値観・情報の共有・教育

職員のチーム作りのためには，「ワールド・カフェ」を頻繁に開催している。新人看護師や転勤してきた医師など，立場の違うメンバーが意見を出し合い，他人の意見を理解し，共通の「思い」を創造し，人間関係を構築することができる。また，職員が理念に沿って患者の立場に立った行動することにより，感謝のお手紙をいただくことや，全入院患者対象のアンケートにおいて，名前を挙げてお褒めの言葉をいただくこともある。これらは職員用のポータルサイトに必ず掲示して，院長から職員へのお礼の言葉を添えている。全職員の誕生日に部署を回る院内ラウンドを行っているが，その際にも当該職員には直接「サンクスカード」を渡し，お礼を伝えている。カードが5枚たまるとスターバックスコーヒーのチケットに交換できるため，喜んで

受け取ってもらえる。さらに3か月毎に，特によいと思われるものを選び，管理職会議の前に花束を渡して表彰し，病院玄関には前年の表彰者の写真を飾っている。特に優秀な2名は大阪のリッツカールトンホテルに招待し，招待された職員はホテルのホスピタリティも学んでその感想をフィードバックする。

1,200名規模の組織では，管理職にいくら伝えても全職員への情報伝達はうまくいかない。意識の共有のためには，現場の職員に直接伝えることが必要なので，職員用のホームページを活用し，重要な情報を掲示している。同ページでは，福利厚生や休暇の申請などの身近なドキュメントの最新版も管理し職員に利用しやすくしている。特に重要な情報は，エレベータや職員食堂のデジタルサイネージを使用してリアルタイムで提供している。薬剤情報や病床利用率がその有効活用例である。

職員の研修にも力を入れている。新人研修，リフレッシュ研修，CSセミナー，リーダー研修，部門責任者研修と階層別に進めている。新入研修では，規則ではなく，理念・バリューを徹底的に全職員に広げ，チームを築く。ここでは，前年にリッツカールトンホテルに招待された職員が，仕事をする上で大事にしている思いについて講演を行う。CS向上セミナーでは，退職を考える職員の増加する3年目から5年目を対象に，外部講師を招聘して「いかにゲストから喜びをもらって仕事をしているか，仕事を楽しんでいるか」について講演してもらっている。管理職登用前には，ファシリテーション研修，SQM（済生会クオリティマネジメントシステム）の理解・SQMインタビュアー研修等に参加する。ワークアウト・プロジェクト実習では，現場の問題を現場で解決するために，訓練を受けて実際に6か月の改善に取り組み，成果を発表する。指導には院内の全職種から成る「ホワイトベルト」というチームがあたる。

■ワーク・ライフ・インテグレーション

近年「ワーク・ライフ・バランス」が話題になっている。しかし，それにとどまらず，高いモチベーションをもって仕事と生活の両方を充実させる「ワーク・ライフ・インテグレーション」が必要である。女性が8割を占める職場であるため，出産や育児に関係する困難さがあることを認識し，看護師の勤務は日勤・準夜勤・深夜勤のみから，19パターンに変更した。病院独自に，育休や看護休暇を延長したり，子どもが既に大きくなった年代の職員のために孫の出産休暇を作ったりもしている。

キャリア支援も充実させている。認定看護師の資格取得にあたっては，給与を支給しながら，全額病院負担で研修を受講できるようにしている。現在，39名の認定看護師が勤務しており，福井県では一番多く，病院の規模としてもかなり多い。管理者は大学院（夜間）で看護管理の学位（修士）を取得する機会がある。また，在宅医療への移行に伴う諸課題の解消にも力を

入れている。当院を退院して次の病院へ転院された患者から，ケアの内容の違いを指摘されることがある。ストマケアを専門とする看護師らの発案により，彼らがキャリアを活かし，地域の診療所へ年間60回程度出向き，教育を担当している。
　取り組みの結果，看護職の離職率は日本看護協会の全国調査や済生会全体の調査で11%程度のところ，当院は5%前後となっており，看護師にとって働きやすい環境になっていると評価できる。
　医師の健康管理，労務管理，タスクシフティングも重要視している。診断書やサマリーの代行入力や特定看護師の配置による業務補助，ITによる医療安全の補助に取り組んでいる。院内保育園では，24時間体制で看護師だけでなく医師の子どもも預かっている。

フラットな組織による医療の実践

　働きやすいフラットな組織による医療を行うためには「チーム医療」，「院内の医療の標準化」，「事務力による医療の質の向上」に取り組む必要がある。当院では，職種を超えたチームによる活動を積極的に取り入れている。また，米国のメイヨークリニックに倣い，「協力の科学としての医療」を目指し，複数診療科の医師が協力する体制を築いている。例えば「バスキュラーチーム」は，動脈硬化や静脈性疾患を臓器の垣根を越えて血管疾患と捉えて対応，「ハイリスク肺炎チーム」は高齢者が肺炎で入院を繰り返さないように対策を講じている。診療科の境界を越え，他科への援助を行った医師は積極的に表彰している。
　院内には約160種類のクリティカルパスがある。当院のリソースや状況に適応した独自のパスを作成するため，多職種が合同で検討し，見直しを行い，エビデンスを確認している。手術や検査入院などのパスを適用できる疾患において，診療プロセスを標準化することにより，患者は入院中の経過が分かりやすくなり，医師は診療に集中できるようになった。医師以外の職員にも，職種間の協力や自分たちがクリティカルパスを作ったというモチベーションが生まれた。病院としては，一定の薬剤を用い病床が埋まり，何より人材の有効活用ができることにより，効率が向上した。
　病院のマネジメントや経営改善を進めていくために，経営企画課を中心とするSQMセンターは重要な存在である。患者のニーズを絶えず確認しながら，改善を進めていく旗振り役を務めている。経営分析チームは，どのような医療を提供することで診療報酬を効率的に得ることができるのかを自律的に分析し，リアルタイムのデータを用いて医師に対して徹底的に説明している。医療情報課はITを活用して安全な医療に貢献している。画像・病理レポートの確認遅れへの対策として，1か月あたり9,000枚程度の画像診断レポートをフィルタリング機能で読解し，対応の必要性が予測される10%程

度のレポートを主治医ごとにリストアップ，印刷，配付している。配付後に，放射線技術部によるカルテ確認，主任部長によるフォロー体制も設けており，実際に「この仕組みがあってよかった」という症例を経験している。

　Ｂ型肝炎ウイルスの再活性化対策も大きな課題である。学会がガイドラインを出しており，消化器を専門とする医師には十分な理解がある。しかし，他の診療科の医師は必ずしも同様ではない。抗がん剤や免疫抑制剤がオーダーされた時点で，対象患者をリストアップし，自動でウイルス検査結果，治療歴等を判別して分類，指導用文書を作成する仕組みを構築した。主治医に対して，コンサルトや治療の必要性を指導する文章は，画像診断レポートへの対策と同様に文書で配付している。当システム導入により，ガイドラインの順守率は必ずしも高くなく，厳重な対策が必要であることが明らかとなった。

　ベッドコントロールは「済生会ベッドコントロールシステム」で効率化した。入院予定患者の概要を全病棟に対して提示し，治療予定，予定入院日数等の情報を確認した病棟師長が，自部署の空床状況を見て順次入院患者を選択，決定している。予約入院の待ち時間，空床を探す電話連絡は大幅に減少した。

　メディエーターにもお世話になっている。医療者は確実に治療が難しいことが分かっていても，患者は病院を受診すれば助かるものだと思っているなど，患者と医療者の思いには差異がある。当事者同士で話してもなかなか解決しない問題がある場合には，コンクリフトの解消と関係性の改善のためにメディエーターに介入してもらう。このことでお互いの気持ちの理解につながる。また，当事者の報告はバイアスがかかるが，メディエーターは状況を公正に見るため，彼らからもたらされる情報を予防的に使うこともできる。

改善の仕組み：SQM（済生会クオリティマネジメントシステム）

　病院の様々な問題を解決するためには，「方向性の統一とバランス」，「継続性」，「現場職員による改善」の三つの原則が重要である。皆がバラバラにならないように，同じ方向に向かって病院を良くしていく必要がある。また，職員ばかり，患者ばかり，あるいは病院ばかりが良くなることのないようバランスが重要である。職員の間でも，特定の職種だけが頑張るのではなく，全員参加が原則である。計画倒れに終わらないよう，改善の計画を実施できたかどうか，結果を確認することも欠かせない。そして，現場の問題は，われわれ管理者が外から見ていてわかるものではない。現場職員を中心に改善を行っていくことが何よりも重要である。現場は，仕事の安全と質を維持，向上し，楽しんで改善を行っていく。具体的には，日々「サービスレポート・システム」による現場からのレポートで把握した課題や問題を分析，是正し，不適合が起こった時には，まずは現場の判断と初期対応を優先

し，現場がシステムの改善を要すると判断したものに対しては，SQMセンターが改善の結果を確認する。さらに，水平展開が必要な課題については，SQMセンターが病院全体に報告し病院全体の改善につなげる。

当院の3か年ビジョンではバランスを重要視している。患者が幸せになり，経営も良くなり，職員も元気になる，みんなが良くなるというバランスを大切にして目標を立てる。各部署ではBSCによる目標設定，実施，評価に取り組んでいる。看護師は，電子カルテの中に作り込まれたシステムへ毎日実績を入力し，これが自動集計されて報告書となる。別にレポートを作る必要はなく，現場の負担を最小に改善を実施できる。重要視しているのは，全員参加で目標や戦略を作るプロセスである。「なぜこれが必要で，これによって患者が本当に良くなるのか」を全員が理解しすることができなければ，単なるトップダウンの業務命令であり，実施する意味は全くない。医師に対しては，別のアプローチを取っている。例えば，保険制度が変化した時にはパスの調整をする必要があるため，経営分析チームが各科に出向き説明を行う。その際には，原価計算や他病院のデータなどの必要な情報をすべて示す。それらを踏まえて，各診療科内で年1回，他病院との競合を考えながら，翌年何を進めていくかを検討する。その結果について，毎年1回，主任部長からヒアリングを行い，本当によい戦略であれば次年度の医療機器の購入等も確約している。また，報告内容の中から，「各診療科の強み」を発表し共有する会を年に1回開催している。さらに，現場に関わる職員だけで改善に取り組むという訓練を定期的に行っている。例えば，「待ち時間を短くする」，「研修医を集める」等，管理者がいつも悩んでいたことに対して，職員にアイデアをもらい，発表してもらう。よい提案は実際に病院で採用して，システムにすることもある。

以上のような改善の継続のためには複数のソースを用いた検証が重要である。全部署に年に2回は監査に出向いている。ある1週間に入院・外来患者，職員を対象に一斉にアンケートを取ることによっても成果を確認している。各種データ分析により病院の状態を判定し，各部署ではなく全体として病院が良くなったかどうかを確認する。各部署が表明したことをきちんと実施しているかどうかはSQMセンターが調査し，ISOの審査員の外部評価を受ける。また，1年に1回，マネジメントレビューのための報告会を病院全体で開催している。ここでは強みを生かす方法，弱みや脅威の克服のためのアイデアの発表があり，病院の幹部はこの中から次年度の目標を定めることができる。学会発表の報告，診療科の自慢大会，プロジェクトの発表，その他，様々な表彰を全部この機会にまとめて行う。会場内でスイーツを食べ放題にして，成果と賞賛の共有を行い一体感を高めるという狙いもある。

改革の結果

職員の満足度をポートフォリオで分析してみると，一番大事な「自己実現」についてはまずますの結果が出ている。一番高いのは「自己承認」であり，当院の職員は，同僚との関係，患者との関係，職場環境の評価がかなり高い。モチベーションと何が相関するかを調べてみると，やはり患者への取り組みがうまく行った時，病院への信頼感が上がった時，職員同士のコミュニケーションがあった時に上昇している。他院との比較評価では，同じ規模の病院でベンチマークすると患者から評価され，喜んでいただいていることが確認できている。

おわりに

ヘルスケアに生じる様々な擾乱の中，先行的に「患者に必要とされる」病院を目指す当院における「変革する組織づくり」の取り組みについてご紹介した。医療においては，まずは患者がその中心にあり，患者との接点は常に最前線の職員である。現場で職員が患者と接する瞬間が一番大切であり，最前線の職員が病院の質を決定する。したがって，管理者は現場の職員が働きやすいように支援することが重要である。

管理者は，複数のソースやデータを用いて問題を分析し，資源管理を行い，病院のビジョンや全職員が進むべき方向性を決定し，職員は病院の理念に沿った同一の方向性をもって患者にサービスを提供する。方向性の決定にあたっては，単独の目標よりも，患者，職員，病院の三者がともに良い状態に向かう丁度よいバランスを心がける。職員への拡散にあたっては，目標や方向性をトップダウンの業務命令で終わらせず，全職員にその方向性や価値観を十分に浸透させ，全職員が理解し共有して，必要なチームを形成し，自律・自発的に実践できるよう，職員に明確な責任や権限を委譲するとともに，職員の研修や，病院横断的なチーム医療を促進する仕組み，可能な範囲の標準化，事務部門によるフィードバックなどのシステムの構築により支援する。さらに，現場の問題は，現場から遠い管理者ではなく，現場を最もよく知る現場自体が中心となって，自律・自発的に改善を進めていく。改善の効果は，現場に負担の大きくない方法で収集し，検証し，フィードバックして継続性を担保する。また，弱点や脅威の克服だけでなく，職員の創発的な行動に焦点をあて，ポジティブなフィードバックを行うとともに，その背景要因である思いを知ることや，各部門の強みや成功例を共有することも重要である。

何よりも大事と考えるのは，コミュニケーション，人と人とのつながりである。組織の中の誰かひとりの頑張りによってではなく，協働によって，生産性の向上や改善が得られ，組織を構成する職員は充実を得て，人材が有効

活用される。さまざまな機会を活用して，人間関係の構築，コミュニケーションの増強，信頼関係の強化を図り，管理者と現場の双方からのフィードバックと情報提供と共有を行って，管理者と職員の協調，コーディネートを進めていきたい。そして，職員が生き生きと改善していく病院を目指していきたいと考えている。

> **Point**
> - ヘルスケアを取り巻く環境が変化し，複雑化し，未来予測が不能な状況にある現在，病院には，組織全体として絶え間ない注意を払い，環境に適応して柔軟に対応し続けていく，思慮に満ちた組織化が求められる。
> - 計画達成のためのトップダウンの組織作りを脱却し，個人のやりがいと病院のビジョンがつながり，ボトムアップで状況に応じて柔軟に協働，イノベーションを行う，学習する組織への移行が必要である。
> - 病院は，尽きることのないチーミング，つまり所属，専門，場所を超え，問題解決やイノベーションなどの目標に向かって協働する即興的なチームワークの舞台である。率直な意見交換や創発的な試行，結果の評価とフィードバックを通じて，チーミングを成功に導くことが重要である。

索引

欧文

acceptable performance　183
analytic approach　20
anticipate　34, 86, 87, 163, 164, 170, 173
appreciative inquiry　174
breadth before depth　28, 62, 163, 164
collaborative　184, 190
complex adaptive system　4, 7, 162
complicated system　4
control　46
dynamic non-event　2
dynamic system　14
emergence　7, 23, 163
ETTO（efficiency-thoroughness trade-off）　16, 17, 32, 42, 55, 59, 80, 183, 186
everyday clinical work（ECW）　2, 133
fifth discipline　38
FRAM（functional resonance analysis method）　41
frequency rather than severity　28, 62
Functional Resonance Analysis Method → FRAM
GAS method　168, 169, 175
holistic approach　20
input　46
intractable system　6, 14
learn　34, 87, 163, 164, 173
Millennium Bridge　25
mindful organizing　35
monitor　34, 86, 88, 163, 164, 170, 173
non-technical skill　166, 168

one-size-fits-all　145
organizational learning　12, 37
organizing　37
output　46
precondition　46
RAG（Resilience Assessment Grid）　35, 173
RCA（Root Cause Analysis）　11
reductionistic approach　20
relation　184, 189
Resilient Health Care Network（RHCN）　72
resource　46
respond　34, 87, 88, 163, 164, 170, 173
safety-I　10, 14, 28, 56, 62, 63, 80, 116, 162
safety-II　10, 14, 28, 57, 62, 63, 80, 116, 162
self-organization　23
SHEL　76, 79, 85, 86
static system　14
synthetic approach　14, 20
system thinking　25
teaming　36, 37
time　46
tractable system　6, 14
WAD（Work-As-Done）　17, 29, 49, 80, 90, 105, 116, 133, 153, 155, 170
WAI（Work-As-Imagined）　17, 29, 49, 80, 91, 105, 116, 133, 153, 155, 170
win-win　111, 184
Work-As-Done → WAD
Work-As-Imaged → WAI

あ行

アジャストメント　15, 120, 133, 157
アスペクト　45, 52
扱いにくいシステム　6, 13, 14, 29
扱いやすいシステム　6, 14
後追い型安全管理　162, 173
後知恵バイアス　12, 57
アプリシエイティブ・インクワイアリー　174
アンカーリング効果　17
安全科学　22
安全業務境界線　183, 188
安全行動意思　81, 82
安全マネジメントの変遷　52, 53
意図したアウトカム　9, 13, 42
意図せざる結果の法則　27
イノベーション　36, 38, 114, 133, 141, 202
医療事故調査　56
入れ子　7
運輸安全マネジメント制度　78
エラーマージン　183, 188, 191
エンジニアリング　9, 44
大雑把な調整　42, 55

か行

外観類似薬　59
カイザーパーマネンテの周術期医療　8
カオスの縁　7
学習する（4つのポテンシャル）　34, 164, 183, 187
学習する組織　37, 202
確率共鳴　43
閣僚級世界患者安全サミット　70
価値観　34, 39, 70, 113, 178, 190, 196, 201
考え方のギャップ　127, 129
監視する（4つのポテンシャル）　164, 183, 187
規則違反　53, 90
機能　1, 3, 5, 35, 36, 43, 146, 162
機能共鳴　29, 42, 43, 48, 52, 168
機能共鳴型事故　59, 90
機能共鳴分析手法（FRAM）　41
帰納的推論　17
共振　25, 43
共進化　7
協働　8, 36, 39, 145, 201
共同研究　141
共鳴　25, 41, 42, 43, 50, 80
共有ビジョン　38
継続性　9, 199, 201
血液浄化部　67
げんかい　177, 190, 191
現実主義　17
限定合理性　16
現場職員による改善　199
工場のようなプロセス　8
構成要素　3, 10, 20, 23, 24, 26, 43, 44, 57, 63, 80, 99, 100
高濃度カリウム製剤　116
効率と完璧さのトレードオフ（ETTO）　16, 17, 32, 42, 55, 59, 80, 183, 186
古典的共鳴　43
個の振る舞い　5, 23
コブラ効果　27
コミュニケーション　31, 33, 39, 69, 87, 90, 130, 149, 159, 165, 188, 194, 201
コンプレックス・リニアモデル　53
根本原因分析（RCA）の限界　11
再配置　153, 161
再評価　6, 153, 161

さ行

裁量ルール　100, 102
サイロ　39, 70, 126
先取り型安全　162, 163, 173
サステナビリティ　9
サンクコストの呪縛　89
時間枠（FRAMの6つのアスペクト）　45, 46, 47
資源（FRAMの6つのアスペクト）　45, 46, 47
自己実現　38, 201
自己組織化　7, 8, 23, 24, 26
システミック分析　56, 57
システム　3, 6, 9, 14, 20, 25, 34, 36, 41, 44, 57, 59, 62, 80, 91, 99, 133, 174, 183
システム思考　11, 25, 27, 38, 57, 63
システム生物学　21, 22
システムバイオロジー　22
システムを広く見る　62
次善策　17
事前条件（FRAMの6つのアスペクト）　45, 46, 47
シミュレーション訓練　162
社会技術システム　3, 6, 9, 10, 13, 22, 41, 42, 53
重大性バイアス　57
集団思考　168, 175
柔軟　5, 8, 38, 52, 60, 65, 69, 79, 85, 90, 115, 146, 162, 181
柔軟な意思決定　36, 149

手術　105, 125, 155
手術チームメンバー　69, 126, 130
出力（FRAM の 6 つのアスペクト）　45, 46, 47
省エネルール　100
少数単純ルール　100, 102, 103, 104
焦点維持法　17
焦点投機法　17
情報の共有　196
擾乱　1, 9, 10, 13, 23, 57, 59, 63, 65, 67, 69, 106, 146, 193
初期診療　147
職員の満足度　201
職業的自尊心　81, 82
自律分散　7, 24
シリンジ改良　133
シングル・ループ・ラーニング　12, 34
シンプル・リニアモデル　53
シンプルルール　7, 24
信頼関係　202
スイスチーズモデル　11, 41, 53
ステイシーのマトリックス　183, 188, 191
制御（FRAM の 6 つのアスペクト）　45, 46, 47
成功と失敗の等価性　42
正常性バイアス　88
精神科医療　177
精密機械系　4
制約　1, 4, 5, 10, 13, 14, 16, 23, 32, 34, 42, 57, 59, 63, 65, 66, 67, 69, 106, 146
制約下での調剤業務　57
制約下での判断　16
セーフティーネット　146
線形現象　14
先行的安全マネジメント　14, 116
全体の振る舞い　3, 7, 14, 23, 66
相互依存関係　5
相互依存性　26, 63
相互関係性　3, 7
相互作用　2, 3, 10, 13, 14, 20, 23, 31, 39, 42, 43, 48, 51, 63, 69, 99, 125, 163
相乗効果（シナジー）　22, 39
想定する（4 つのポテンシャル）　34
組織化　35, 37, 38, 193

た行

対応する（4 つのポテンシャル）　34, 164
対応ルール　100
第 5 番目のディシプリン　38
対症療法　33, 39, 66

対処する（4 つのポテンシャル）　183, 187
ダイナミック　4, 5, 7, 35, 37, 99, 149, 159, 160
ダイナミック・ノンイベント　2, 13
代表性ヒューリスティックス　17
タコツボ　39, 126
多職種での話し合い　112
ダブル・ループ・ラーニング　12, 34
多目的最適化　153
チーミング　36
チーム学習　38
チームパフォーマンス　132, 146
注射用シリンジの改変　133
調剤業務　57, 58, 60, 65
調整　13, 15, 28, 42, 52, 81, 116, 125, 133, 146, 162
つながり　4, 9, 20, 26, 39, 44, 45, 63, 66, 67, 69, 70, 153, 189, 201
ディブリーフィング　152, 158, 159, 165, 167, 170
適応的なパフォーマンス　5, 146
手順からの逸脱　91
同期　25
統合的アプローチ　13, 14, 20, 21
同時走査法　17
同床異夢，同床同夢　126, 129
動的な日常業務　2, 3, 13
動的なプロセス　7, 35, 37, 75
閉じたシステム　4
トップダウン　5, 9, 24, 38, 153, 200, 201
ドミノモデル　53
トレードオフ　16, 17, 32, 55, 105, 108, 152, 153, 170, 183, 187

な行

何とか切り抜ける　17
日常臨床業務　2, 14, 28, 31, 52, 63, 73, 133
入力（FRAM の 6 つのアスペクト）　45, 46, 47
人間中心設計プロセス　92
認知主導的意思決定　17
ネゴシエーション・ストラテジー　184, 188, 199
ネットワーク　7, 10, 21, 179, 189, 190
ノンテクニカルスキル　87, 90, 159
ノンリニア　39, 41, 42, 51, 53, 99

は行

バーコード　29, 47, 49, 50, 51, 63, 106, 107, 136, 141

肺癌の外科治療　125
バウンダリー　39
パターンの創発　23
パフォーマンスの調整　11, 13, 15, 16, 17, 29, 30, 31, 42, 49, 57, 67, 73, 106, 120, 121
パフォーマンスの変動　11, 13, 14, 28, 31, 32, 33, 41, 42, 43, 48, 52, 60
パラダイム　20, 21, 26
反応的安全マネジメント　14
ヒエラルキー　26
非線形現象　14
必要多様性　7
人を中心としたアプローチ　70
ヒューマンファクターズ　12, 17, 52, 53, 76, 77, 80, 122
ヒューマンファクターズ・アプローチ　17
ヒューリスティックス　16, 17, 32, 55, 59
開いたシステム　4
ファシリテーション　163, 165, 166, 169, 197
フィードバック　14, 24, 26, 39, 65, 99, 113, 141, 157, 160, 201
深く見る前に広く見る　28, 45, 62
複雑系　5, 20, 23, 24, 41, 42, 80, 163
複雑さ　5, 6, 7, 23, 33
複雑系科学　20, 23
複雑適応系　4, 6, 7, 8, 9, 10, 23, 37, 39, 94, 98, 99, 146, 162
プラス・デルタ評価　169
ブリーフィング　68, 147, 152, 158, 159, 165, 167, 170
振り返り　165, 167, 170
プレコンディション　45, 46, 47
分子生物学　21, 22
分析的アプローチ　13, 14, 20, 21
ベッドコントロール　146, 147, 199
ヘルスケア　3, 6, 7, 18
変化の要求　193
変動の同定　47, 49
方向性の統一とバランス　199
ポートフォリオ　201
ボトムアップ　5, 24, 38, 74, 202
ポリファーマシー　94

ま行

マインドセット　26
マインドフルネス　182
マネジメント　38, 77, 194
満足化　16, 17
ミレニアムブリッジ　25
ムクドリ　23, 24, 99, 100
名称類似薬　59
メイヨークリニックの心臓血管外科　8
メトロノームの同期現象　25
メンタルモデル　38, 39, 111
モニターする（4つのポテンシャル）　34

や～わ

薬剤有害事象　94
やりがい　81, 177, 190, 191
輸血　30, 47
輸血事故　105, 107, 111
ゆらぎ　22, 162
要素還元的アプローチ　20, 22, 25
予見する（4つのポテンシャル）　183, 187
予測する（4つのポテンシャル）　164
4つのポテンシャル　34, 184, 185, 189
リエゾン・コンサルテーション　181
理想と現実　191
リソース　1, 5, 15, 16, 29, 57, 60, 67, 69, 81, 86, 87, 105, 108, 111, 116, 119, 146, 149, 150, 152, 181, 187, 198
利用可能性ヒューリスティックス　17
ルールが守られない理由　33
レジリエンス　18, 22, 23, 26, 35, 36, 80, 83, 86, 182
レジリエンス・アセスメント・グリッド（RAG）　35, 173
レジリエンス・エンジニアリング　1, 17, 18, 28, 41, 62, 76, 80, 125, 182
RE理論（レジリエンス・エンジニアリング理論）　18
レジリエント　9, 27, 34, 35, 39, 65, 67, 69, 89, 108, 159, 162
レジリエント・ヘルスケア　18, 70, 72, 193
RHC理論（レジリエント・ヘルスケア理論）　18, 73
ローカル情報　24
ロールプレイ　165, 166, 167, 170
ロバストネス　22
ワーク・ライフ・インテグレーション　197
WADとWAIのギャップ　31, 33, 109, 111, 116, 118, 122, 133, 138, 141